DU DEGRÉ DE CERTITUDE

DE

LA MÉDECINE.

DU DEGRÉ DE CERTITUDE

DE

LA MÉDECINE,

PAR P. J. G. CABANIS, membre du Sénat Conservateur, de l'Institut national, de l'École et Société de Médecine de Paris, de la Société Philosophique de Philadelphie, etc.

NOUVELLE ÉDITION,

revue, corrigée et augmentée de plusieurs autres écrits du même auteur.

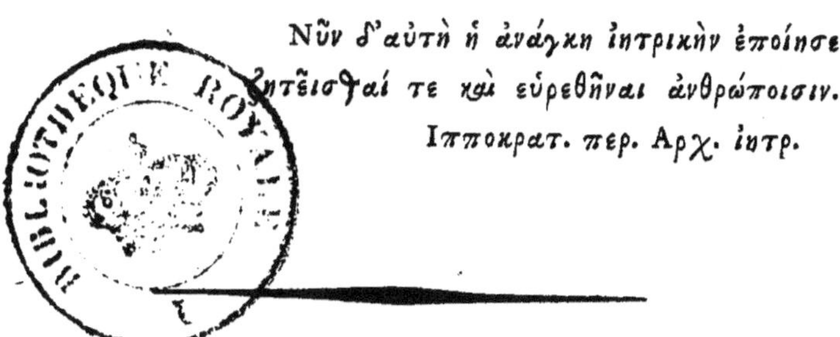

Νῦν δ'αὐτὴ ἡ ἀνάγκη ἰητρικὴν ἐποίησε
ζητεῖσθαί τε καὶ εὑρεθῆναι ἀνθρώποισιν.
Ἱπποκρατ. περ. Ἀρχ. ἰητρ.

DE L'IMPRIMERIE DE CRAPELET.

A PARIS,

Chez CRAPART, CAILLE et RAVIER, Libraires, rue Pavée S. André-des-Arcs, n° 12.

AN XI — 1803.

AVERTISSEMENT
DES ÉDITEURS.

Depuis long-temps, l'ouvrage du citoyen Cabanis, intitulé *du Degré de certitude de la Médecine*, manquoit dans la Librairie. L'édition que nous donnons ici est faite sur un exemplaire corrigé de la main de l'auteur. Nous y avons joint plusieurs autres écrits qu'il a publiés en différens temps. Il y en a un qui paroît ici pour la première fois; c'est celui qui a pour titre, *Quelques Principes et quelques Vues sur les Secours publics :* il fait suite aux *Observations sur les Hôpitaux,* publiées au commencement de la révolution. Tous les anciens écrits avoient été revus par l'auteur : le dernier a été imprimé sur un manuscrit corrigé par lui-même ; et nous avons employé tous nos soins pour donner à l'impression de ce volume, un grand degré de correction.

TABLE DES MATIÈRES.

FIN DE LA TABLE DES MATIÈRES.

DU DEGRÉ DE CERTITUDE

DE

LA MÉDECINE.

ÉPITRE DÉDICATOIRE

AUX MEMBRES

COMPOSANT L'ÉCOLE DE MÉDECINE DE PARIS.

Citoyens collègues,

A qui puis-je dédier cette dissertation sur la certitude de la médecine, si ce n'est à vous, dont les travaux agrandissent, chaque jour, l'empire de l'art, et dont la raison sûre connoît si bien ses véritables bornes?

Appelé deux fois parmi vous, par votre choix indulgent, je vous dois une reconnoissance que mon cœur est pressé d'acquitter.

Ce n'est pas seulement de la part des amis que j'ai le bonheur de posséder dans ce corps respectable, c'est, en quelque sorte, de la part de tous les membres qui le composent, que j'ai reçu des marques d'une bienveillance particulière.

Permettez-moi de vous exprimer publiquement combien j'en suis touché, et de vous assurer que ce souvenir, et tous les sentimens qu'il nourrit dans mon cœur, dureront autant que moi-même.

Salut et fraternité.

CABANIS, médecin.

Auteuil, près Paris, ce 10 nivôse an 6.

PRÉFACE.

POUR étudier et pratiquer convenablement la médecine, il faut y mettre de l'importance; et, pour y mettre une importance véritable, il faut y croire. Si notre art a des fondemens solides dans la nature; s'il peut être utile; si ses consolations sont nécessaires à l'infortuné qui souffre; enfin si c'est un devoir de la part de la puissance publique, d'encourager et de surveiller nos travaux : on ne sauroit employer trop de moyens pour porter les hommes qui s'y destinent, à s'y dévouer entièrement; pour leur faire sentir toute la dignité de leur ministère; pour leur en inspirer l'enthousiasme. Ce but est, je l'avoue, celui qui m'a fait prendre la plume. J'ai cru du reste qu'il suffisoit, en quelque sorte, d'esquisser les idées les plus importantes et les plus générales que fait naître un sujet susceptible des développemens les plus étendus. D'autres pourront compléter ce que j'ébauche ; des mains plus savantes pourront exposer en détail, ce que je me contente de tracer d'une manière rapide et sommaire. Cette idée n'a pas besoin de flatter mon amour-propre : elle fait mieux ; elle touche mon cœur, en m'offrant un espoir d'utilité réelle : c'est le seul prix que j'attende de mon foible travail.

Quand on écrit sur des objets peu familiers au public, et que cependant on s'efforce d'être court, on ne peut guère espérer d'être bien entendu par ceux qui lisent d'une manière superficielle. Quand on ne veut pas quitter le ton sévère de la discussion, l'on est forcé de rejeter tout ornement de style. Je demande donc au lecteur de l'attention et de l'indulgence.

Ce 10 décembre 1788.

P. S. L'écrit suivant devoit paroître dans l'hiver de 1789 : mais des intérêts plus chers à toutes les ames généreuses, puisqu'ils avoient pour objet la liberté

d'une grande nation et le bonheur du
genre humain, vinrent donner une direction nouvelle à l'attention publique. Le mouvement, comme personne ne
l'ignore, fut général : il suspendit la plupart des travaux purement scientifiques
et littéraires; et les meilleurs esprits tour-
nèrent leurs méditations vers les sujets
qui touchent le plus immédiatement à
l'organisation sociale. Depuis cette époque, les luttes révolutionnaires nous ont
presque continuellement tenus dans une
agitation peu favorable aux recherches
spéculatives : le besoin et l'habitude d'agir
sans cesse avoient même fait prendre à
toutes les têtes, des habitudes précipitées
et tranchantes, qui rendoient ce genre de
recherches généralement fastidieux. Mais
on a trop eu le temps et l'occasion de voir
que ce n'est pas là le moyen de hâter la
marche des lumières, ni sur-tout de perfectionner la raison. Les hommes réfléchis
n'ignorent point d'ailleurs combien le
progrès des sciences, et particulièrement

celui des bonnes méthodes philosophiques, ont influé sur le développement et
sur la propagation de l'esprit de liberté.
C'est par la philosophie seule que la liberté s'épure et se consolide ; c'est par
les sciences et les arts qu'elle s'embellit
et devient un véritable système de bonheur.

Dans ce moment où l'instruction nationale va sans doute être enfin organisée
sur un plan digne des lumières du siècle
et de la majesté de la république, il est
très-nécessaire de déterminer les rapports
des différentes sciences, d'en circonscrire
le domaine respectif, de bien étudier l'esprit que la nature des choses assigne à
chacune, afin d'y pouvoir transporter
avec fruit, ces méthodes analytiques générales, destinées à changer entièrement
dans peu, la face du monde intellec-
tuel.

Quand la médecine n'auroit pas dans
les maux qu'elle peut soulager et guérir,
un but direct d'utilité, elle mériteroit

encore une grande attention comme base de toute bonne philosophie rationnelle. Elle seule en effet peut nous faire connoître les lois de la machine vivante, la marche régulière de la sensibilité dans l'état sain, les modifications que cette faculté peut éprouver dans l'état de maladie; elle nous montre à nu tout l'homme physique, dont l'homme moral n'est lui-même qu'une partie, ou, si l'on veut, une autre face. De la sensibilité physique, le médecin ne voit pas seulement naître les idées et les passions; il voit encore, en quelque sorte, comment elles se forment; il voit du moins ce qui favorise, ou contrarie leur formation : et c'est toujours dans certains états organiques, qu'il trouve la solution de chaque problême.

Ainsi donc, on peut considérer la médecine comme fournissant des bases également solides pour cette philosophie qui remonte à la source des idées, et pour cette autre philosophie qui remonte à la source des passions. D'une part, ses vues

doivent diriger tout bon système d'enseignement ; de l'autre, elle trouve dans les
lois éternelles de la nature, les fondemens
des droits et des devoirs de l'homme. En
un mot, elle éclaire l'étude de l'entendement, et trace l'art de le conduire, de le
perfectionner, en reconnoissant dans les
impressions et dans les besoins propres à
chaque nature sensible, les véritables causes ou les véritables lois des rapports de
tous les êtres qui lui appartiennent, ou
qu'elle renferme dans son domaine : et
du même principe découlent, à ses yeux,
les règles de leur conduite réciproque, et
l'art raisonné de leur bonheur ; c'est-à-
dire la morale (1).

La médecine rend encore un service
essentiel. De même que toutes les autres
sciences physiques, de même que les autres arts qui s'appuient sur l'observation
délicate de la nature, elle tend directe-

---

(1) Je dis la morale en général, parce que chaque
nature sensible a la sienne, et toujours fondée sur les
mêmes bases.

ment à dissiper tous les fantômes qui fascinent et tourmentent les imaginations. En accoutumant l'esprit à ne voir dans les faits, que les faits eux-mêmes et leurs relations évidentes, elle étouffe dans leur germe, beaucoup d'erreurs, qui ne sont dues qu'à des habitudes toutes contraires: elle détruit particulièrement toutes celles qui se trouvent liées à des absurdités physiques; c'est-à-dire presque toutes les croyances superstitieuses : et, dans ce commerce intime avec la nature, la raison contracte une indépendance, et l'ame une fermeté qu'on a remarquées dans tous les temps, chez les médecins vraiment dignes de ce nom.

Voilà ce qui m'a fait penser qu'au moment où les études médicales commencent à reprendre un nouvel éclat, il seroit utile d'en faire mieux sentir la haute importance, et qu'on rendroit un service réel, en présentant aux élèves qui s'y consacrent, des motifs particuliers de zèle et d'attention, tirés du degré même de certitude auquel l'art peut atteindre : car cette possibilité bien reconnue transforme en autant de devoirs sacrés, tous les travaux de la science et toutes les recherches relatives aux méthodes les plus exactes d'expérience et de raisonnement.

Ce 1 vendémiaire an 6.

INTRODUCTION.

La mort est le terme inévitable de la vie ; la douleur est, aussi bien que le plaisir, l'apanage de tous les êtres sensibles. Il est dans la nature de souffrir et de mourir, comme de vivre et d'avoir des sensations agréables : il est dans la nature d'être malade, comme d'être sain. Le plan de la nature (1) exigeoit que les êtres animés fussent soumis à l'action de tout ce qui les environne, et que la variété des modifications qu'ils subissent dans ces chocs continuels, fût toujours en raison de la finesse de leurs organes et de la noblesse de leurs fonctions. Ainsi, quoiqu'on puisse dire dans un sens, que sa main bienfaisante,

---

(1) Quand je parle du plan de la nature, je n'entends pas aller au-delà de l'énonciation d'un simple fait. Il y a des rapports réguliers et constans entre les diverses parties de l'univers : c'est tout ce que je veux dire. La philosophie des causes finales n'a d'ailleurs pu jamais soutenir un examen sérieux, quoique peut-être l'intelligence bornée de l'homme ait bien de la peine à la rejeter entièrement.

en ordonnant avec tant de régularité , les mouvemens vitaux, a tout fait pour conserver les individus dans un état sain , comme pour perpétuer les espèces ; cependant les souffrances et les maladies sont un résultat nécessaire des lois de l'économie animale, et des circonstances au milieu desquelles l'ouvrier éternel a jeté tous les êtres vivans : et l'homme, doué de facultés plus étonnantes et plus nobles, jouissant au plus haut degré , de la sensibilité qui les produit par son développement, se trouve livré par cela même, à l'action de plusieurs causes malfaisantes ou destructives.

Ainsi donc, dans l'état le plus naturel, aucun animal n'est à l'abri des souffrances physiques : ainsi donc, par sa constitution primitive, l'homme y seroit plus sujet que tous les autres, quand les institutions et les habitudes sociales ne l'exposeroient pas encore à mille dangers nouveaux, à mesure qu'elles étendent ses rapports, qu'elles agrandissent son existence, et que les scènes de sa vie deviennent plus variées et plus mobiles. Mais ces dernières causes, qu'on ne peut regarder comme étrangères à lui, que par abstraction, puisque la société existe par-tout, et

que les hordes sauvages ne diffèrent des nations civilisées, que par l'imperfection plus
ou moins grande de leur état social ; ces causes, dis-je, apportent des changemens notables dans les dispositions physiques de
l'homme : elles le rendent en outre plus susceptible de toutes les impressions maladives.

Encore une fois, souffrir et mourir sont
une suite nécessaire de notre condition. Mais
ce qui est une suite non moins inévitable du
premier de nos penchans, c'est le desir de
prolonger la vie et de fuir la douleur. La nature nous apprend elle-même à changer une
situation pénible, à porter la main sur les
parties douloureuses, à relâcher leur tissu
par l'application d'une chaleur douce et
moite ; elle nous indique le repos, le silence,
l'obscurité, l'éloignement du bruit, aussi-
tôt que la fièvre exalte, ou trouble le jeu de
nos organes. Des appétits singuliers, et dont
il est impossible de rendre raison, nous font
souvent découvrir les moyens nécessaires à
notre rétablissement. En un mot, tous nos
besoins se changeant en souffrances, lorsqu'ils ne sont pas satisfaits, et la nature s'ex-
pliquant à cet égard, de la manière la plus
claire, on peut, avec un ancien, donner à

tout ce qui satisfait un besoin, le nom de remède, et à l'instinct, ou à la cause des mouvemens automatiques, celui de premier des médecins.

Quelques philosophes ont regardé les lois de l'instinct comme résultantes de certains raisonnemens particuliers, inapperçus, parce qu'ils sont plus rapides; et ils ont prétendu ramener ces lois aux mêmes principes que celles de nos jugemens ordinaires. Mais on ne peut nier qu'un guide secret ne dirige les animaux et ne les éclaire, antérieurement à tout essai, sur le choix des alimens qui leur sont propres, sur celui même des remèdes que peuvent exiger plusieurs de leurs maladies.

Tout animal qui vient de naître, suce la mamelle de sa nourrice, sans que personne lui ait enseigné comment il doit s'y prendre. Le chevreau que Galien tira vivant du ventre de sa mère, choisit, à ce que nous assure ce médecin, le cytise entre plusieurs herbes qui lui furent présentées. Nous voyons tous les jours, les chiens et les chats s'exciter à vomir, ou se donner des dévoiemens salutaires avec les pousses fraîches du gramen. Les chiens lèchent leurs plaies et celles de

leurs petits ; et c'est ainsi qu'ils les guérissent
très-vîte. Les cigognes se donnent, dit-on,
des lavemens. En ne citant que des faits
constatés, il seroit facile d'appuyer de beaucoup de preuves, cette idée soutenue par
les plus grands physiologistes : « Que la na-
» ture (1) prend d'elle-même les bonnes rou-
» tes, et que, sans avoir été instruite, elle
» sait faire ce qui convient ». *Natura sibi
ipsi invenit vias, et inerudita existens, quæ
expediunt perficit* (2). Mais il faut convenir
que la médecine de l'instinct est assez bornée
chez l'homme social, quoiqu'elle ait pu,
dans un état de choses plus simple, être plus
féconde en ressources, et sur-tout plus sûre
dans l'emploi de ses moyens ; quoique surtout elle suffise aux animaux qui ne vivent
pas sous notre domination. On doit bien se
garder sans doute, de la perdre de vue dans
la pratique de notre art ; elle l'a souvent dirigée, elle peut la diriger encore chaque jour :
mais il s'en manque beaucoup qu'elle lui

---

(1) La nature est la force qui produit les mouvemens propres à chaque corps, ou, si l'on veut, l'ensemble des lois qui le régissent : c'est dans ce dernier
sens, que Van-Helmont l'appelle l'*ordre de Dieu.*

(2) Hippocrate.

B

fournisse autant de lumières que certains écrivains enthousiastes se plaisent à l'affirmer.

L'instinct guide avec bien plus de sûreté les autres animaux. Comme il n'est jamais égaré chez eux, par cette foule d'idées, de préjugés, ou de passions qui le dénaturent absolument dans l'espèce humaine ; comme d'ailleurs les cas sur lesquels il doit prononcer, sont très-simples, très-uniformes, aucune cause étrangère ne l'empêche de veiller avec succès, à la conservation de l'individu, de travailler toujours efficacement à la guérison de ses maladies.

C'est précisément parce que la nature a placé l'homme au-dessus des autres animaux, que cette voix secrète lui parle plus foiblement et plus obscurément : l'instinct se fait d'autant moins entendre, que le développement des facultés intellectuelles est poussé plus loin. A mesure que la raison se perfectionne, ce guide, qu'elle ne peut toujours remplacer, perd de sa justesse ; et se trouve enfin réduit presque entièrement à l'inaction. Les animaux ont-ils été mieux traités en cela, que nous ? et faisons-nous tous les jours de nouvelles pertes, à mesure que nous

sommes de plus en plus forcés de substituer
à ces appétits naturels, qui nous dirigeoient
dans l'état le plus voisin du leur, la réflexion,
les calculs, ou la lente expérience, dont les
essais ne sont pas toujours exempts d'inconvéniens, et dont trop ordinairement les résultats sont douteux, ou difficiles à tirer?
Voilà ce qu'il n'importe nullement d'éclaircir : parce qu'il ne dépend pas de nous de
cesser d'être hommes; et qu'au fait, la perfectibilité indéfinie de notre espèce ouvre à
la raison, un champ immense de jouissances
et de bonheur.

Je laisserai donc de côté, toutes les décla-
mations en faveur de ce qu'on appelle l'état
de nature, dont il n'existe peut-être aucun
exemple, et dont les écrivains qui en parlent
le plus, n'ont jamais donné que des idées extrêmement vagues. J'ignore ce que pourroient dans cet état, les seules inspirations
de l'instinct pour le traitement de toutes les
maladies; et cette recherche n'est pas de mon
sujet. Ainsi donc, écartant ici toute hypothèse sur tout autre état possible de la race
humaine, je prends l'homme tel qu'il est dans
la société, avec toutes les facultés qu'elle développe, avec les moyens qu'elle perfec-

tionne : et c'est en partant de ces données positives, que je me propose d'examiner si par l'observation, et par les raisonnemens simples qui s'en déduisent immédiatement, on peut donner une base solide aux principes de la médecine ; ou s'il est vrai que les reproches d'incertitude que plusieurs philosophes ont faits à cet art, soient réellement fondés. La question me paroît également intéressante, et pour les individus qui, sans cesse, peuvent avoir besoin de ses secours, et pour les gouvernemens, dont le devoir est de veiller à la sûreté publique.

§. I.

Objections contre la certitude de la médecine.

Voici, en peu de mots, les raisons alléguées par les détracteurs de la médecine.

1°. Les ressorts secrets de la vie échappent à nos regards ; et nous n'avons aucune idée précise ni du principe qui nous anime, ni des moyens par lesquels il exerce son action.

2°. La nature et les causes premières des maladies nous sont absolument inconnues.

3°. Les maladies sont si variées, si susceptibles de complications, qu'on ne sauroit
tirer de leur observation la plus scrupuleuse,
aucune règle fixe qui serve à les faire toujours
reconnoître : elles subissent tant de modifications, à raison de l'âge, du sexe, du tempérament, du climat, de la saison, de l'état
de l'air, du régime que le malade a suivi, de
la profession qu'il exerce, des maladies auxquelles il a été sujet auparavant, enfin de
ses passions habituelles, et de l'état présent
de son ame, qu'au milieu de tant de causes
diverses, il est impossible de démêler ce qui
appartient à chacune ; de donner aux phénomènes leur juste valeur et leur place naturelle ; de se faire un plan convenable de
traitement ; en un mot, de tirer des résultats dignes, par leur certitude, de l'importance de l'art.

4°. La nature des substances qu'on emploie comme remèdes, est un mystère pour
nous : leur manière d'agir sur nos corps,
nous est encore plus inconnue ; et vraisemblablement nous n'avons aucun moyen d'arriver à cette connoissance.

5°. Les expériences médicales sont encore
plus difficiles que l'observation des maladies,

3.

plus douteuses que les axiômes de diagnostic et de pronostic qu'elle fournit. L'effet d'un remède peut être déterminé par une foule de causes qui se dérobent au médecin. Le travail sourd, mais constant, de cette force médicatrice qui tend toujours à rétablir l'ordre dans les êtres animés; la marche même de la maladie, dont on peut s'être fait des idées fausses; les changemens survenus dans la situation physique ou morale du malade, ou dans les circonstances extérieures qui peuvent agir sur lui : tout cela sans doute est bien capable d'en imposer fréquemment à l'esprit le plus sévère, de lui faire attribuer à ses combinaisons, des succès qui leur sont absolument étrangers ; et c'est évidemment une source intarissable d'erreurs pour l'artiste, et pour l'art lui-même.

La guérison suit l'application du remède ; donc le remède a produit la guérison : *Post hoc, ergo propter hoc.* Voilà, l'on ne peut le nier, un très-mauvais raisonnement. C'est pourtant d'après cette infidèle autorité, qu'on a rédigé toutes les matières médicales, et réduit en système, la manière d'employer les différens remèdes. Assurément, il n'est rien qui demande plus de lumières, de sagacité, de circonspection, que la découverte des vérités de ce genre ; rien n'est plus facile que de s'égarer dans leur recherche , même en suivant une bonne route ; rien n'est plus douteux que les preuves dont on s'appuie, quand on pense avoir obtenu des résultats certains. Et véritablement, s'il est presque impossible de constater qu'un malade a telle maladie déterminée ; il l'est encore plus de s'assurer que tel remède produira tel effet, ou même qu'il l'a produit.

6°. Si la médecine avoit des bases solides, sa théorie seroit la même dans tous les temps ; sa pratique sur-tout ne changeroit pas d'un siècle à l'autre : les médecins anciens et modernes , ceux de tous les pays, ceux de toutes les écoles, seroient d'accord , du moins sur les points importans. Mais qu'on parcoure l'histoire de leurs opinions : quelle diversité dans les vues ! quelle opposition dans les plans de traitemens !

Hérodicus renverse l'édifice élevé par ses prédécesseurs. Hippocrate renverse en grande partie celui d'Hérodicus. Les deux écoles de Cnide et de Cos sont perpétuellement en débat. Les dogmatiques veulent aller à la vérité, par des hypothèses et par une série de raisonnemens. Les empiriques veulent presque bannir le raisonnement de leur pratique, et la réduire à l'observation pure et simple des faits.

Asclépiade crée une médecine nouvelle, fondée sur la philosophie corpusculaire. Dans son système, le rapport, plus ou moins précis, des corps et des pores par lesquels ils doivent passer, constitue la santé, ou la maladie. Il dédaigne et foule aux pieds tous les travaux des pères de la science.

Thémison la réduit presque à rien. Il range toutes les maladies sous trois chefs : l'état de resserrement, celui de relâchement, et le mixte, qui, selon sa manière de voir, participe des deux premiers. Il n'admet en conséquence, que trois indications, qui correspondent à ces trois états, et auxquelles il rapporte tous les effets qui peuvent être produits par les remèdes.

Les pneumatiques, sur un apperçu d'Hippocrate, ou de ses premiers disciples, donnent le département de la vie à l'air errant dans nos vaisseaux : toutes les altérations de la santé tiennent au désordre de ses mouvemens.

Galien ressuscite la médecine hippocratique. Les crises, le pouvoir de la nature, les facultés, les combinaisons des élémens, le sec, l'humide, le chaud, le froid, reparoissent sur la scène. Pour prêter plus d'éclat au système des tempéramens, il complète la doctrine des humeurs, ébauchée par Hippocrate. Mais, en voulant lui donner plus d'étendue, n'est-il pas évident qu'il la rend plus fautive, ou plus douteuse?

Les Arabes se nourrissent de rêves philosophiques : ils transportent les abstractions et les formules d'Aristote, dans la médecine. Entre leurs mains, elle devient péripatéticienne, comme elle avoit été épicurienne dans celles d'Asclépiade; comme elle a depuis été, tour-à-tour, cartésienne, leibnitzienne, newtonienne, etc. etc.

Les alchimistes, et sur-tout Paracelse, prétendent soumettre l'économie animale à leurs nouvelles fantaisies. Ils brûlent les livres des anciens; ils pensent anéantir avec eux, toutes les lois connues de la nature. Sa lente observation ne s'accorde pas avec la fougue de leur esprit; ses opérations spontanées leur déplaisent : ils veulent augmenter ses mouvemens, les modérer, les diriger, les changer à volonté. Ils cherchent un remède qui remplisse toutes les indications; ils croient trouver dans leurs bocaux, l'art de prolonger la vie. Leurs sels, leurs soufres, leur mercure, leur terre remplacent les humeurs de Galien et les élémens d'Hippocrate. Enfin ces hardis réformateurs ne laissent presque rien subsister des préceptes des Grecs, ni des dogmes scholastiques des Arabes.

Van-Helmont partage la plupart de leurs extravagances. Mais il étend, dénature, ou perfectionne, si l'on veut, plusieurs points de la doctrine alchimique. Malgré les injures qu'il ne cesse de vomir contre les écoles, malgré l'espèce de fureur avec laquelle il parle des anciens, c'est dans Hippocrate qu'il puise ses idées du principe vivant. Ce que le médecin de Cos appeloit *nature*, il l'appelle *archée :* il s'imagine, par un mot nouveau, mériter le nom de créateur de l'art. Croyant voir que chaque organe a son mode de mouvement, son action propre, une action secondaire plus ou moins remarquable sur les parties voisines, des sympathies plus ou moins étendues avec les parties éloignées; il suppose en conséquence, que c'est un être à part, et qu'il jouit d'une vie particulière; que le corps est une sorte de société, formée

de tous ces organes réunis, et la vie humaine
le résultat de toutes ces vies combinées en
système. Enfin il établit divers centres de
sensibilité, et fournit, sinon le premier apperçu, du moins les premières idées un peu
précises, des forces phréniques et de l'influence de l'estomac, dont l'orifice supérieur
sert de trône à son archée.

Les chimistes les moins déraisonnables
considèrent le corps humain comme un laboratoire : ses organes sont des alambics, des
chapiteaux, des cornues, des matras. Ces
nouveaux Prométhées pensent avoir ravi le
feu céleste, et pouvoir l'exciter ou le ralentir
à volonté, comme celui de leurs fourneaux.
Ils ne parlent que de précipitations, de fer-
mentations, de cohobations. L'acide combat
l'alkali, l'alkali combat l'acide. De l'efferves-
cence que ces deux adversaires produisent en
s'unissant, résulte la chaleur animale, la vie.
Les remèdes agissent par leurs qualités chimiques, par celles des humeurs qu'ils rencontrent : d'où il suit que d'après les expériences faites dans des vaisseaux morts, on
peut juger de ce qui se passera dans les vaisseaux vivans.

Si l'on en croit les médecins géomètres,

avec des calculs algébriques on peut expliquer tous les mouvemens du corps, toutes les déterminations vitales, toutes les fonctions. Les angles plus ou moins aigus des vaisseaux, leurs diamètres, leurs axes ; les lignes droites ou courbes ; la raison composée de l'action des solides, de l'impulsion des liquides, de leur résistance réciproque : voilà ce qu'il faut apprécier pour se faire une idée juste de la vie, pour bien concevoir la manière dont elle s'exerce, s'entretient, se répare, et cesse enfin, comme une boule s'arrête, quand le mouvement qui lui a été communiqué, se trouve détruit par la suite des frottemens.

Si l'on en croit les physiciens, ce sont l'attraction, la cohésion, l'élasticité, les forces, les contre-forces ; ce sont toutes les lois des masses inorganiques qui doivent nous fournir la solution de ce grand problême.

Chez les mécaniciens, il n'est question tantôt que de poulies, de leviers, de points d'appui ; tantôt que de tuyaux, de soupapes, de pistons. Vous croyez être dans un attelier d'horlogerie, ou d'hydraulique : tandis que les anciens vous transportent véritablement dans celui de la nature, en la comparant à cette forge de Vulcain, où les soufflets, les marteaux et les ouvrages de l'artiste, tout étoit animé; où l'on voyoit des trépieds qui d'eux - mêmes, alloient aux banquets et aux conseils des dieux (1).

Hoffmann, dans son systême du solide vivant, se rapproche un peu des médecins hippocratistes : mais il appelle encore une foule d'idées mécaniques à son secours.

Staalh accorde l'intelligence, la délibération, le choix à la cause des mouvemens vitaux. Par-là, il distingue sa théorie de toutes les autres.

Les animistes, ses disciples, en tirent des conséquences pratiques plus rigoureuses, plus étendues, et par cela même plus hasardées.

Boerhaave, doué d'un génie vaste, méthodique et lumineux, esprit au niveau de toutes les connoissances de son siècle, et très-versé dans la lecture des anciens, veut profiter de toutes les idées, veut concilier tous les systêmes, veut fondre en un corps de doctrine, tous les dogmes épars, et souvent contradictoires. Chimie, physique, géo-

____

(1) Cette comparaison est de Galien.

métrie, mécanique, tout, selon lui, peut
être mis à profit par la médecine. Cependant
des hommes pleins de génie et de jugement,
en rendant justice à la grandeur et à la correction de ses tableaux, ont combattu les
résultats pratiques des théories qu'il y présente : ils ont pensé que le véritable moyen
d'appauvrir l'art, étoit de l'embarrasser de
tant de richesses étrangères ; d'établir entre
lui et les autres sciences, cette foule de rapports, ou frivoles, ou totalement faux.

Les sémi-animistes modifient les opinions
de Staalh, et les ramènent à celles d'Hippocrate.

L'école de Montpellier les expose sous un
nouveau jour. Elle développe les lois de la
sensibilité.

Enfin les nouveaux solidistes, d'Edimbourg, rajeunissent le systême d'Hoffmann;
ils y joignent quelques idées de Baglivi : et,
sans dédaigner tout-à-fait les idées relatives
au principe sentant, ils en dénaturent les
conséquences par certaines opinions entièrement hypothétiques, ou les rappetissent
par une pratique maigre et bornée.

Ce tableau des révolutions qu'ont subies
les théories générales de médecine, quoique

très-incomplet sans doute , suffit pour faire voir combien les livres qui établissent, ou combattent ces théories, sont peu propres à lever les doutes sur la certitude de l'art lui-même, auquel elles servent de base : et ce qu'il y a de bien frappant dans leur lecture, c'est le ton également tranchant et décidé que prennent tant d'écrivains, sans cesse opposés les uns aux autres.

Mais ne peut-on pas en dire autant des auteurs de pratique? Ce que l'un conseille, l'autre le condamne; ce que l'un prétend avoir observé, l'autre le nie. Les faits les plus simples, les axiômes dont il paroît le plus aisé de constater la justesse, ou l'erreur, restent incertains pour tout lecteur judicieux.

Que si maintenant, quittant les livres, vous suivez les praticiens au lit des malades, vous retrouverez les mêmes débats, les mêmes contradictions : par conséquent votre incertitude ne fera que redoubler; de sorte que, pour savoir à quoi s'en tenir, chacun se trouve réduit à sa propre expérience : et, hors les médecins qui pratiquent, tout le monde paroît devoir, pour le moins, se retrancher dans un scepticisme absolu , relativement à l'action de la médecine.

7°. Mais quand les forces vivantes, la nature des maladies, leurs causes et les circonstances qui peuvent les modifier dans leur cours, nous seroient mieux connues; quand il seroit possible de donner aux principes de l'art, plus de certitude, au tableau de tous les cas, des traits plus distincts et plus frappans; quand on pourroit déterminer avec précision, les effets de toutes les substances qui sont employées comme remèdes, et qui doivent être regardées comme des espèces de poisons, puisqu'elles n'agissent qu'en intervertissant l'ordre des mouvemens naturels; quand tous les écrivains de théorie et de pratique seroient d'accord entre eux, ou ne différeroient que sur des points de peu d'importance; quand la pratique n'exciteroit pas, chaque jour, une foule d'indécentes contestations; quand enfin il seroit vrai qu'il existe une médecine, et qu'elle a les mêmes bases que toutes les autres sciences : son exercice demanderoit encore tant de connoissances diverses, tant de sagacité, tant d'attention, tant de grandes qualités morales réunies, qu'elle resteroit à la portée de très-peu d'hommes, et que, par cela seul, elle devroit être regardée comme n'existant pas, ou plutôt comme une arme dangereuse, mise entre les mains de l'ignorance et du charlatanisme.

§. II.

Considérations sur les premières découvertes de la médecine, et sur la marche de l'esprit humain dans la déduction des règles qui en résultent.

En résumant ces objections, je crois les avoir présentées dans toute leur force. Mais avant de commencer l'examen attentif qu'elles exigent, il me semble qu'on jetteroit quelque jour sur la question, en offrant un tableau rapide des premiers travaux de la médecine. Les tentatives de ses inventeurs et les méthodes qu'ils ont suivies nous feroient juger d'avance, du genre de confiance que nous devons à leurs découvertes : et réciproquement, le caractère de leurs découvertes nous mettroit plus en état d'apprécier, et les méthodes, et les tentatives dont elles ont été le fruit.

Nous avons dit que les êtres vivans sont assujettis à la douleur, comme ils sont condamnés à la mort, par une suite nécessaire de leur nature et par l'effet de causes dont il n'est pas toujours en leur pouvoir d'empêcher l'action. L'enfant avant sa naissance, et surtout au moment qu'il voit le jour, est lui-même une occasion de maladies, ou de souffrances cruelles pour la mère qui le porte dans son sein. Jusqu'à ce que ses organes nouvellement formés, aient acquis toute leur consistance, il est en butte à tous les agens extérieurs. Son état physique peut être singulièrement modifié par les causes les plus légères. Plus de mobilité dans le genre nerveux, plus de mollesse dans les solides, moins d'énergie, ou de constance dans l'action par laquelle les substances nutritives s'animalisent; enfin mille circonstances particulières, trop longues à détailler, le soumettent à cette foule de maux, qui rendent l'époque de l'enfance si périlleuse, dans tous les climats, et chez tous les peuples. Ce n'est pas sans orages et sans dangers que son développement naturel s'opère, qu'il subit les diverses révolutions des âges. Il est homme, et il croît; il est homme, et il acquiert des facultés nouvelles : cela suffit pour porter le trouble dans cette machine d'autant plus irritable, que les mouvemens toniques y

sont moins fermes ; pour y détruire quelquefois leur principe, par les crises mêmes
qui doivent achever son développement.

Les anciens avoient observé qu'à sept ans,
à quatorze, à vingt-un, à trente-cinq, il se
fait des changemens singuliers dans l'économie animale ; que les hommes guérissent souvent alors, de maladies auxquelles ils ont été
sujets jusques-là ; qu'ils en contractent d'autres, toutes nouvelles, ou qu'ils deviennent
du moins susceptibles d'en être affectés. Ces
époques sont, selon eux, des temps de combat, où la nature efface, pour ainsi dire,
les premières impressions, et leur en substi-
tue d'autres, devenues nécessaires à l'accomplissement de ses vues ultérieures : et ce
combat ne peut avoir lieu, sans que le corps
éprouve de vives secousses, sans que toutes
les fonctions reçoivent, au moins momentanément, des altérations marquées.

Les changemens observés par les anciens,
se font dans l'ordre que leurs écrits nous indiquent, et ils suivent leur grande révolution
des âges : la chose est incontestable ; l'expérience journalière le confirme. Ces changemens sont presque toujours accompagnés
d'une espèce de fièvre. Souvent, ils viennent

à la suite de grandes maladies aiguës ; quelquefois, ils les produisent, ou les déterminent : car plusieurs de ces maladies doivent
être regardées comme la crise de l'époque
qu'elles achèvent ; comme dépendantes des
mêmes lois qui font passer le corps par tous
les degrés de croissance, et qui le poussent
invinciblement vers le dernier période de la
maturité.

Mais s'il est des époques déterminées pour
les différentes révolutions de l'être qui se développe, il en est aussi pour les révolutions
inverses de celui qui décline : et ces temps
climatériques, qui viennent apporter d'autres modifications dans le caractère, ou dans
l'ordre des mouvemens vitaux affoiblis, sont
également remarquables par les maladies
qu'ils occasionnent, ou qui les préparent.
La vieillesse elle-même ne peut-elle pas être
considérée comme une maladie d'une durée
incertaine, dont le terme est toujours fatal,
mais dont la marche est également ordonnée
par la nature ?

Chez les femmes, la première éruption des
règles est ordinairement annoncée par de
grands désordres ; leur retour périodique produit tous les mois, quelques incommodités ;

et le temps de leur entière cessation, que l'on appelle *critique*, est en effet si périlleux, qu'il enlève par des accidens aigus, ou qu'il dévoue à de longues souffrances, peut-être plus du quart des femmes parvenues à cet âge (1). Enfin si toutes celles qui font des enfans s'exposent à des maux douloureux et graves, celles qui n'en font pas sont punies par des maux encore plus terribles, d'avoir bravé le penchant auquel la nature paroît avoir mis le plus d'importance.

Ainsi, sans compter les erreurs de régime qui souvent sont inévitables; les intempéries des saisons dont il n'est pas toujours possible de se garantir, les influences épidémiques de l'atmosphère qui semblent se jouer de toutes nos précautions; sans compter les troubles que les passions excitent dans le corps vivant, soit directement, par l'étroite liaison

---

(1) Les Grecs disoient dans leur langue pittoresque : *Quelles avoient été frappées des traits de Diane*, dont l'astre (c'est-à-dire la lune) présidoit aux évacuations menstruelles. C'est dans ce sens qu'Andromaque dit de sa mère :

Πατρὸς δ' ἐν μεγάροισι βάλ' Ἄρτεμις ἰοχέαιρα.

Homère, Iliad. ζ.

3

qui existe entre les mouvemens physiques et les déterminations morales, soit indirectement, par le désordre que ces mêmes passions portent dans tous les détails de notre conduite ; sans compter enfin les substances vénéneuses, et certaines contagions qui paroissent agir de la même manière qu'elles : la maladie et la douleur sont intimement liées aux fonctions même de la vie.

J'ai dit que le desir de prolonger cette vie si passagère, de calmer la douleur qui la rend pénible, de guérir les maladies qui la menacent, étoit aussi naturel à l'homme que les besoins les plus impérieux ; et qu'un instinct, souvent irrésistible, lui faisoit chercher les situations les plus favorables à sa guérison, quelquefois même lui inspiroit le desir de ce qui pouvoit lui servir de remède. Ce desir est le motif des observations médicales ; cet instinct a fourni le sujet des premières observations qu'on a faites.

Dans une attaque d'asthme, le malade se lève sur son séant, il fait ouvrir toutes les fenêtres, il cherche le grand air. Dans un rhume, il devient plus frileux, il se couvre davantage, il se renferme dans sa chambre, il desire des boissons chaudes, il mange peu, parce qu'il a moins d'appétit. Dans une maladie inflammatoire, ce sont des boissons délayantes, l'air frais, peu de couvertures, qu'il demande avec instance. S'il est attaqué d'une fièvre putride, il refuse toute espèce de nourriture animale : l'odeur des viandes le révolte; leur souvenir seul lui soulève le cœur. Mais avec quelle avidité ne reçoit-il pas les fruits acidules et frais, les boissons aigrelettes, le vin, surtout, qui réunit à la propriété de corriger les dégénérations putréfactives, celle de ranimer les forces languissantes ! Dans toutes les fièvres un peu graves, on cherche naturellement la position du corps où les muscles, dépensant le moins de forces, en laissent davantage à la nature pour le travail de la coction. En un mot, chez les hommes dont la vie civile n'a pas trop altéré les goûts, et dont l'imagination n'égare pas l'instinct, celui-ci parle souvent d'une manière assez claire. Il a précédé la médecine ; on a vu qu'il lui montra le chemin : il peut la suppléer, il peut l'éclairer encore; et ses indications ne doivent jamais être dédaignées.

Nous avons dit aussi que plus la raison se développe, et plus l'instinct paroît perdre de sa sagacité. Dans les maladies compliquées de l'homme social, l'instinct seroit le guide le plus insuffisant, et même le plus infidèle. Mais quoiqu'il ne puisse fournir maintenant à notre art, ni des vues bien étendues, ni de grandes ressources, c'est très-certainement à lui seul que, dans l'origine, on dut la connoissance des premiers et des plus simples de tous les remèdes.

Indépendamment de ce moyen général, par lequel la force vitale veille à la conservation des êtres animés, il se produit encore chez eux, d'autres mouvemens dont ils n'ont point la conscience, mais dont l'effet est également de rétablir l'ordre, soit en évacuant les matières morbifiques, soit en leur redonnant le caractère des humeurs animales saines, soit enfin peut-être, en changeant d'une manière indéterminée, l'état vicieux des organes les plus intimes. L'observation de ces mouvemens conservateurs est la source la plus féconde et la plus pure des tableaux de maladies, et des essais de traitemens. L'art naissant y puisa ses premières richesses : après tant de siècles et de travaux, il y puise encore ses notions les plus exactes et ses vues les plus sûres.

Il est naturel de penser qu'on s'en rapporta d'abord aux appétits des malades, et qu'on se contenta de noter le succès de cette conduite. On observa, par exemple, comme on l'a vu plus haut, que tout homme dont l'état s'éloignoit beaucoup de celui de la santé, desiroit constamment une situation horizontale, des boissons délayantes, l'obscurité, le silence : que ceux qui pouvoient se procurer ces commodités et ces secours guérissoient plutôt ; tandis que ceux qui ne le pouvoient pas, soit à raison de leur mauvaise fortune, soit par d'autres circonstances particulières, étoient malades plus longtemps, traînoient dans les langueurs, et périssoient quelquefois à la suite de souffrances lentes. De tous ces faits réunis, constamment observés, on tira plusieurs conséquences pratiques très-simples, mais très-fécondes dans leur application : et les expériences ultérieures, en les confirmant, les rectifiant, ou les limitant, les transformèrent bientôt en axiômes. Voilà le premier pas.

On observa surtout que la nature guérissoit ordinairement en excitant quelque évacuation salutaire ; que cette évacuation s'annonçoit par un trouble plus grand, et que toutes les fois qu'elle n'étoit pas nécessaire pour ramener l'ordre, l'action des organes, alors considérablement accrue, opéroit dans le corps des changemens singuliers, qui rendoient aux humeurs, comme je viens de le dire, leur caractère propre et toute leur vitalité. Voilà le second pas : il est d'une grande importance.

Les malades ne revenoient pas tous à leur état naturel, par la même route. Les uns éprouvoient des vomissemens, des cours de ventre, ou des flux d'urine ; d'autres mouchoient, ou crachoient des matières muqueuses et puriformes ; plusieurs éprouvoient des sueurs abondantes, ou des évacuations sanguines par le nez et par les autres émonctoires.

Mais la terminaison des maladies n'étoit pas toujours aussi favorable : la nature n'étoit pas toujours assez forte pour triompher du mal, chasser sa cause hors du corps, ou la rendre sans effet, en la dépouillant de ses qualités nuisibles. Elle ne faisoit alors que de foibles tentatives ; ou si elle excitoit quelques mouvemens isolés plus énergiques, on s'appercevoit bientôt qu'ils étoient dirigés autrement que dans le premier cas : et la mort qui venoit terminer cette lutte impuissante, fixant l'attention sur les phénomènes qui l'avoient précédée, leur tableau restoit ineffaçablement gravé dans la mémoire. Quand on retrouvoit ce même ensemble chez un autre malade, on savoit donc qu'il falloit peu compter sur la nature, et que les ressources raisonnées de l'art étoient la seule espérance qu'on pût raisonnablement embrasser.

Les maladies ne se ressemblent ni par les desirs qu'elles inspirent aux malades, ni par les crises qu'elles amènent, ni par leur issue, ni par leur durée. Elles ne sont pas toutes les mêmes : et pourtant plusieurs d'entre elles paroissent avoir le même génie, offrent les mêmes phénomènes, suivent la même marche. La nature les guérit d'une manière uniforme; ou, lorsqu'elle succombe, c'est par la violence d'accidens à-peu-près semblables. Ainsi, d'un côté, l'on ne peut pas considérer toutes les maladies comme un seul et même fait, comme un seul et même être; tandis que, de l'autre, il n'est pas absolument nécessaire d'en faire autant d'êtres individuels; ou du moins il est possible de les classer, pour le secours de la mémoire, comme on classe les animaux, les plantes, et les fossiles.

Car quoiqu'il soit vrai que ces classifications sont devenues de grandes sources d'erreurs, l'esprit a besoin d'une chaîne qui lie ses connoissances : et, pourvu qu'on ne suive en la formant, aucun esprit de système ; pourvu qu'elle se borne à représenter certains rapports frappans des phénomènes entre eux ; pourvu qu'on n'en tire pas enfin des conséquences plus étendues que ces rapports, elle peut être toujours utile et sans inconvénient, autant qu'elle paroît indispensable.

La durée des maladies a fourni peut-être leur première distinction. Les unes ont un cours rapide ; les autres sont tardives dans leurs effets. Celles-ci furent appelées maladies *chroniques* ; celles-là maladies *aiguës* : deux dénominations très-bien faites, et qui portent encore l'empreinte de la langue animée des Grecs, de qui nous les avons empruntées.

On forma d'autres distinctions, ou classifications, d'après les différences observées dans les phénomènes, dans les crises, dans la terminaison des maladies, enfin d'après tout ce que ces dernières offroient de semblable, ou de différent. Ces classifications avoient aussi leur fondement dans la nature :

elles étoient peut-être plus nécessaires encore à l'art de guérir, qui ne mérite véritable
ment ce nom, que lorsqu'il sait former des
plans combinés et complets de traitement.

Celles qui se tirent du tempérament du
malade, de son régime, de ses habitudes, en
un mot, de tout ce qui, précédant la maladie,
peut être mis au nombre de ses causes; ces
distinctions, dis-je, furent faites beaucoup
plus tard : et quand on fut en état de les réduire en système, l'observation avoit fait
des progrès considérables; la manière de tracer des tableaux s'étoit perfectionnée; l'emploi des premiers remèdes devoit être connu :
la médecine en un mot n'étoit plus dans l'enfance.

Pendant que les observateurs épioient les
démarches de la nature; pendant qu'ils les
décrivoient, les généralisoient, en tiroient
les conséquences le plus à leur portée, il ne
faut pas croire que leur jugement restât purement passif; qu'ils pussent se réduire au
rôle de simples spectateurs. Les inspirations
de l'instinct leur avoient indiqué l'abstinence
des alimens; elles leur avoient appris à se
servir de boissons, tantôt chaudes, tièdes,
ou froides; tantôt aqueuses, adoucissantes,

délayantes ; tantôt acides , aromatiques, spi-
ritueuses. Il est vrai qu'ils n'avoient d'abord
porté dans leur administration , ni combinaison ni dessein : mais ils avoient noté les
bons effets de ces moyens simples ; et quand
la voix de la nature négligeoit de se faire
entendre , l'analogie des cas dut les engager
à tenter les mêmes secours. On ne peut nier
qu'ils furent d'abord guidés en cela, par de
simples probabilités, à la place desquelles ils
n'avoient rien de mieux à mettre. Bientôt,
l'expérience venoit changer ces probabilités
en certitudes pratiques (1) ; ou s'ils s'étoient
laissé tromper par de fausses ressemblances,
le besoin de remonter jusqu'à la source de
leurs erreurs, et d'apprendre à mieux apprécier dorénavant, ces signes équivoques,
les ramenoit à des examens plus attentifs ,
aiguisoit par ces fautes mêmes, la sagacité
de leur coup-d'œil, et perfectionnoit la finesse
de leur tact.

C'est ainsi que l'observation des effets produits par les remèdes , éclaira celle des ma-

____

(1) On verra ci-après ce que j'entends par *certitudes
pratiques*, et comment je les distingue des certitudes
abstraites et rigoureuses de raisonnement.

ladies, rendit leur histoire plus correcte et plus précise, limita les conclusions trop générales qu'on s'étoit souvent pressé d'en tirer: comme, de son côté, l'observation des maladies, après avoir suggéré l'emploi des premiers remèdes, apprit à l'étendre par l'analogie, et, le confirmant, ou le rectifiant sur de nouvelles épreuves, s'efforça de le soumettre à des règles certaines.

Ce qui dut fournir sur cet objet, les notions les plus exactes et les combinaisons les plus heureuses, ce fut la manière dont on voyoit les forces médicatrices de la nature gouverner les crises et produire les évacuations, ou les mouvemens qui peuvent les suppléer. On avoit remarqué, par exemple, qu'une douleur de côté vive et poignante, accompagnée de chaleur, de respiration difficile, de toux, de crachats sanglans, se calmoit quand l'expectoration prenoit à temps, un aspect puriforme; que cette évacuation se faisant sans trouble, opéroit une guérison sûre et prompte; que sa suppression pouvoit au contraire causer la mort, ou son interruption ramener tous les accidens. On avoit vu que toutes les crises se font au moyen d'un surcroît d'action dans l'exercice même de la vie ; que cette action devenant plus foible, les retarde ou les empêche entièrement : mais que sa trop grande énergie n'a pas des effets moins funestes ; qu'ainsi les mouvemens vitaux doivent être contenus dans de justes bornes, ou ramenés à un certain dégré moyen, dont l'aspect des malades peut seul nous apprendre à nous faire, pour tous les cas, et pour toutes les circonstances, une image nette et précise.

On avoit vu que chaque maladie a sa crise propre, dont la nature aime à se servir alors de préférence ; mais que cependant quelquefois, à raison des obstacles qui se rencontrent dans l'état des organes, ou par des vues particulières, dont il est impossible au médecin de se rendre compte, elle prend d'autres routes et parvient au même but, par des moyens qui lui sont peu familiers : de sorte, par exemple, qu'on voyoit la pleurésie, dont je viens de parler, guérir, non-seulement par des sueurs, ou par des urines abondantes, qui remplacent assez souvent l'expectoration ; mais même par des selles bilieuses, genre de crise presque entièrement étranger aux maladies essentielles de la poitrine. Enfin l'on avoit vu que la nature se trompe quelquefois dans son objet; qu'elle semble, par une espèce de délire, se précipiter dans le péril, ou le créer elle-même, en faisant des tentatives funestes, en dirigeant ses efforts d'une manière inconsidérée, en poussant les évacuations jusqu'au dernier terme de l'épuisement.

D'un autre côté, les appétits naturels, l'analogie, le hasard, des conjectures heureuses, avoient appris que certaines substances, appliquées au corps humain, pouvoient produire les mêmes évacuations, déterminer les mêmes mouvemens (1), auxquels sont ordinairement dues les guérisons

---

(1) L'homme, à raison de l'exquise sensibilité de ses organes, est, de tous les animaux, le plus susceptible d'être modifié par l'action des alimens, ou des remèdes. Bacon observe que c'est là, tout ensemble, et la preuve de l'empire de la médecine, et la source de ses fréquentes erreurs.

Subjectum istud medicinæ (corpus nimirum humanum) ex omnibus quæ natura procreavit, maxime est capax remedii; sed vicissim, illud remedium maxime est obnoxium errori. Eadem namque subjecti subtilitas et varietas, ut magnam medendi facultatem præbet, sic magnam etiam aberrandi occasionem.

De Augm. scient., l. IV, c. II.

D

spontanées. De ces substances, les unes faisoient vomir, purgeoient, provoquoient les sueurs, ou le cours des urines; les autres excitoient les forces languissantes, ou modéroient leur action trop vive, ou les maintenoient dans une sorte de médiocrité; d'autres suspendoient les vomissemens, les diarrhées, les sueurs, et paroissoient agir, tantôt en resserrant tous les émonctoires, tantôt en diminuant leur sensibilité, en portant dans tous les organes un calme inconnu, partagé par l'ame elle-même, et précurseur d'un doux sommeil (1).

-----

(1) La saignée et les bains doivent être mis au nombre des remèdes les plus importans. Ils étoient connus dès la plus haute antiquité, comme nous l'apprend l'histoire de la médecine, et surtout comme on peut le juger d'après l'usage étendu qu'en faisoit Hippocrate. Les bains chauds et les bains froids sont conseillés souvent dans ses écrits; il rapporte même les effets qu'il en a obtenus dans différentes circonstances.

Hippocrate faisoit ouvrir presque toutes les veines du corps : il appliquoit des ventouses scarifiées. De son temps, l'on coupoit et brûloit déjà les artères. Ce n'est qu'après beaucoup d'essais plus timides, qu'après une longue suite d'expériences, que les médecins pouvoient s'être enhardis jusqu'à ce point.

Dans tous les pays, l'homme a besoin d'eau pour se

Quand on en fut venu là, touchant la connoissance et l'application des médicamens,
le plus difficile se trouva fait : le reste devoit

---

tenir propre : dans les pays chauds, ce besoin se fait
sentir plus souvent; et des corps brûlés par le soleil,
ou couverts de poussière, ayant une fois éprouvé le
bien-être que donne la fraîcheur du bain, sont naturellement portés à s'en faire une habitude. L'occasion
d'en observer les effets dans tous les cas imaginables,
renaît donc chaque jour. Si la saison devient plus
froide, l'on veut continuer de se laver : mais l'eau de
la fontaine, ou du fleuve, produit alors des sensations
pénibles. On la fait tiédir; dans cet état, elle en produit qui sont agréables, quoique d'un autre genre
que celles qui accompagnent l'action de l'eau froide.
Voilà donc un nouveau besoin, une nouvelle habitude, de nouvelles expériences à faire.

On voit que le bain chaud occasionne des changemens dans l'état du corps; que ces changemens peuvent être salutaires, ou dangereux; qu'ils diffèrent
essentiellement de ceux du bain froid. N'y a-t-il pas
encore là, de quoi faire rêver les observateurs, et suggérer d'heureuses tentatives pour le traitement des
maladies ?

Les anciens rapportent que Médée employa la première, les bains chauds dans cette intention. Par leur
moyen, elle rendoit la peau plus souple et les membres
plus agiles. C'est pour cela qu'elle prétendoit rajeunir
les vieillards, et qu'elle fut accusée de les faire bouillir

être l'ouvrage du temps, de l'active curio-
sité, surtout du besoin, qui fait imaginer
sans cesse des moyens nouveaux, et sans

---

dans de grandes chaudières. Au reste, cette tradition,
défigurée par les fables dont on l'accompagnoit, n'est
peut-être qu'une fable elle-même; et qui pis est, elle
ne nous apprend pas grand'chose, malgré les efforts
des interprètes de l'antiquité pour y trouver quelque
utile leçon.

Les monumens historiques ne nous instruisent pas
mieux de l'origine de la saignée. On dit que Podalire,
au retour du siége de Troie, guérit la fille du roi
Damœthus (laquelle avoit fait une chute grave) en la
saignant des deux bras. Pline assure que l'hippopotame
se saigne lui-même lorsqu'il est devenu trop gras, en
se frottant contre des roseaux aigus. Mais le fait est
douteux; et ce qui ne l'est pas moins, c'est qu'il ait
fourni, comme le prétend cet auteur, l'idée du même
remède aux hommes.

Il est vraisemblable qu'après avoir observé que les
hémorragies spontanées sont la crise de plusieurs maladies; que la rétention des menstrues chez les femmes,
ou du flux hémorroïdal chez les hommes, est la cause
d'une foule d'accidens, et leur éruption régulière le
signal de la santé; après avoir vu que les plaies guérissent ordinairement plus vîte lorsqu'elles ont saigné
quelque temps, et que les vaisseaux, surtout ceux
qui ne battent point, se cicatrisent alors avec une
grande facilité : il est vraisemblable, dis-je, que,

cesse s'accroît avec ceux qu'il a de se satisfaire. La manière dont les hommes avoient
fait leurs découvertes, pouvoit les conduire

---

d'après toutes ces observations, on fut conduit à tenter
de produire par art ce que la nature, ou les accidens
avoient produit souvent d'eux-mêmes.

On a vu des apoplectiques tomber sur la face,
éprouver de violens saignemens de nez, ou s'ouvrir
l'artère temporale, et guérir de leur maladie, par l'effet
même de la chute qu'elle avoit occasionnée. Les premiers scrutateurs de la nature ont pu être témoins de
faits pareils. Or rien n'étoit perdu pour eux, dans un
temps où les connoissances, les vues et les moyens
étoient si bornés ; où l'attention, portée toute entière
sur les faits, n'en étoit distraite par aucune hypothèse
théorique.

Galien rapporte une observation qui lui auroit suggéré sans doute l'idée de la saignée, s'il n'en avoit déjà
connu les grands effets et la bonne administration. Il
fut appelé pour un homme qui s'étoit fait une blessure
au bas de la jambe. L'hémorragie étoit violente ; elle
duroit depuis long-temps, et continuoit avec la même
impétuosité, malgré tous les styptiques auxquels on
avoit eu recours : car l'artère n'étant coupée qu'à demi,
les deux bouts ne pouvoient se contracter et se retirer
dans les chairs. Galien acheva de couper l'artère ; le
sang s'arrêta, et l'homme guérit. Mais il ne guérit pas
seulement de sa plaie ; la grande quantité de sang qu'il
avoit perdue, le délivra d'une vieille sciatique, contre

à beaucoup d'autres ; ils le voyoient, ils le sentoient. Le but se montroit à leurs yeux dans l'éloignement ; la route étoit frayée ;

---

laquelle tous les secours de l'art avoient échoué. Galien ajoute qu'étant attaqué lui-même d'une douleur inflammatoire du foie, il fut averti en songe de s'ouvrir le vaisseau qui rampe entre le pouce et l'index ; ce qu'il ne manqua pas d'exécuter, et ce qui réussit à merveille. Mais je crois qu'on doit plus compter sur les faits que cet homme célèbre observoit, ou sur les vues qu'il en tiroit étant éveillé, que sur les révélations qu'il recevoit en dormant.

Suivant la fable, un vautour enseigna au berger Mélampe l'usage de la rouille de fer contre l'impuissance, et le hasard celui de l'ellébore contre la manie. Les vautours ne nous enseignent plus rien. Quant à ce qu'on appelle hasard, c'est toujours encore une de nos principales sources d'instruction. Mais elle n'instruit que les observateurs : pour profiter de ce qu'elle offre, il faut y regarder ; et celui qui cherche le plus, est aussi celui qui fait le plus de découvertes.

Les premiers remèdes employés dans la pratique, furent les vomitifs, les purgatifs, mais surtout les substances qui réunissent ces deux propriétés. Cela devoit être : leur action est la plus simple et la plus évidente ; les mouvemens que ces remèdes provoquent, sont les plus familiers à la nature; leurs avantages, ou leurs inconvéniens, sont les plus faciles à constater.

et des vérités du plus grand intérêt pour
eux, les attendoient de distance en distance.

Sans entrer dans de plus grands détails,
on voit comment, la nature et les circonstances les guidant toujours par la main, les
inventeurs de la médecine furent poussés à
faire leurs observations, à les étendre par
l'analogie, à les rectifier par des expériences
nouvelles, à les enchaîner dans un ordre
méthodique, à placer à côté et dans le même
ordre, les conséquences qui s'en déduisoient
naturellement. L'art existoit donc, même à
l'époque où je le laisse : il existoit, non avec
toutes les connoissances qu'il peut acquérir,
et qu'il n'acquerra peut-être jamais ; mais
avec presque tous les moyens qui peuvent
l'y conduire. On connoissoit l'état sain, et
l'état malade ; on connoissoit l'un et l'autre,
non d'après des hypothèses subtiles, mais
d'après des signes évidens et certains. On avoit
appris à distinguer les maladies, à prévoir
leur marche, leurs crises, leurs terminaisons ; on s'étoit assuré de l'effet des remèdes
principaux ; on avoit soumis leur emploi à
des règles généralement sûres et constantes ;
on savoit qu'ils devoient agir d'une telle ma-

nière, dans tel cas déterminé, et dans tel autre, d'une manière différente ou contraire ; on s'étoit convaincu surtout qu'ils ne peuvent produire quelques changemens dans le corps, que par le moyen des forces vivantes qui l'animent ; que l'art n'opère point sur le cadavre ; et qu'on ne sauroit arrêter, troubler, intervertir les mouvemens imprimés par la nature, qu'à l'aide de la nature elle-même.

Voilà l'état, à-peu-près, où se trouvoit la médecine du temps d'Hippocrate. Les écrits qui portent le nom de cet homme extraordinaire, nous offrent, tantôt des modèles de l'art d'observer et de décrire les maladies, tantôt des résultats généraux sur leur connoissance, ou leur diagnostic, et sur les indications des remèdes ; résultats qui renferment presque toutes les grandes vérités, presque toutes les grandes vues, et même, on peut le dire sans prévention, le germe de plusieurs des découvertes modernes les plus importantes. On voit qu'avec une matière médicale peu riche, Hippocrate savoit déjà faire beaucoup : et l'on ne sauroit douter que ses succès ne fussent dus à l'ordre dans lequel il avoit acquis, ou rédigé lui-même ses connoïssances, à sa manière d'observer et de tirer ses indications, en un mot, à la méthode qui dirigeoit ses vues et ses traitemens.

Je ne prétends tirer aucune conséquence de tout ce qui précède : mais le lecteur me paroît maintenant plus à portée d'entrevoir s'il est, ou n'est pas possible en effet, de répondre aux reproches allégués contre la médecine.

Je vais les examiner l'un après l'autre, avec attention, et peser dans une balance impartiale, les raisons dont on les appuie. Ce n'est pas pour soutenir des préventions favorites, que j'entreprends cet examen ; c'est pour chercher sincèrement la vérité, qui, devant toujours à la fin, s'élever sur les débris de toutes les opinions humaines, est la seule autorité qu'il puisse être à jamais honorable de reconnoître et de défendre.

§. I I I.

Examen de la première objection.

Il est certain que d'une part, la nature de la cause qui meut les corps animés, et de l'autre, que les circonstances immédiates qui modifient son influence dans les divers organes, se dérobent également à nos recherches, et nous sont tout-à-fait inconnues. Il est certain que si leur connoissance doit servir de base à l'art de guérir, l'art pèche essentiellement par sa base. La question se réduit donc à savoir s'il est nécessaire, ou du moins s'il seroit très-avantageux de pénétrer l'essence même des forces vivantes, et d'avoir une idée précise de la manière dont elles agissent sur le corps.

L'homme ne connoît l'essence de rien, ni celle de la matière qu'il a sans cesse sous les yeux, ni celle du principe secret qui la vivifie et détermine tous les phénomènes de l'univers. Il parle souvent des causes qu'il se flatte d'avoir découvertes, et de celles qu'il se plaint de ne pouvoir découvrir : mais les vraies causes, les causes premières, sont aussi cachées pour lui, que l'essence même des choses ; il n'en connoît aucune. Il voit des effets, ou plutôt il reçoit des sensations : il observe des rapports, soit entre les objets auxquels il attribue ces sensations, soit entre ces objets, et lui-même : il s'efforce d'appercevoir sans cesse de nouveaux rapports (1) : il les met en ordre pour fixer leur souvenir dans son esprit, pour les mieux apprécier, pour en tirer ce qui peut servir à sa conservation, ou lui donner de nouvelles jouissances ; et voilà tout. En examinant ces prétendues causes, dont la connoissance l'enorgueillit, on voit qu'au fond, elles ne sont toutes que des faits. Deux faits se trouvent enchaînés l'un à l'autre dans un ordre successif : on dit que le premier est la cause du second. Celui-ci peut devenir cause à son tour, relativement au troisième qui le suit : comme en remontant, vous trouverez toujours un fait antérieur à votre cause, jusqu'à ce que vous arriviez à cette force spontanée (2) qui meut le monde dans son ensemble et dans chacune de ses parties. Or, cette cause est la seule véritable ; elle les renferme toutes : et sa nature, ainsi que ses moyens

______

(1) Expliquer un fait par ses rapports avec un autre, ce n'est pas remonter véritablement à sa cause. Quand les deux faits sont identiques, c'est les réduire à un seul ; quand ils sont simplement analogues, c'est déterminer leurs points de ressemblance.

(2) Cette force n'est autre chose que le principe général du mouvement, la puissance active, personnifiée chez la plupart des peuples, sous des noms différens,

propres d'action, se dérobent également à notre foible vue. En vain cherchons-nous à les dégager des nuages qui les couvrent : à chaque effort de notre part, l'obscurité semble s'épaissir davantage : nous n'appercevons que des fantômes trompeurs : l'objet fuit, et se plonge devant nous dans un vague lointain, à mesure que nous croyons en approcher.

D'après la nature des choses, ou plutôt d'après notre propre nature, nous sommes dans l'impossibilité de connoître cette cause première, l'objet des recherches et le désespoir des penseurs de tous les âges. Nous l'entrevoyons sous mille formes diverses; mais elle nous échappe toujours. Car, dans les phénomènes des trois règnes, dans la marche régulière des corps célestes, et jusques dans les propriétés de la molécule la plus inerte en apparence, elle se fait toujours

---

mais dont il est impossible de nous faire d'autre idée, que celle qui résulte directement des phénomènes de l'univers. Je l'appelle *spontanée*, non que je prétende exprimer par-là sa nature, mais parce que ce mot me paroît rendre l'impression qu'en reçoit l'intelligence bornée de l'homme, en voyant cette force agir sans relâche, avec une activité toujours nouvelle et toujours renaissante d'elle-même.

sentir évidemment. Mais que voit-on là, de plus que ces propriétés même, la régularité de cette marche, l'ordre et les rapports de ces phénomènes?

Maintenant, il reste à savoir si cette connoissance, à la poursuite de laquelle tant de profondes méditations et tant de veilles ont été si inutilement employées, est réellement applicable aux besoins de l'homme. Pour observer l'ordre constant dans lequel se fait le flux et le reflux; pour s'en servir à régler la marche des vaisseaux qui descendent, ou remontent à l'embouchure d'un fleuve, ou qui longent des bords escarpés, l'homme a-t-il besoin de connoître quelle force balance l'Océan, quelle loi primitive fait agir cette force avec tant de régularité? a-t-il besoin de connoître la cause des affinités des corps, de leur élasticité, de leur cohésion, pour faire, soit en chimie, soit en physique, toutes les opérations fondées sur ces propriétés? Pour inventer, pour perfectionner l'agriculture, faut-il qu'il arrache à la nature le secret de la vie des végétaux, celui de leur instinct et de leurs penchans particuliers? Non, sans doute. L'observation des faits est son partage : elle lui suffit.

Comme il ne lui importe d'étudier les objets que par leurs rapports avec lui, et que ces rapports même sont de sûrs moyens d'y découvrir tout ce qui peut l'intéresser; il s'ensuit que les objets qui résistent à ses recherches, lui sont d'autant moins utiles à connoître, qu'ils sont plus hors de la portée de son esprit; et que, dans le fait, il n'a besoin de savoir que ce qu'il peut apprendre par le bon usage de ses facultés.

J'ignore donc les causes. Mais l'observation m'apprend que tout s'opère dans la nature, d'une manière régulière et constante; que dans des circonstances absolument semblables, les faits sont toujours les mêmes; que si l'on peut quelquefois les rendre différens, c'est à raison des changemens qu'on peut apporter aussi dans les faits antérieurs dont ils découlent, dans les faits simultanés avec lesquels ils ont des rapports étroits.

J'ignore la cause de la digestion : je veux dire cette cause qui fait que les nerfs de l'estomac impriment aux sucs gastriques la faculté de dissoudre tels, ou tels alimens; qui enlève à ces mêmes sucs, cette même faculté, par l'effet de circonstances dont l'action ne s'exerce que sur le système nerveux en général,

comme, par exemple, par l'effet de certains
désordres moraux. Je l'ignore, et vraisemblablement je l'ignorerai toujours. J'ignore,
dis-je, comment des substances douées de
qualités diverses, sont transformées, par
l'action de l'estomac et des intestins, en un
fluide blanc et homogène, qu'on appelle
chyle; comment le battement des vaisseaux,
le mélange de la portion la plus animée de
l'air, que les poumons absorbent, l'impression de la vie dans tous les organes animalisent, par degrés, ce fluide, et le rendent
propre à réparer les pertes que souffrent les
parties solides, à remplacer les humeurs qui
se dissipent par les fonctions de la santé.
Mais malgré cette ignorance, je n'en suis
pas moins porté par des desirs automatiques, vers les objets qui peuvent servir à ma
nourriture. Des goûts constans me ramènent
vers ceux qui m'ont constamment réussi. Je
vois que les alimens font sur moi des impressions différentes, qu'ils produisent des effets
très-variés. Les uns relâchent le ventre; les
autres le resserrent. Les uns portent dans
toute l'existence, un sentiment de calme et
de fraîcheur; d'autres au contraire, augmentent la chaleur naturelle, donnent plus

d'activité à tout le corps, impriment à chaque partie, dans un temps donné, une plus
grande somme de mouvement. Il en est qui
nourrissent suffisamment sous un petit volume; et je sens qu'ils donnent plus, ou moins
d'occupation à mon estomac. Tantôt leur
digestion s'opère sans que j'en sois averti par
les phénomènes dont ce travail est ordinairement accompagné, tantôt elle occasionne
une véritable fièvre. Il en est plusieurs qui
ne soutiennent mes forces, qu'autant que
j'en prends une quantité considérable. J'é-
prouve aussi que leur transformation est
plus ou moins lente, plus ou moins pénible.
Enfin je vois que les alimens peuvent apporter plusieurs modifications importantes dans
toute la machine vivante : je vois que ces modifications ne sont pas les mêmes chez tous
les individus, dans tous les cas, dans tous les
temps. Je me compare aux autres hommes :
et je trouve que parmi les effets observés sur
moi-même, il en est plusieurs qui sont communs à toute l'espèce humaine; que ceux qui
paroissent m'être particuliers, dépendent de
mon âge, de mon tempérament, du climat
où je vis, de l'état où je me trouve quand j'en
fais usage. De mes essais comparés avec ceux

d'autrui, de toutes ces observations combinées, et de l'expérience même du genre humain, s'il est possible, je tire des règles diététiques, telles, par exemple, que celles dont nous sommes redevables au génie d'Hippocrate. Maintenant je demande si j'ai suivi la route qui conduit à la vérité, si ces règles sont fondées sur une saine logique. Les philosophes ennemis de la médecine diroient-ils que non ; eux qui recommandent sans cesse d'épier les appétits naturels, de se laisser guider par l'effet des alimens, eux qui célèbrent avec tant de raison, le pouvoir du régime (1)?

----

(1) « Les malades guérissent quelquefois sans médecin, mais ils ne guérissent pas pour cela sans médecine. Ils ont fait de certaines choses ; ils en ont évité d'autres. S'ils se sont conduits d'après des règles, ces règles sont celles de l'art ; s'ils se sont livrés avenglément à la fortune, c'est en se rapprochant des procédés d'une bonne médecine, que la fortune les a dérobés au danger. Dans le régime, comme dans l'emploi des médicamens, on peut suivre des méthodes utiles ; on peut en suivre qui sont pernicieuses : mais les unes et les autres prouvent également la solidité de l'art. Celles-ci nuisent par un emploi mal entendu ; celles-là réussissent par un emploi convenable. Or, ce qui convient

Mais la médecine a les mêmes bases que la diététique : les sujets d'observation sont du même genre ; la manière de procéder pour en tirer des conclusions pratiques, est absolument la même. Celui qui reconnoît dans l'une les caractères de la certitude, ne peut reléguer l'autre parmi les hypothèses, ouvrage de l'imagination. Je dis plus : les changemens légers qui surviennent dans un corps sain, et les mouvemens nouveaux que produit chaque jour l'exercice de la vie, sont bien moins remarquables, que les signes par lesquels les maladies se manifestent à tous les yeux ; les effets des remèdes sont bien plus aisés à constater que ceux des alimens : car ces derniers n'agissent que d'une manière insensible, et sans introduire d'altérations bien marquées ; tandis que les premiers, changeant brusquement l'ordre et le mode des mouvemens naturels, manifestent leur action par des symptômes toujours saillans.

---

et ce qui ne convient pas, étant bien distincts, je dis que l'art existe : car, pour qu'il n'existât pas, il faudroit que le nuisible et l'utile fussent confondus ».

Ἱπποκράτης περὶ τέχνης.

Je demande encore si ce n'est pas à la médecine qu'on doit la diététique? ou, supposé que les observateurs eussent commencé par étudier les effets des alimens, avant de passer à ceux des maladies (ce qui se trouve absolument contraire aux faits ; ce qui même, on peut le dire, s'écarte beaucoup de l'ordre que les besoins de l'homme ont dû faire prendre à ses recherches); je demande s'il étoit naturel de se borner à conserver la santé, dont on s'occupe si peu quand on la possède, sans penser à soulager la maladie, qui par tant de sensations pénibles, nous ramenant incessamment à l'observation de ses causes et des moyens qui peuvent la soulager, nous force malgré nous, à demander du secours à tout ce qui nous environne? Les choses assurément ne se passèrent pas ainsi. C'est long-temps après avoir observé les effets que produisent certaines substances nutritives, dans l'état de maladie, qu'on s'est avisé d'observer systématiquement ceux qu'elles produisent dans l'état de santé, ou dans celui qui s'en éloigne peu. Leurs effets dans le premier cas, étoient remarquables, parce que cet état l'étoit lui-même : dans le second ils l'étoient infiniment moins,

parce que cet état ne l'étoit point du tout.
Les faits marquans frappèrent d'abord ; on
apperçut les autres plus tard : telle est la
marche naturelle.

Ainsi donc, la médecine précéda la diététique ; et la diététique n'est qu'une production, qu'une partie de la médecine. Or, je le
répète, les sujets de leurs recherches sont
analogues et souvent les mêmes ; les résultats
qu'on en tire, sont fondés sur les mêmes
règles de raisonnement. Ni l'une n'a besoin
de connoître les causes de la digestion (1),
pour noter les faits qui s'y rapportent ; ni
l'autre de connoître les causes de la vie,
pour observer les écarts auxquels leur action
peut être sujette, pour étudier les moyens
qui la font rentrer dans l'ordre naturel. Les
phénomènes de la santé, ceux des maladies,
les effets des alimens, ou des remèdes ; tout
cela tombe sous les sens : et nous en tirons
toutes les leçons nécessaires à la pratique
de l'art.

La première objection porte donc à faux :

---

(1) Les véritables causes de la digestion rentrent
dans celles mêmes de la vie : les unes ne sont pas plus
faciles à déterminer que les autres.

et comme l'ignorance des causes n'est pas
particulière à la médecine, si ce reproche
pouvoit la faire regarder avec fondement,
comme incertaine et conjecturale, il jet—
teroit le même doute sur les principes de
presque toutes les sciences.

§. I V.

Examen de la seconde objection.

En répondant à la première objection, je
réponds indirectement à la seconde (1), qui
ne fait que la reproduire sous une autre
forme, ou en d'autres mots. Je pourrois
d'ailleurs demander ce qu'on entend par la
nature et les causes premières des maladies.
Nous connoissons de leur nature, ce que les
faits en manifestent. Nous savons, par exemple, que la fièvre produit tels et tels changemens : ou plutôt, c'est par ces changemens qu'elle se montre à nos yeux; c'est par
eux seuls, qu'elle existe pour nous. Quand
un homme tousse, crache du sang, respire

______

(1) Cette seconde objection porte sur notre ignorance, et de la nature, et des causes premières des
maladies.

avec peine, ressent une douleur de côté, a
le pouls plus vîte et plus dur, la peau plus
chaude que dans l'état naturel : on dit qu'il
est attaqué d'une pleurésie. Mais qu'est-ce
donc qu'une pleurésie? On vous répliquera
que c'est une maladie dans laquelle tous, ou
presque tous ces accidens se trouvent combinés. S'il en manque un, ou plusieurs, ce
n'est point la pleurésie, du moins la vraie
pleurésie essentielle des écoles. C'est donc le
concours de ces accidens qui la constitue.
Le mot *pleurésie* ne fait que les retracer
d'une manière plus abrégée. Ce mot n'est pas
un être par lui-même : il exprime une abstraction de l'esprit, et réveille par un seul
trait, toutes les images d'un assez grand
tableau.

Ainsi, lorsque, non content de connoître
une maladie par ce qu'elle offre à nos sens,
par ce qui seul la constitue, et sans quoi elle
n'existeroit pas, vous demandez encore quelle
est sa nature en elle-même, quelle est son essence : c'est comme si vous demandiez quelle
est la nature, ou l'essence d'un mot, d'une
pure abstraction. Il n'y a donc pas beaucoup
de justesse à dire d'un air de triomphe, que
les médecins ignorent même la nature de la

fièvre, et que sans cesse ils agissent dans des circonstances, ou manient des instrumens dont l'essence leur est inconnue.

· Quant aux causes premières des maladies, qu'on les accuse de ne pas mieux connoître, la question me paroît aussi facile à simplifier que la précédente. Entend-on par ce mot, les causes qui rendent l'homme, dans tel cas donné, susceptible d'éprouver tel changement dans les fonctions de la vie? Je réponds que nous les ignorons absolument, puisqu'elles sont encore les mêmes que celles en vertu desquelles nous vivons. Mais parle-t-on seulement des faits liés à la maladie, qui font partie de son histoire, et qui peuvent fournir des lumières pour le traitement? Je réponds que ces causes sont toutes du domaine de l'observation : on peut les voir, ou les toucher; on peut en acquérir la connoissance par des récits fidèles : et comme elles produisent toujours certains phénomènes dans l'économie animale (car si elles n'en produisoient pas, elles ne mériteroient aucune attention, elles seroient nulles), c'est dans ces phénomènes mêmes qu'il faut les chercher; c'est dans leurs propres effets qu'il faut s'habituer à les reconnoître.

4

Deux grandes sectes se partagèrent long-temps, chez les Grecs, l'empire de la mé-decine. Les dogmatiques prétendoient que l'ignorance des causes la fait errer au ha-sard, et frappe les plans de curation, d'un vice radical d'incertitude. Comme les mala-dies diffèrent toutes, à raison de leurs causes, il est, disoient-ils, absolument indispensable d'avoir des notions claires de celles-ci, pour appliquer les remèdes avec méthode. Les empiriques soutenoient, au contraire, que les causes sont hors de notre portée, tandis que les faits se livrent d'eux-mêmes à nos recherches. Suivant cette école, il suffit de connoître tout ce qui fait partie de la maladie, ce que nous pouvons en apprendre par l'ob-servation, ou par une description complète.

Quand vous êtes appelé, disoient les dog-matiques, pour un homme mordu par un chien, vous demandez si le chien étoit, ou n'étoit pas enragé ; car votre traitement ne sauroit être le même dans les deux cas : il importe donc de remonter aux causes. Que la morsure, répliquoient les empiriques, soit faite par un chien bien portant, ou par un chien enragé, cela n'est point indifférent, sans doute ; mais il n'est pas ici question de

causes; cette circonstance est un simple fait,
qui tient essentiellement à l'histoire de la
maladie, et sans lequel cette histoire seroit
incomplète.

On voit que leur dispute rouloit sur des
mots, et que les uns et les autres avoient raison, dans le sens qu'ils y attachoient. Celui
des empiriques étoit, selon moi, le plus cor-
rect; celui des dogmatiques étoit le plus reçu
dans le langage commun.

Mais jusqu'à quel point faut-il donc s'occuper de la recherche des causes, en com-
prenant sous cette dénomination générale,
les causes que les anciens appeloient cachées,
et celles qu'ils distinguoient par le titre d'évidentes? La réponse est simple; elle résulte
clairement de ce qui précède. Les causes
dont la connoissance est nécessaire pour
compléter l'histoire de la maladie, ou qui
exigent des modifications dans le traitement,
se montrent, soit par elles-mêmes, soit par
les effets qu'elles produisent : elles sont toutes
des objets d'observation. Il seroit dangereux,
sans doute, de les ignorer; et il est toujours
possible de les découvrir. Mais on doit rester, relativement aux autres, dans la plus
invincible indifférence, et ne pas sortir de

cet axiôme fondamental, que plus elles sont au-dessus de nos recherches, moins il nous importe de les connoître. Qu'on me pardonne quelques répétitions. Je m'efforce d'être court; mais il est encore plus nécessaire d'être clair : et lorsqu'on examine l'une après l'autre, différentes objections, qui ne sont au fond que la même, on est bien forcé de ramener plus d'une fois le lecteur à la vérité commune, qui les réfute toutes également.

§. V.

Examen de la troisième objection.

Tout médecin qui a réfléchi sur les vraies difficultés de son art, sera forcé de convenir que la troisième objection (1) est beaucoup mieux fondée que les deux premières. Les maladies sont très-variées; elles sont susceptibles de complications infinies. L'âge, le sexe, le climat, la saison, le caractère de l'épidémie régnante, tout, jusqu'à des circon-

---

(1) Elle porte sur la difficulté d'avoir des notions exactes des maladies, et de s'assurer de l'effet des remèdes.

stances, en quelque sorte inappréciables,
peut les modifier de mille manières diverses,
donner aux phénomènes de nouveaux aspects, les enchaîner dans un nouvel ordre de
succession, ou de balancement réciproque,
conduire les crises à d'autres terminaisons.
La séméiotique, ou l'art de reconnoître les
différens états de l'économie animale, par
les signes qui les caractérisent, est sans
doute la plus difficile, comme la plus importante partie de la médecine. A chaque
instant, on est obligé d'admettre des exceptions aux règles par lesquelles on croyoit
pouvoir être guidé. Rien de fixe dans leur
application ; rien de constant dans les plans
de conduite qu'elles doivent fournir : de
sorte qu'à l'exception de quelques principes très-généraux, et par conséquent
peu propres à nous éclairer dans le détail
de chaque circonstance particulière, il semble que le savoir théorique du médecin
devienne nul au lit des malades ; que son
savoir pratique réside tout entier dans une
sorte d'instinct perfectionné par l'habitude.
En effet, c'est en s'identifiant, pour ainsi
dire, avec l'être souffrant, en s'associant à
ses douleurs, par le jeu prompt d'une ima-

gination sensible, qu'il voit la maladie d'un seul coup-d'œil, qu'il en saisit tous les traits à-la-fois : car c'est ainsi qu'il en partage à un certain point, toutes les impressions ; et cet instinct lui fait, en quelque sorte, pressentir plutôt que prévoir, l'utilité de certains remèdes, dont les effets lui sont d'ailleurs connus. Voilà, sans doute, une manière de procéder qui doit paroître peu fidèle et peu sûre. Ce n'est là véritablement, ni la marche du géomètre, ou du calculateur, ni même, à ce qu'il paroît au premier coup-d'œil, celle du logicien sévère, qui va pas à pas, de proposition en proposition. Or si, dans les sciences mathématiques, le moindre défaut d'exactitude quant à la construction, ou quant à l'emploi des formules, mène inévitablement aux conséquences les plus fausses, pourra-t-on constamment éviter l'erreur dans un art où les succès tiennent uniquement à la sagacité des organes ; où les vues les plus heureuses sont bien moins des raisonnemens, que des inspirations ?... Cela est difficile sans doute : mais cela n'est pas impossible ; du moins je le crois ainsi.

Et d'abord, je ne crois pas impossible de se faire une idée juste des modifications que

les maladies éprouvent; de démêler à quelles
circonstances elles sont dues, de quelle manière il est avantageux d'en tracer le tableau.
Car comment les a-t-on soupçonnées? comment s'est-on assuré de leur existence? comment est-on remonté jusqu'à leur source?
c'est-à-dire, comment a-t-on su que telle, ou
telle circonstance pouvoit y donner lieu?
N'est-ce point à l'observation que nous devons ces premiers pas importans? Ce que
l'observation a commencé, pourquoi ne
l'acheveroit-elle pas? pourquoi ne parvien-
droit-on point, par son secours, à réduire
en système, ces différentes séries de faits,
qu'on n'admet déjà comme distinctes entre
elles, que parce qu'on a pu réellement les
distinguer, au moins quelquefois.

Nous jugeons que les maladies diffèrent
par leurs causes, attendu que nous les voyons
différer par leurs phénomènes. Si leurs phénomènes étoient les mêmes; si elles guérissoient toutes par les mêmes crises, ou par
les mêmes remèdes : qui jamais eût pensé
que beaucoup de circonstances diverses peuvent, chacune à leur manière, influer sur
elles et les modifier? On ne sauroit soupçonner de causes, lorsqu'il n'y a point d'ef-

fets : ou plutôt, ceux-ci n'existant pas, celles-là ne sauroient avoir lieu.

Mais l'observation nous fait appercevoir des différences entre les maladies : elle nous fait voir que ces différences suivent certaines lois, comme tous les phénomènes de la nature; que les changemens produits par les maladies dans l'état des corps animés, ont des rapports réguliers avec certains faits antérieurs ou présens. Nous pouvons donc déterminer ces rapports, ou l'enchaînement des effets avec ce qu'on appelle leurs causes; car nous pouvons savoir, quand nous voyons un fait, que tel autre l'a précédé. L'observation nous fait donc reconnoître si l'un dépend de l'autre, s'il le suit, ou l'accompagne : et réciproquement, quand la cause se montre, nous prévoyons sans peine l'effet qui doit la suivre. L'observation peut donc apprécier l'influence de toutes les circonstances qui en ont une véritable : elle peut réduire cette connoissance en règles fixes; la rendre plus exacte par la méthode, plus présente à l'esprit par l'habitude de la retracer et d'en faire des applications.

Je dis qu'elle peut le faire : je devrois dire qu'elle l'a fait. Qu'on parcoure sans préven-

tion, les travaux des vrais interprètes de la
nature ; c'est-à-dire de ceux qui décrivent
naïvement les faits, de ceux qui ne font
que les résumer dans des règles générales,
ou les traduire, en quelque sorte, d'une
manière plus abrégée, sans jamais forcer ni
déguiser leur sens direct. Qu'on voye dans
quel esprit ils ont observé, assimilé, distingué, classé les maladies, soit d'après les
phénomènes qu'elles présentent, soit d'après
les causes qui les modifient. Qu'on examine, par exemple, relativement aux épidémies, les recherches et les vues générales
d'Hippocrate, de Baillou, de Sydenham,
de Ramazzini, de Dehaen, de Stork, de
Stoll, etc. etc. Mais, que dis-je ? les écrits
du seul Hippocrate nous mettent en état
de prononcer sur ce point. Qu'on parcoure
donc ses admirables résultats sur les maladies des âges, des sexes, des climats, des
saisons ; qu'on les rapproche surtout de la
nature, telle qu'elle peut se montrer, chaque jour, à l'observateur attentif : je ne
crains pas de le dire, la médecine a d'autant
moins à redouter un pareil examen, qu'il
sera plus réfléchi, plus judicieux, plus im-
partialement sévère.

L'homme se trouve jeté, comme au hasard, au milieu des scènes du monde. Les objets passent en foule sous ses yeux. C'est par leurs différences et par leurs rapports d'analogie ou de parité, qu'ils le frappent; c'est en les comparant entre eux et avec lui, qu'il apprend à les connoître; c'est en se comparant avec eux, qu'il apprend à se connoître lui – même. S'il ne les voyoit qu'isolés, sans les rapports qu'il peut avoir avec eux, sans les rapports qu'ils peuvent avoir entre eux relativement à lui, sans doute ils lui seroient tous inconnus. S'il n'appercevoit rien hors de lui, s'il ne pouvoit se mesurer à rien, il s'ignoreroit à jamais : ou plutôt il n'existeroit pas; car il ne seroit averti par aucune impression étrangère (1), de sa propre existence : or il ne peut la concevoir dépouillée de ce qui la fait sentir. La nature a donc voulu que la source de nos connoissances fût la même que celle de la vie. Il faut recevoir des

---

(1) Les impressions internes qui résultent directement du jeu de la vie, seroient bientôt nulles, dans cette hypothèse; l'habitude en effaceroit bientôt le sentiment, et le *moi* cesseroit de les appercevoir.

impressions pour vivre ; il faut recevoir des impressions pour connoître : et comme la nécessité d'étudier les objets est toujours en raison directe de leur action sur nous, il s'en suit que nos moyens d'instruction sont toujours proportionnés à nos besoins. Ce principe, incontestable en général, est peut-être encore plus frappant de vérité, dans son application aux objets qui sont du ressort de la médecine, particulièrement à celui qui nous occupe maintenant. En effet, les modifications des maladies ne sont importantes à connoître, que parce qu'elles en dénaturent les phénomènes : mais dès-lors, elles deviennent remarquables ; elles le deviennent par cela même ; et les tableaux se trouvent nécessairement d'autant plus distincts, qu'il est plus essentiel de ne pas les confondre.

Mais la variété des maladies et leurs complications n'empêchent-elles pas absolument que nous puissions en avoir des notions complètes ? La tête la plus vaste, la mémoire la plus heureuse, peut-elle avoir toujours présens à-la-fois, tant de souvenirs si divers ? Il est sûr que pour les fixer et les retenir, il faut pouvoir les rapporter à un certain nombre de principes généraux : et voilà ce qui rend les systêmes, considérés comme expositions méthodiques, absolument inévitables. Mais on a bien senti les erreurs où pouvoient conduire des classifications arbitraires et prématurées. Le danger étoit plus grand peut-être, en médecine que dans aucune autre partie des sciences. Les meilleurs esprits ont donc pensé qu'il falloit observer long-temps encore chaque maladie, comme un être individuel, distinct de tout autre; qu'il étoit nécessaire de répéter, de multiplier les remarques et les essais, avant d'établir des axiòmes généraux, applicables à tous les cas. Ils ont dit, par exemple, qu'il étoit absurde de ranger sous le titre commun de phthisie, des maladies qui diffèrent absolument les unes des autres, et par leurs circonstances déterminantes, et par leurs phénomènes, et par le traitement qu'elles exigent; qu'il n'y a peut-être pas deux phthisies parfaitement semblables; que par conséquent, il faut se borner à les décrire chacune en particulier, avec son génie et ses phénomènes propres. Enfin, des hommes d'un grand mérite ont soutenu que cet empirisme qui se dépouille, non-seulement de toute hypothèse, mais même de toute méthode trop générale d'assembler les faits, ou de tracer les indications des remèdes, peut seul nous mettre sur la véritable route des découvertes utiles.

Les nosologistes, tels que Sauvages, Linné, Sagar, Vogel, et Cullen lui-même, en rapportant toutes les maladies à certaines divisions principales, en les rangeant par familles, comme les botanistes rangent les plantes, ont fait, il est vrai, des tables plus propres à secourir la mémoire d'un bachelier qui soutient thèse, qu'à montrer au praticien, l'ordre dans lequel ses connoissances et ses plans de curation doivent être enchaînés. Quand ils ont voulu tout dire, ils se sont perdus dans de futiles détails : ils ont multiplié, presque à l'infini, les familles et les espèces : et plus ils auroient perfectionné ce plan, plus ils se seroient rapprochés des simples descriptions individuelles. Quand ils ont voulu, comme Cullen, ne faire aucun double emploi, ne tenir aucun compte des maladies symptomatiques, ou déguisées, dont le traitement doit être différent de celui de la maladie qu'elles imitent : ils ont laissé de grandes lacunes dans leurs tableaux ; ils ont été forcés à regarder comme non-avenues, une foule d'observations précieuses. Au lieu de s'étendre entre leurs mains, l'art s'est donc rétréci. En ramenant tout à des vues rigoureusement générales, espérant par-là, remplir les vides qui se trouvent encore dans l'ensemble le plus complet des faits médicaux, ils éteignent chez leurs lecteurs, le véritable esprit d'observation : et la pratique qui résulte de leur manière de considérer l'économie animale, est presque toujours mesquine, foible, souvent même très-erronée.

Mais s'il étoit vrai que chaque maladie différât essentiellement de toutes les autres ; si l'on ne pouvoit se laisser guider dans son étude, par aucune règle générale ; si l'on ne pouvoit parvenir à prévoir sa marche et ses crises, à leur approprier une méthode raisonnée et sûre de traitement : il est évident qu'on ne se feroit une idée précise et complète de cette maladie, que lorsqu'elle auroit parcouru tous ses périodes ; et ce ne seroit qu'alors, c'est-à-dire quand il ne seroit plus temps, qu'on pourroit donner aux malades des secours dirigés par d'évidentes et sages indications : en un mot, l'art n'existeroit point. Mais ceux qui combattent le plus vivement les systêmes nosologiques, sont bien éloignés de tirer ce résultat. L'empirisme qu'ils professent prête au contraire à la médecine un très-grand pouvoir. Ce sont eux qui manient le plus hardiment les grands remèdes ; qui s'en reposent le moins sur la nature ; qui, mettant de côté toutes ces hypothèses futiles et même dangereuses, par lesquelles la pratique est énervée et corrompue, recueillent les fruits les plus heureux de l'application courageuse et prudente qu'ils font chaque jour, de ces remèdes énergiques. Ils se conduisent donc d'après des règles. Sans cela, comment oseroient-ils seulement prédire que le mercure arrêtera les progrès d'un ulcère vénérien, ou que le quinquina coupera les accès d'une fièvre opiniâtre ?

D'un autre côté, l'on se tromperoit beaucoup, si l'on croyoit que les nosologistes et leurs partisans les plus zélés dirigent toujours leur pratique d'après ces ingénieuses, mais infidelles classifications. L'observation des maladies les dégoûte bientôt d'un ordre factice, dont l'application pratique est quelquefois impossible, presque toujours embarrassante, très-souvent hasardeuse. Qu'arrive-t-il donc? le classificateur et l'empirique philosophe, quand ils ont également du talent, ne suivent pas des routes si différentes qu'on pourroit le croire. La nature les guide l'un et l'autre, comme par la main. Elle leur montre les objets sous leurs véritables couleurs, les grave dans leur souvenir par des traits frappans, les y classe par des analogies, ou par des dissemblances réelles. Elle résume enfin pour eux, et souvent presque à leur insu, les généralités fondamentales qui doivent leur servir de guide. Cette méthode de la nature est aussi simple qu'étendue et féconde. On en trouve des traces dans les écrits de tous les bons praticiens; et c'est par elle seule, qu'ils ont mérité ce titre. La plupart, il est vrai, ne l'ont suivie que par un heureux instinct : mais, en les lisant, l'on sent à chaque page, qu'ils lui sont redevables de tous leurs succès.

Il y auroit cependant de la témérité à penser que tant de bons esprits qui mettoient sans cesse en pratique cette méthode, l'ont toujours entièrement méconnue. Mais quoique les hypothèses les plus erronées en offrent des traces précieuses, auxquelles même peut-être elles ont dû leur éphémère célébrité, personne que je sache ne l'a dé-

veloppée d'une manière précise et complète.
Je vais essayer d'en indiquer le mécanisme,
en attendant que je l'expose plus en détail,
dans un tableau général de nosologie, de
matière médicale et de thérapeutique, auquel cette méthode servira de base commune.

A considérer les maladies par leurs causes,
ou par leurs circonstances déterminantes, et
par la liaison, les rapports et la gravité de
leurs symptômes; c'est-à-dire, à les considérer dans leur ensemble et sous tous leurs
points de vue, l'une ne ressemble jamais à
l'autre. Deux rhumes, deux simples fièvres
éphémères ne sauroient être exactement les
mêmes : il y a toujours, comme dans les phy-
sionomies les plus semblables en apparence,
des traits, ou des nuances qui les distinguent. Or les moindres modifications dans
leur caractère, devant en apporter d'analogues dans leur traitement, il importe d'étudier chaque cas en lui-même, afin de tirer
de la combinaison, ou de la dépendance naturelle de ses divers phénomènes, un plan
raisonné de conduite ; comme on cherche le
mot d'une énigme, dans chacune, dans l'ensemble et dans les rapports mutuels des pro-

positions qui la composent. Pour apprécier au juste une maladie, il faut donc savoir la valeur précise des différens phénomènes qu'elle présente; il faut savoir de plus, si, dans chaque nouvelle combinaison, ils ne sont pas tellement dénaturés, qu'ils résistent à l'efficacité des moyens par lesquels on les a combattus utilement, soit isolés, soit associés dans d'autres combinaisons : car alors, il faut en convenir, la médecine flotteroit souvent au hasard et sans boussole, sur une mer inconnue.

Quand les hommes observent pour la première fois, un objet, ils en notent les circonstances les plus saillantes; ils les comparent entre elles; ils placent sur la même ligne, celles qui se lient par des rapports. Des observations nouvelles leur font appercevoir de nouveaux faits, plus déliés, ou moins importans, lesquels se trouvent également enchaînés par des rapports analogues. On ne tarde pas à reconnoître que les uns et les autres peuvent être diversement gradués, diversement combinés et nuancés; et qu'enfin, dans tous les objets de nos recherches, d'un petit nombre de faits, ou de phénomènes communs, se forment tous les faits parti-

culiers, quelque admirable que soit leur variété , quelque infinie que soit leur multitude. C'est ainsi que dans le chant et dans la
voix parlée, très-peu de sons suffisent pour
peindre toutes les affections de l'ame ; que
les moyens peu variés par lesquels les organes de la bouche changent en langage déterminé , les sons échappés du larynx , donnent à l'expression du sentiment la précision
de la pensée : car toutes ces modifications ,
désignées par les grammairiens , sous le nom
de consonnes, se réduisent à un petit nombre. C'est encore ainsi que quelques signes
suffisent pour fixer, par l'écriture, les richesses des différens idiômes , ou les pres-
tiges de la musique la plus savante.

En notant avec soin , ce qui peut séduire ,
émouvoir, ou convaincre dans la marche du
discours, dans les images , dans la forme du
raisonnement, les anciens rhéteurs s'apper-
çurent bien vîte, que ces beautés, ou plutôt
les moyens par lesquels on les produit, ne
sont pas aussi différens qu'ils paroissoient
d'abord devoir l'être ; et qu'en réunissant
sous le même titre , ceux qui se ressemblent, on les peut tous réduire à un petit
nombre de généralités, ou de résultats com-

muns. Or ces résultats, ou les règles qu'ils expriment, sont comme les ressorts secrets et magiques de l'éloquence et de la poésie; mais ils n'ont jamais, à la vérité, de pouvoir qu'entre les mains des enchanteurs.

Toutes les remarques précédentes s'appliquent également aux objets que présente l'observation des maladies. A chaque cas nouveau, l'on croiroit d'abord que ce sont de nouveaux faits : mais ce ne sont que d'autres combinaisons; ce ne sont que d'autres nuances. Dans l'état pathologique, il n'y a jamais qu'un petit nombre de phénomènes principaux : tous les autres résultent de leur mélange et de leurs différens degrés d'intensité. L'ordre dans lequel ils paroissent, leur importance, leurs rapports divers, suffisent pour donner naissance à toutes les variétés des maladies. A partir de la douleur la plus foible, jusqu'à la plus insupportable; de l'incommodité la plus simple, jusqu'à la maladie la plus compliquée; de la fièvre éphémère, jusqu'aux fièvres pestilentielles : on n'observe par-tout que les mêmes formes, les mêmes traits, les mêmes couleurs générales. C'est de leurs alliances, de leurs teintes

opposées, ou combinées ; c'est de leur con-
cordance, ou de leurs contrastes, que la nature fait sortir cette multitude de tableaux,
si différens les uns des autres, au premier
coup-d'œil : comme on vient de voir que
l'art savoit, au moyen d'une très-petite
quantité de signes, reproduire aux yeux,
tous les chefs-d'œuvre du génie musical, ou
leur faire entendre toutes les merveilles de
la parole.

Cette méthode symptomatique est l'ouvrage de la nature elle-même : elle n'a rien
de l'arbitraire des méthodes factices. Elle
simplifie l'observation des maladies, leur
histoire et leur traitement. Elle ne dispense
pas, il est vrai, d'étudier le génie propre de
celles qui en ont véritablement un, ni de
rechercher les effets particuliers des remèdes
spécifiques, qui, pour le dire en passant, sont
beaucoup moins nombreux qu'on ne pense :
mais elle aide la mémoire, sans égarer le
jugement, et n'est pas moins un guide sûr
dans la pratique de la médecine, qu'un
moyen naturel d'en lier les connoissances.
Plus on s'en éloigne, et plus on s'égare ; plus
on la suit scrupuleusement, et plus on obtient de succès. Voilà ce que nous appren-

nent l'expérience journalière , et la lecture réfléchie des écrivains de pratique de tous les siècles.

La troisième objection , quoique plus spécieuse que les précédentes , ne peut donc encore soutenir un examen scrupuleux.

§. VI.

Examen de la quatrième objection.

Je passerai rapidement sur cette quatrième objection : elle ne mérite pas de discussion détaillée. En effet, qu'a-t-on besoin de connoître la nature des remèdes, pour observer les changemens qu'ils produisent dans les corps? On ne connoît pas davantage celle des alimens : cependant on a constaté que leurs effets diffèrent ; on a constaté qu'ils diffèrent suivant les circonstances où se trouve celui qui les prend , suivant la manière dont il les emploie : et l'on a tiré d'une longue suite d'expériences, des règles diététiques, fondées sur toutes les bases des certitudes humaines. La manière de raisonner touchant l'action et l'emploi des remèdes est la même. Il nous est donc inutile de savoir

quelle est la nature (1) du quinquina, pour
remarquer son pouvoir spécifique dans les
fièvres intermittentes ; quelle est celle de l'an-
timoine, ou du mercure, pour nous assurer
que , moyennant certaines combinaisons ,
l'un fait vomir, tandis que l'autre, sous plusieurs formes différentes, guérit les maladies
vénériennes (2). Des essais réitérés peuvent

---

(1) On pourroit même encore demander aux ennemis de la médecine, ce qu'ils entendent par cette
nature des remèdes qu'on ne connoît pas : ils seroient
peut-être assez embarrassés de répondre nettement.

(2) « Il faut tirer toutes les règles de pratique , non
d'une suite de raisonnemens antérieurs, quelque pro-
bables qu'ils puissent être, mais de l'expérience dirigée
par la raison. Le jugement est une espèce de mémoire,
qui rassemble et met en ordre toutes les impressions
reçues par les sens : car, avant que la pensée se pro-
duise, les sens ont éprouvé tout ce qui doit la former ;
et ce sont eux qui en font parvenir les matériaux à
l'entendement ».

HIPPOCRATE, Παραγγελίαι

Voilà ce qu'Aristote a dit depuis dans cet axiôme ,
si célèbre chez les modernes, et si bien développé dans
les écrits de Locke , d'Helvétius , de Bonnet et de
Condillac : *Nihil est in intellectu , quod priùs non
fuerit in sensu.* Mais Hippocrate peint , en quelque
sorte, ce qu'Aristote ne fait qu'énoncer.

nous apprendre qu'un remède produit tel effet, dans tel cas, et sous telle condition; que, dans d'autres cas, son effet est différent, ou contraire; qu'en le modifiant, le combinant avec certains autres moyens connus, on obtient encore de nouveaux résultats. Tout cela, c'est l'observation qui nous l'enseigne : et quand nous connoîtrions la nature intime du remède, les faits notés en l'éprouvant, ne seroient ni plus certains, ni mieux liés entre eux. Or, pour assurer sa marche dans toute science expérimentale, l'homme n'a besoin que de constater les faits; de leur donner dans son esprit, autant qu'il est possible, le même ordre et les mêmes rapports qu'ils ont dans la nature; et de n'en tirer que les conséquences qui s'y trouvent renfermées expressément.

§. VII.

Examen de la cinquième objection.

LES difficultés de l'art, alléguées dans la cinquième objection, sont réelles : mais elles ne sont pas insurmontables. Hippocrate a dit, avec cette énergie et cette rapidité d'expression qui le caractérisent : « La vie est courte, l'art est long, l'occasion fugitive, l'expérience périlleuse, le jugement difficile ». — L'expérience est périlleuse, j'en conviens. S'il est une fonction qui demande toutes les éminentes qualités de l'esprit, c'est sans doute celle de tirer de justes indications des symptômes d'une maladie, d'observer l'effet des remèdes, d'établir des règles d'après lesquelles on puisse les employer à l'avenir avec sûreté. Mais quand on dit qu'un art est difficile, on est loin de dire qu'il n'existe pas : on dit implicitement le contraire. Le même Hippocrate fait à ce sujet, dans son traité de la *Médecine primitive*, une observation pleine de bon sens : elle me paroît réduire la question à ses véritables termes. — « Si la médecine n'étoit pas un art comme tous les autres, il n'y auroit, dit-il, ni bons ni mauvais médecins : ils seroient tous également bons, ou plutôt ils seroient tous également mauvais ». — En effet, il ne peut y avoir de différence entre les hommes qui cultivent un art, que lorsque les règles de cet art sont dans la nature : alors seulement, les uns peuvent les connoître, les autres les ignorer. Quand elles n'y sont pas, elles sont également inconnues à tous.

Il faudroit nous répéter jusqu'au dégoût, si nous voulions répondre en détail à chacun des traits particuliers que présente cette cinquième objection. Elle a été réfutée plusieurs fois indirectement sous tous ses points de vue, dans le cours de cet écrit. En rendant compte de la manière dont se forme le tableau de nos connoissances; en indiquant les moyens que nous avons de le tracer; en faisant voir leur rapport constant avec nos besoins, je crois avoir donné la solution complète, non-seulement de la question présente, mais même de plusieurs autres questions subsidiaires qui s'y trouvent liées.

Mais sans chercher à prouver encore que les hommes ont été poussés, par un besoin très-impérieux, vers l'étude de la médecine; que tous les objets en peuvent être soumis aux sens; que ses principes résultent directement des faits recueillis par l'expérience : je prie le lecteur d'observer, à l'égard des difficultés qui se rencontrent dans l'application de ces principes, ou des doutes dont leurs conséquences sont obscurcies, qu'avant d'en rien conclure contre la médecine, il seroit convenable d'examiner si les autres arts sont en effet susceptibles de cette marche précise et mathématique, de ces certitudes rigoureuses qu'on lui reproche de ne pas offrir.

Avec des tables de logarithmes, l'homme le plus borné fait des calculs dont il ignore absolument le mécanisme. Son travail ne demande ni esprit, ni connoissances, ni réflexion : le succès ne dépend jamais du talent ; il ne faut que la connoissance de la formule. Quand on dit que les principes de notre art sont incertains, veut-on dire qu'ils n'ont pas ce genre de certitude? Quand on dit qu'ils sont d'une application difficile, veut-on dire que, pour la faire constamment avec succès, il ne suffit pas de placer les données du problème à côté d'une table qui nous offre sa solution toute trouvée? Je suis très-éloigné de penser que la connoissance particulière des maladies, ou celle de l'effet des remèdes, puisse être portée jusqu'au degré de précision qui caractérise les certitudes du calcul : je prétends encore moins que le pronostic soit susceptible de cette même précision, en quelque sorte purement intellectuelle. Tout ce qui tient à la pratique de la médecine exige assurément beaucoup d'opérations d'un genre

très-différent de celles qu'une simple formule suffit pour faire bien exécuter. Ni les
inventeurs qui se sont ouvert de nouvelles
routes, ni les esprits philosophiques qui ont
pris soin d'ordonner leurs observations en
corps de doctrine, malgré les travaux importans dont nous sommes redevables aux
uns et aux autres, ne peuvent véritablement
que diriger le praticien dans ses recherches,
en mieux circonscrire à ses yeux les objets,
fortifier son expérience de celle des siècles
précédens : et peut-être a-t-il besoin d'autant
de talent pour bien se servir de leurs résultats, qu'eux-mêmes pour les trouver.

Mais quels sont les arts qui ne demandent
point des talens et des efforts? En est-il un
seul où les succès puissent être rigoureusement calculés d'avance? Phidias ébauche
une statue ; il a le sentiment des beautés
sublimes dont il la revêt dans son cerveau :
cependant il n'est point rigoureusement sûr
d'exécuter ce qu'il a conçu. Homère dessi-
nant un poëme épique ; Racine traçant le
plan d'une tragédie ; Pergolèse, Sachini,
Paësiello, Mozart, Méhul, combinant les
effets que doivent produire d'heureuses et
savantes alliances de sons, ne peuvent être

assurés de faire un bon ouvrage. Leurs succès antérieurs, leurs grands talens, le travail le plus assidu, ne sauroient les rendre
entièrement maîtres de l'avenir : il est une
foule de circonstances qui peuvent faire
avorter leur dessein le plus beau, leurs espérances les mieux fondées.

L'agriculture est un art. Elle a dans la nature des règles, qui sont déjà découvertes,
ou que l'on cherche à découvrir. L'observation journalière l'étend et la perfectionne.
Elle est un art, pour revenir à la définition
d'Hippocrate, parce qu'il y a des gens qui
cultivent bien, et d'autres qui cultivent mal.
Le plus habile cultivateur, après avoir pré-
paré son champ, se détermine, sur la foi
de l'expérience, à confier ses semences à la
terre. Toutes les précautions, tous les moyens
reconnus utiles, dans les circonstances analogues, il les met en usage ; toutes les probabilités lui promettent une bonne récolte.
Dans un certain nombre d'années, prises
ensemble, très-certainement la sienne sera
meilleure que celle de son voisin négligent
et sans lumières. Mais pour une année déterminée, pour celle, par exemple, où nous
supposons qu'il a redoublé de soins, les paris

en sa faveur, ne seroient fondés que sur des vraisemblances. Qui sait si la gelée, la grèle, ou d'autres événemens désastreux, ne viendront pas renverser tous les fruits de sa prévoyance et de ses travaux? Le médecin se trouve précisément dans le même cas. Il connoît la maladie; il fait naître, ou saisit l'occasion convenable; il donne le remède. Dès ce moment, on doit regarder la curation comme livrée, sous quelques rapports, à la merci de la fortune; c'est-à-dire, comme dépendante d'une foule de nouvelles circonstances, dont les effets éventuels se dérobent à tout calcul précis.

Mais quoiqu'il soit rigoureusement possible qu'un vomitif n'excite pas le vomissement, ou qu'un purgatif ne purge pas; quand j'emploie ces remèdes, dans un cas qui les demande, à la dose, et avec les précautions nécessaires, je n'en suis pas moins assuré d'avance de leur opération : non que je puisse en avoir une certitude mathématique; mais j'en ai toutes les certitudes morales : or, les hommes sont bien forcés de se contenter de celles-là pour la pratique de la vie, et elles leur suffisent toujours, par la raison même qu'elles sont les seules que la na-

ture comporte dans la pratique, ou dans l'application du raisonnement au positif des faits.

Parmi les écrivains qui ont attaqué le plus
vivement la médecine par des argumens,
ou par des sarcasmes, on compte, il faut
l'avouer, plusieurs penseurs, plusieurs philosophes, qui méritent d'être mis, à cause
des préjugés funestes qu'ils ont contribué à
détruire, au rang des principaux bienfaiteurs de l'humanité. Occupés du noble projet de donner une marche plus sûre à l'esprit humain, et de perfectionner toutes les
parties des sciences, ils ont poursuivi partout, le flambeau à la main, les idées fausses
ou vagues. N'en doutons pas : s'ils ont traité
notre art d'une manière si peu favorable,
c'est qu'ils le considéroient comme une véritable superstition ; et s'ils ont voulu renverser les idées qu'on s'est faites dans tous
les temps, de sa puissance, c'est qu'ils ne
les jugeoient propres qu'à nourrir la crédulité publique, et à favoriser cette malheureuse disposition de notre esprit, qui le détermine si souvent sans motif, ou sur les plus
vagues apperçus. Mais ils n'ont pas voulu
voir qu'en ébranlant ses bases, ils ébran-
loient celles de presque toutes les sciences

3

usuelles. N'est-il pas évident, par exemple, que ses principes sont plus certains que ceux de la morale elle-même, dont néanmoins le perfectionnement étoit le but principal de leurs travaux.

Je m'explique.

Les causes des mouvemens physiques sont beaucoup plus régulières et plus constantes dans leur action, que celles des déterminations morales. Les signes des maladies sont plus évidens, moins variables, plus à la portée des sens observateurs, que les signes des affections de l'ame. L'effet des substances qu'on peut appliquer au corps, est plus immédiat, plus sûr, plus facile à constater, que celui du régime et des remèdes moraux; c'est-à-dire, que l'effet des lois, de l'instruction, ou des habitudes. Il sera toujours plus facile de se faire des règles pour imiter, dans des cas analogues, les cures du premier genre, que pour répéter celles du second. J'ajoute que la correspondance intime du physique avec ce qu'on appelle le moral, et la dépendance des idées, ou des passions, par rapport à l'état des organes, à la nature des impressions qu'ils reçoivent, empê chent que la morale puisse être solidement établie sans le secours des connoissances physiologiques et médicales : et, pour tracer ses plans de curation, ou ses leçons-pratiques, le moraliste devroit presque toujours s'adresser d'abord au médecin. Souvent c'est un régime, ce sont des médicamens physiques appropriés, et non des raisonnemens, des exhortations ou des menaces, qu'il faut mettre en usage, pour ramener les hommes dans les routes de la sagesse et de la vertu. Et si l'on considère les choses plus en grand, sans doute l'éducation publique, pour fortifier les ames, doit fortifier les corps ; pour régler les habitudes morales, elle doit régler les habitudes physiques ; pour corriger les passions, elle doit commencer par corriger les tempéramens.

Comme il doit être encore question ci-après, des difficultés qui se rencontrent dans la pratique de la médecine, difficultés dont personne, j'ose l'assurer, ne sent plus le poids que moi-même, je n'en dirai pas davantage dans ce moment.

Et si l'on ajoute qu'il reste dans les traitemens des maladies, une infinité de points douteux ; que même plusieurs de ces maladies sont, dans l'état présent de l'art, abso-

lument incurables (1) : j'en conviendrai facilement. Tout n'est pas éclairci. Plusieurs altérations morbifiques, portées à un certain
degré, bravent malheureusement tous les
moyens connus. Il en est aussi plusieurs qui
deviennent mortelles par leur seule durée.
Mais quelques doutes isolés peuvent-ils
ébranler un enchaînement de certitudes ?
quelques maladies incurables doivent-elles
faire renoncer à traiter celles qui peuvent

---

(1) Une maladie n'est incurable, que parce que
nous n'avons pas entre les mains les moyens, ou les
instrumens nécessaires à sa guérison. Ce vice de la
médecine, si toutefois c'en est un, ne lui est point
particulier ; il est commun à tous les arts. Le for-
geron ne peut forger sans fourneau, sans marteau,
sans enclume ; le navigateur faire route sans gou-
vernail, sans voiles, ou sans rames. S'ensuit-il que
l'homme ne sait ni travailler les métaux, ni se conduire sur les mers ? Quand le médecin n'a pas le
temps de saisir tous les traits de la maladie ; quand
ceux qui la caractérisent ne lui sont pas suffisamment
connus ; quand les moyens de guérison sont hors de
sa portée, on doit dire que les instrumens de son art
lui manquent : mais on ne peut rien conclure de-là,
contre l'existence réelle, les principes et l'utilité de
l'art lui-même.

Voyez HIPPOCRATE Περὶ τέχνης.

être guéries? Le travail infatigable et le temps dévoileront enfin des vérités que la nature nous cache encore; ils porteront un jugement définitif sur les points litigieux; ils nous apprendront, peut-être, les moyens de suspendre et de changer tous les mouvemens irréguliers de l'économie animale, sans aucune exception. En attendant, jouissons des vérités déjà conquises; gardons un opiniâtre scepticisme sur tout ce qui n'est pas certain; efforçons-nous sans relâche, de reculer les limites d'un art dont le pouvoir est si précieux à l'humanité : et si quelques objets résistent invinciblement à nos recherches, songeons qu'un problême est comme résolu, quand une fois on l'a reconnu pour véritablement insoluble.

§. VIII.

Examen de la sixième objection.

La sixième objection est beaucoup plus à la portée de tous les esprits : elle fait en général une grande impression; et il est aisé de voir que cela doit être ainsi.

Les écrivains de médecine sont divisés sur les principes : les praticiens le sont sur les plans de traitement. On voit les systêmes, renversés les uns par les autres, se succéder avec rapidité : on voit les méthodes curatives subir les mêmes variations. C'est du moins ce qu'on croit appercevoir, au premier coup-d'œil, quand on compare les prétentions et les récits de toutes les différentes sectes. Des artistes qui ne seroient d'accord, ni sur les généralités fondamentales de leur art, ni sur la manière d'en faire l'application, pourroient, il faut en convenir, inspirer quelque défiance à des juges peu crédules. S'il est vrai, le plus souvent, que lorsqu'Hippocrate dit *oui*, Galien dise *non*, n'est-on pas en droit de présumer que les règles d'après lesquelles ils observent et jugent, n'ont aucune base commune aux bons esprits; que par conséquent elles sont, de part et d'autre, suivant toutes les apparences, également futiles et vaines? Il est peu de personnes instruites chez qui cette première considération n'ait fait naître des doutes; il est même peu de médecins, du moins parmi ceux qui sont dans l'habitude d'éclairer et de surveiller leur raison et leur conscience, qu'une affligeante incertitude n'ait fait reculer d'effroi, dès l'entrée de la carrière. Mais la lecture plus réfléchie des livres, l'examen plus attentif des diverses pratiques, surtout un coup-d'œil plus profond, jeté sur la nature elle-même, doivent nous fournir les moyens de lever ces difficultés, si toutefois il est possible de le faire d'une manière satisfaisante.

J'observe d'abord que les opinions théoriques portant toutes, non sur les faits, mais sur la manière dont ils sont produits, il importeroit peu qu'elles différassent, pourvu que la pratique ne marchât qu'à l'aide des faits, et ne sortît jamais des indications qu'ils lui fournissent. Si, par exemple, les mathématiciens, tels que Pitcarn, ne se conduisoient pas autrement dans la curation d'une pleurésie, que les solidistes, tels qu'Hoffmann, ou les chimistes, tels que Silvius ; si les uns et les autres ayant appris, par leurs observations propres, ou par celles d'autrui, l'effet constant des remèdes qu'on peut employer en pareil cas, ne se servoient de leur hypothèse que pour lier en corps de doctrine, toutes leurs idées ; s'ils s'en tenoient obstinément, pour former leurs vues de pratique, au simple résultat de l'expérience : il est clair que ces différentes

sectes ne seroient opposées les unes aux autres, que sur des points tout-à-fait étrangers
au véritable objet de l'art, et que nous de-
vrions regarder ces oppositions de principes, avec la même indifférence que les
gens sensés regardent, en morale, toutes les
opinions qui n'influent pas sur la conduite.

Si chaque secte, au contraire, non contente d'avoir fait cadrer, à tout prix, son hypothèse avec les faits, en vient jusqu'à prétendre asservir les faits à son hypothèse ; si
elle veut que la nature obéisse à des rêves : ce
n'est pas à l'art qu'il faut s'en prendre ; il n'y
est pour rien : et les erreurs qui résultent de-
là, tiennent même uniquement à la violation
de ses règles fondamentales. Les folies et les
absurdités n'anéantissent point la sagesse et
la raison : au contraire, elles les supposent.
Le désordre en effet suppose l'ordre, et le
mensonge la vérité ; car les contraires ne
sauroient se concevoir sans leurs contraires.
Ainsi, l'on peut affirmer que l'art existe, par
la même raison qui fait avancer qu'il n'existe
pas ; c'est-à-dire, parce que la méthode de
philosopher, que l'esprit de système y porta
tant de fois, diffère essentiellement de celle
qui mène à des conclusions certaines, ou de

la bonne méthode, dont nous n'aurions sans doute aucune idée, si elle n'étoit pas dans la nature (1).

Ne mettons, au reste, ni trop, ni trop peu d'importance aux théories. La seule théorie qui n'égare jamais, n'en mérite pas le nom, à proprement parler. Elle ne va pas plus loin que l'observation : elle n'est que l'observation elle-même. Les autres se hâtent de ranger d'avance, tous les faits sous des principes généraux qui ne se rapportent qu'à un petit nombre d'entre eux : par conséquent elles doivent nous induire presque toujours en erreur. Elles peuvent cependant nous faire rencontrer juste quelquefois ; car les plus absurdes de ces théories se sont appuyées, dans l'origine, sur des expériences incon-

---

(1) Il ne suffit pas de prouver qu'on a mal raisonné en médecine : pour tirer de là, quelque conclusion contre cet art, il faudroit prouver qu'on ne peut pas y bien raisonner. « Tous les arts, dit Hippocrate, sont dans la nature : si nous l'interrogeons convenablement, elle nous révélera toutes les vérités qui tiennent à chacun d'eux ; elle nous garantira des erreurs que l'ignorance ne manque jamais d'y introduire. L'art doit alors s'épurer : mais l'art existoit malgré ces défauts ».

testables. Le tort de leurs auteurs a été de donner à ces expériences, une signification trop étendue; de faire un système complet de ce qui pouvoit à peine fournir quelques vues de détail. Quand on veut expliquer l'économie animale par les lois de la mécanique, de la physique, de la chimie, ou par quelque hypothèse philosophique puisée ailleurs que dans l'observation même du corps vivant, on se trouve arrêté, pour ainsi dire, à chaque pas : les exceptions à la règle deviennent bientôt plus nombreuses que les faits qui s'y trouvent conformes : et non-seulement on est forcé de reconnoître combien ces hypothèses sont insuffisantes pour lier les fragmens de la science; mais on s'apperçoit facilement qu'elles entraînent des fautes sans nombre dans la pratique. Ira-t-on conclure de là, qu'il n'y a rien de chimique, de physique, ou de mécanique dans les fonctions vitales? on auroit bien tort, sans doute : et s'il en étoit ainsi, qui jamais eût trouvé, qui même jamais eût cherché de pareilles explications? Les bons esprits les rejettent, non parce qu'elles n'expliquent rien, mais parce qu'elles n'expliquent pas tout; parce qu'elles ne sont rigoureusement applicables qu'aux mêmes faits , plus ou moins nombreux, dont on les a tirées : et s'il est vrai que leurs sectateurs les plus raisonnables les abandonnent au lit des malades, peut-être n'ont-elles pas , à beaucoup près , toutes les mauvaises conséquences qu'on devroit en redouter.

Une preuve que la nature corrige sourdement, par l'expérience, ce que les principes peuvent avoir de vicieux; et qu'elle force les médecins qui ne sont pas entièrement dépourvus de jugement et de tact, à suivre une méthode à-peu-près uniforme : c'est que , malgré le ton décisif dont on affirme le contraire, la pratique de tous les siècles est au fond la même. Les tableaux de maladies que nous ont laissés les anciens sont encore frappans de vérité : on enseigne dans nos écoles, leurs règles de diagnostic et de pronostic : nos indications générales de traitemens sont absolument les mêmes que les leurs ; nous les traçons d'après les mêmes motifs. Depuis Hippocrate jusqu'à nos jours, il est sûr que tous les bons observateurs ont retrouvé ce qu'il avoit vu. Arétée, Alexandre de Tralles, Aëtius , Cœlius-Aurélianus , Celse , Galien , sont encore souvent pour nous , des guides sûrs. Dans notre Europe moderne, les restaurateurs de la médecine les ont suivis pas à pas. Sennert et Lommius n'ont fait que les abréger, et mettre leurs observations dans un meilleur ordre. Vallesius, Duret, Houllier, Prosper Alpin, Baillou, Prosper Martian, Fernel, Rivière, et tant d'autres qu'il seroit trop long de nommer, leur doivent tous leurs succès : c'est en se faisant leurs disciples qu'ils ont mérité d'être placés à côté d'eux. Et dans ce siècle même, où des travaux sans nombre ont enrichi l'art de quelques découvertes réelles, les médecins dignes d'être comparés à nos premiers maîtres, n'ont obtenu cet honneur, n'ont appris *à les surpasser quelquefois, qu'en les imitant presque toujours.*

On peut donc nier que la pratique ait en effet changé d'un siècle à l'autre : on peut nier que les vues des bons praticiens diffèrent essentiellement. La grande quantité de points dans lesquels elles se trouvent entièrement conformes, ne prouve pas mieux l'éternelle régularité de la nature, que l'inébranlable certitude de l'art. Elle prouve l'une, parce qu'elle prouve l'autre. Car si, dans des circonstances données, la nature produit toujours les mêmes phénomènes ; et si l'art peut changer, à son gré, plusieurs de ces circonstances , ce qui ne sauroit être mis en doute : il s'ensuit qu'il peut agir efficacement sur les phénomènes , puisque ces derniers doivent dépendre de lui, précisément au même degré.

Maintenant je rentre dans l'histoire : et je dis que la puissance de l'art s'est toujours exercée par les mêmes moyens. A quelque temps de la médecine qu'on se transporte , quelque secte, ancienne ou moderne, étrangère ou nationale , qu'on interroge, on retrouve toujours les mêmes motifs généraux, les mêmes règles , les mêmes plans. Les praticiens ont toujours combattu l'état inflammatoire, par la saignée et le régime antiphlogistique (1) : ils ont toujours conseillé les vomitifs dans l'état de plénitude de l'estomac, les purgatifs dans celle des intestins : pour la sécheresse, la tension, la roideur, ils ont toujours ordonné les bains tièdes ; pour le relâchement et la foiblesse, les bains froids, les toniques. Ils proposent tous également d'évacuer le

---

(1) Il faut en excepter quelques modernes ; on verra bientôt pourquoi.

superflu, de restituer ce qui manque, d'exciter la nature languissante, de réprimer sa fougue tumultueuse. En un mot, il n'est aucune maladie douée d'un génie constant, que la saine pratique ne traite aujourd'hui par les mêmes remèdes, ou du moins par des remèdes du même genre qu'autrefois.

Ce qui peut, au reste, occasionner quelque confusion à cet égard, c'est que tous les écrivains ne donnent pas les mêmes acceptions aux mêmes mots. L'un entend par *fièvre ardente*, une vraie fièvre inflammatoire (1), et conseille la saignée; l'autre désigne sous ce nom, une maladie de la classe bilieuse, et proscrit toute évacuation de sang. En paroissant se contredire, ils n'en sont pas moins d'accord sur les principes fondamentaux des indications : ils disent les mêmes choses en d'autres termes; ils diffèrent seulement par la langue particulière que chacun d'eux emploie. Car toutes les fois qu'au lieu de donner un nom à la ma-

____

(1) Les anciens, par exemple, regardoient le *corium* inflammatoire comme un produit bilieux; plusieurs modernes ont confondu certaines fièvres bilieuses avec les maladies inflammatoires, etc. etc.

ladie, ils la décrivent ; toutes les fois qu'ils cherchent à nous montrer, dans la juste estimation des symptômes, les motifs de leur plan de traitement : ils s'éloignent si peu les uns des autres, qu'un lecteur instruit devine sans peine d'avance, non sans doute leurs formules précises, mais le but très-déterminé qu'ils veulent atteindre, mais la nature particulière des moyens qu'ils mettront en usage. J'en appelle, sur ce point, au témoignage des personnes qui ont lu les observateurs avec l'attention convenable.

Oui, la pratique des bons médecins est uniforme, dans tous les siècles et dans tous les pays, comme la nature elle-même. Elle l'est autant ; il ne faut pas prétendre qu'elle le soit davantage : car le cours des siècles apporte des changemens notables dans les maladies ; et les climats leur impriment certains caractères propres à chacun d'eux. Mais l'art n'établit pas mieux la solidité de ses principes, en constatant la marche de la nature dans ses règles, qu'en l'épiant dans ses exceptions.

On insistera peut-être ; et l'on dira qu'une pareille considération, quelque poids qu'on lui donne d'ailleurs, n'explique point ces éternelles contestations qui produisent, au lit des malades, tant de scènes scandaleuses, ou ridicules. Si les médecins qui écrivent sont d'accord, ceux qui parlent ne le paroissent guère ; et s'il est possible de rapprocher les uns entre eux, il l'est assurément fort peu de prêter aux autres les mêmes vues.

En répondant qu'il suffit de prouver rigoureusement la certitude de la médecine, telle que la nature bien interrogée l'enseigne aux hommes ; que d'ailleurs on peut abandonner la cause de ceux qui l'exercent, en laissant à chacun d'eux le soin de se défendre lui-même : je n'aurois justifié ni l'opposition des écrivains dont je viens de parler, ni celle des praticiens, sur laquelle l'objection porte particulièrement. En ajoutant que l'amour-propre, ou d'autres passions plus viles sont d'ordinaire l'unique source des contestations entre ces derniers, et que de misérables intérêts n'égarent leur jugement, qu'après avoir corrompu leur conscience : je les justifierois encore plus mal ; et cette manière de les juger seroit, j'ose le dire, aussi peu digne de moi, que du corps de savans le plus respectable, peut-être, qui ait existé dans tous les âges (1). Non, sans doute, les médecins ne sont point autant de jongleurs avides, se servant de tous les moyens pour faire valoir chacun sa drogue, et dépriser celle qui se débite sur le tréteau voisin : non, la bonne foi, la candeur, l'amour de la vérité, l'amour du genre humain, au service pénible duquel leur art les dévoue, toutes les affections de l'homme sensible, et tous les devoirs de l'homme juste, ne sont point étrangers à leur cœur. Plusieurs d'entre eux pratiquent dans le silence, les vertus pénibles de leur état. Ils se jugent eux-mêmes avec sévérité; ils jugent leurs confrères avec indulgence. Ils combattent des avis hasardés, non parce que ces avis ne sont pas les leurs, mais parce qu'ils les croient dangereux. Ils concilient tout ce qui peut l'être, sans préjudice pour les malades: et s'ils s'élèvent avec force contre l'ignorance, ou l'astuce, c'est un devoir sacré qu'ils remplissent avec peine; l'imputation qu'ils ne cher-

―――――――――――――

(1) Il seroit trop absurde de dire qu'il n'y a point de charlatans parmi les médecins : mais il est d'une grande injustice d'établir que le plus grand nombre sont des charlatans.

3

chent tous qu'à se contredire , que la paix est à jamais bannie de leurs discussions , doit être regardée comme d'autant plus injuste , qu'on veut la rendre plus générale. On a vu dans tous les temps des médecins , on en rencontre encore un grand nombre dans tous les pays , qui s'excitent les uns les autres au bien , par de nobles exemples ; qui s'encouragent dans leurs travaux , et confondent leurs lumières pour l'avantage de l'humanité.

Mais, sans entreprendre une vaine apologie , on peut répondre directement à l'objection. Quand deux médecins adoptent des vues contradictoires ; quand ils conseillent des remèdes d'un genre différent, vous en concluez très-mal que l'un d'eux est nécessairement dans l'erreur. En restant opposés, ils peuvent avoir également raison ; ils peuvent suivre des routes diverses, pour arriver au même but. Leur unanimité ne prouveroit pas qu'ils se conduisent bien ; leur opposition ne prouve pas qu'ils s'égarent. Ceci demande quelque éclaircissement.

Dans chaque maladie, la nature emploie une certaine série de mouvemens , pour changer l'état morbifique et ramener la santé. Ces mouvemens sont d'ordinaire, les mieux appropriés à ses vues et à ses moyens; et lorsqu'elle paroît entièrement libre dans son choix, elle les affecte de préférence, comme nous l'avons déjà dit ci-dessus. Mais la crise qui ne peut s'accomplir par un émonctoire, la nature la tente souvent par un autre; elle fait par les sueurs, ce qu'elle n'a pu faire par les selles, ou par les urines. Il n'est aucun genre d'évacuation qui ne puisse être suppléé; il n'en est aucun peut-être qui ne puisse être mis à la place de tout autre, quel qu'il soit. Or, la terminaison critique ne devant plus être la même, les efforts qui la préparent, et l'ordre dans lequel ils sont enchaînés, éprouvent des changemens analogues. La nature peut donc employer, presque toujours, plusieurs méthodes différentes en tout point. J'ai déjà cité la pleurésie pour exemple : on peut en dire autant de la fièvre ardente, qui se guérit, tantôt par des saignemens de nez, tantôt par des sueurs, ou par une diarrhée bilieuse, tantôt par un mouvement fébrile, ou par une jaunisse critique.

Les maladies spasmodiques sont rarement susceptibles d'une solution franche et complète : cependant le principe conservateur de la vie n'y reste pas dans l'inaction. Le flux hémorrhoïdal, certaines fièvres salutaires, ou d'autres incommodités plus régulières et plus propres à subir une bonne crise, sont des ressources que ce principe semble se ménager pour les cas opiniâtres, et desquelles il fait usage lorsqu'il ne peut rien tenter de mieux. Quelquefois même il se sert alors, de mouvemens convulsifs, plus ou moins violens. Ce dernier moyen est à la vérité précaire et dangereux : il réussit rarement ; presque toujours il aggrave, il peut même rendre mortelles les maladies où les nerfs et le cerveau sont essentiellement intéressés. Mais la proposition générale que j'avance n'en est pas moins certaine : il est encore certain, par conséquent, que les médecins peuvent, sans cesser d'imiter la nature, suivre des indications assez variées, et se tracer différens plans de curation.

Quoique la saignée et le régime antiphlogistique soient parfaitement appropriés aux maladies inflammatoires, Van-Helmont et Lobb y faisoient de très-belles cures par les sudorifiques. Sydenham traitoit les affections, dites vaporeuses, par les martiaux ;

Hoffmann par les nervins et les gommes fétides ; Boerhaave par les savonneux et les fondans ; Robert Whitt par les stomachiques, le quinquina, les amers ; Pomme par les délayans, les bains tièdes, les bains froids ; Barthès (1) par ce qu'il appelle la méthode perturbatrice, c'est-à-dire par l'alternative des calmans, des excitans, et des toniques ; les Staalhiens par les astringens modérés, et surtout par les aloétiques, dans la vue de provoquer les hémorrhoïdes, qu'ils regardent comme la crise par excellence de l'âge mûr et de la vieillesse.

Tous ces praticiens citent des faits à l'appui de leurs vues et de leur méthode : la plupart les racontent avec une bonne foi qui ne permet aucun soupçon ; des expériences nouvelles et nombreuses ont même confirmé leurs résultats. Et quoiqu'il fût absurde d'en conclure que ces divers moyens peuvent toujours être employés indifférem-

____

(1) Ce professeur célèbre, plein d'érudition et de génie, a exposé ses principales vues, dans un ouvrage extrêmement original, qui manque de clarté dans quelques endroits, mais qui méritoit un succès plus éclatant, et qui l'obtiendra tôt ou tard.

ment ; qu'ils sont également convenables dans toutes les circonstances : nous devons juger par-là, que les forces vivantes peuvent compenser ce défaut de précision rigoureuse, commun à tous nos plans de traitemens, et qu'elles savent, comme un habile ouvrier, employer les instrumens qui leur sont offerts, dans l'esprit qu'ils exigent, ou qui leur convient le mieux.

Mais, il y a plus. L'art peut remplacer, par des crises promptes, les efforts très-souvent incertains et lents de la nature : il peut la forcer, par des secousses inattendues, à rapprocher, dans un petit espace de temps, les tentatives qu'elle ne fait que de loin en loin : il peut lui imprimer des mouvemens qu'elle ignore, abandonnée à elle-même. C'est ainsi que les saignées copieuses *égorgent* dans le principe, suivant l'expression de Galien, certaines fièvres redoutables : c'est ainsi que les vomitifs, et surtout les antimoniaux, emportent tout-à-coup des douleurs pleurétiques, ou rhumatismales, plusieurs espèces d'ophtalmies, de maux de gorge, et qu'ils font cesser, comme par enchantement, certains délires furieux, et même quelques hémorragies utérines.

Chaque médecin, plein des objets qu'il a vus et vérifiés lui-même, se confiant, avec raison, dans les remèdes dont il a constaté les bons effets, emploie de préférence ces remèdes, toutes les fois qu'il retrouve des cas semblables. Cette conduite n'est pas seulement très-naturelle ; elle est aussi la plus raisonnable et la plus utile. Personne, sans doute, n'est en droit de penser que le moyen qu'il conseille soit le seul, ou le meilleur : mais quand il l'a vu réussir souvent, quand il en connoît, par sa propre expérience, les indications et l'emploi, c'est le meilleur pour lui ; c'est quelquefois le seul auquel il puisse s'en rapporter.

En traçant le tableau des maladies, les récits ou les livres ne nous transportent jamais véritablement en scène : en rendant compte des effets d'un remède, ils n'en donnent que des idées fort incomplètes, et souvent capables d'induire en erreur. Les descriptions sont rarement fidelles et pures ; et même le fussent-elles toujours, il est impossible qu'elles embrassent tous les détails, qu'elles saisissent toutes les nuances. Le vague des dénominations vient jeter une nouvelle confusion dans le tableau. Qu'est-ce qu'une fièvre putride? une fièvre maligne? une maladie nerveuse? Si l'on se contente de décrire les phénomènes, en suivant avec exactitude, l'ordre de leur succession, l'on fera sans doute beaucoup mieux; l'on fera même à-peu-près tout ce qui est possible, lorsqu'on ne peut pas offrir immédiatement aux yeux, les objets eux-mêmes. Mais la physionomie et l'ame manqueront toujours à ces images, trop indéterminées pour laisser des empreintes durables, trop incertaines pour remplacer en aucune manière la nature. Il suit de là, que chaque médecin peut avoir sa matière médicale, et que la matière médicale ne sauroit être bien enseignée, qu'au lit même des malades (1).

______

(1) La manière rapide et générale dont je parcours mon sujet, m'empêche d'entrer dans le détail des preuves pratiques. Je me borne aux remarques suivantes.

1°. Certaines évacuations sont salutaires dans certains cas déterminés; et ces évacuations peuvent être produites à volonté, par le moyen de certaines substances. De cela seul, je conclus que l'art existe. La purgation guérit: la rhubarbe purge; donc la médecine n'est pas un art chimérique.

Je vais plus loin. Pour que la médecine ne pût pas

Le lecteur me demanderoit-il de répondre au scepticisme, ou même à l'absolue incrédulité de quelques médecins ? d'en re-

---

véritablement être réduite en art, il faudroit que toutes les substances qui agissent sur le corps vivant, y produisissent des effets uniformes ; qu'elles ne pussent l'affecter que d'une manière toujours la même. Du moment où j'observe que certains alimens, certaines boissons, etc. produisent des effets différens, ou bons, ou mauvais, j'en tire des règles pour leur emploi : je me sers de ces règles pour conserver la santé, pour guérir les maladies : la médecine existe pour moi ; elle existe comme un art véritable.

2°. Les règles du pronostic ont été portées à un très-haut degré de certitude ; ce qui ne prouve pas seulement l'uniformité des lois de la nature, mais encore l'enchaînement des symptômes sensibles avec les mouvemens cachés qui ont lieu, ou qui se préparent. D'un autre côté, l'action des principaux remèdes ne peut être révoquée en doute : personne n'a poussé l'incrédulité jusqu'à prétendre que les purgatifs ne purgent pas, que les vomitifs ne font pas vomir. Or, si l'on prévoit les crises favorables, ou funestes ; si les remèdes, ou le régime peuvent seconder les unes, et prévenir les autres, ce qui résulte clairement des effets que tout le monde leur reconnoît : ne voilà-t-il donc pas des bases solides pour la médecine ?

3°. L'art guérit des maladies que la nature ne guérit jamais, ou presque jamais : telles sont les fièvres in-

chercher les causes ? d'en examiner les motifs ? Je ne crois point cela nécessaire. Dans
les objets de discussion, les opinions parti-

---

termittentes malignes, les hydropisies dépendantes de
profondes obstructions des viscères du bas - ventre, etc. etc. Dans celles que la nature guérit, l'art
peut d'ordinaire, lui faire produire des mouvemens
plus sûrs et plus rapides. Ce ne sont pas des raisonnemens hypothétiques qui nous l'apprennent ; c'est
l'observation, c'est l'expérience dépouillée de tout
préjugé.

4°. L'on objecteroit en vain que la nature guérit
seule les maladies : cela n'est pas vrai pour quelques-
unes des plus graves, et en particulier pour les accidens causés par les poisons, dont le caractère est précisément d'être au-dessus des forces vitales. La nature
ne guérit que dans certaines circonstances et sous certaines conditions : mais l'art peut changer les unes,
et remplir les autres.

« Celui qui dit que les maladies se guérissent d'elles-
mêmes, énonce une idée fausse, ou ne sait ce qu'il
veut dire. Rien ne se fait de soi-même : tout dépend
de causes, ou de circonstances déterminantes. Cela
n'est pas moins vrai pour les petits faits isolés, que
pour ces ensembles de faits nombreux enchaînés les
uns aux autres. Quand on parle de productions spontanées, l'on se sert d'un mot tout-à-fait vide de sens,
ou qui n'exprime rien de réel ».

HIPPOCRATE, Περὶ τέχνης.

culières doivent, en général, être regardées comme nulles : et quant à moi, je déclare franchement que je n'y reconnois d'autre autorité, que celle de la nature même des choses; c'est-à-dire de la raison, qui nous est donnée pour en rechercher les lois. Aux yeux de celui qui se laisse imposer par les jugemens humains, il n'est pas d'absurdité monstrueuse qui ne puisse devenir principe évident, vérité certaine : il n'est pas de vérité grande et féconde qui ne puisse passer pour une erreur dangereuse, ou coupable. Si donc nous voulons savoir ce qu'on doit penser de la médecine, écartons de notre souvenir ce qu'en ont pensé les autres : recherchons, examinons, discutons. Les conséquences auxquelles nous conduit le bon emploi de notre raison, ne peuvent être infirmées par les opinions des plus grands génies eux-mêmes. Ce sentiment n'est pas une présomption vaine; c'est une juste confiance dans la nature, et dans l'instrument qu'elle nous a donné pour éclairer et diriger toutes nos recherches. Si nous raisonnons mal, nous avons tort : mais si nous raisonnons bien, nos résultats n'ont pas besoin d'être d'accord avec ceux que d'autres ont tirés, pour avoir tous les caractères de la certitude et de l'évidence.

Ainsi je me contenterai d'observer qu'on ne trouve parmi les médecins détracteurs de leur art, aucun praticien recommandable ; que ce sont, ou des spéculateurs dévoués aux sciences exactes, souvent étrangers à toute pratique, ou des hommes sans tact, que des malheurs constans en ont dégoûtés avec raison. Ceux-ci, voyant que leur médecine ne réussit pas, et sentant qu'elle est vague et sans base, n'imaginent point qu'il en puisse exister une dont les règles soient fondées, dont l'exercice puisse être véritablement utile : ceux-là, ne lui trouvant point la marche précise du calcul, ni ces formes rigoureuses qui sont, à leur avis, le seul *criterium* de la vérité, nient que l'application des remèdes (1) puisse jamais ac-

---

(1) Pitcarn énonce ainsi le problême : *Dato morbo, invenire remedium proportionatum :* « La maladie connue, y proportionner le remède ». Cette solution n'est impossible à trouver que pour le calculateur qui la veut mathématique et précise. Les problêmes pratiques des arts ne se résolvent pas ainsi. L'emploi des instrumens que l'homme y met en usage, n'est pas susceptible d'une précision absolue. Mais ils n'en sont

quérir une certitude plausible ; sans songer
que chaque science a son genre de preuves,
et que si l'homme avoit toujours réellement
besoin de celles qu'ils exigent pour se déci-
der, il resteroit éternellement dans le doute
et l'inaction relativement aux choses les plus
communes de la vie. La nature, dont les procédés sont nos uniques modèles, et dont nous
sommes forcés, malgré nous, de suivre l'impulsion, puisque tous les objets sur lesquels
nous voulons agir ne peuvent être modifiés
que d'après ses lois, et puisque nous sommes
nous-mêmes sous sa dépendance immédiate,
comme tout le reste des êtres existans ; la
nature ne porte dans rien l'exacte précision :
elle semble avoir voulu se conserver partout une certaine latitude (1), afin de laisser aux mouvemens qu'elle imprime, cette
liberté régulière, qui ne leur permet jamais
de sortir de l'ordre, mais qui les rend plus
variés, et leur donne plus de grace. La

---

peut-être que mieux appropriés à notre nature et à
celle de leur objet.

(1) Cette latitude correspond exactement à celle
que l'art peut se donner dans la pratique, ou plutôt
elle en fournit la mesure.

certitude rigoureuse, en prenant ce mot dans son acception la plus absolue, appartient exclusivement aux objets de pure spéculation : dans la pratique, il faut se contenter d'approximations plus ou moins exactes, que par cette raison, on pourroit appeler *certitudes pratiques*. Il faut s'en contenter, parce que ce sont les seules auxquelles la nature nous permette d'arriver, et parce qu'elles suffisent à l'espèce humaine pour assurer sa conservation et son bien-être. S'il n'en étoit pas ainsi, non-seulement l'homme n'eût pu tenter aucun des travaux qui multiplient ses jouissances, mais, dès long-temps, il n'existeroit plus sur la face de la terre.

En médecine, tout, ou presque tout dépendant du coup-d'œil et d'un heureux instinct ; les certitudes se trouvent plutôt dans les sensations mêmes de l'artiste (1), que dans les principes de l'art. Celui qui n'a point vu les objets, ne se fait aucune idée

----

(1) « Vous ne trouverez aucune mesure, aucun poids, aucune forme de calcul, à laquelle vous puissiez rapporter vos jugemens, pour leur donner une certitude rigoureuse. Il n'y a d'autre certitude dans notre art, que les sensations ».

HIPPOCRATE, Περὶ Ἀρχαίης ἰητρικῆς.

des preuves que fournit leur observation : celui qui n'y porte que des organes inattentifs, ou peu sensibles, s'en fait des idées imparfaites et trompeuses. De là, l'on peut juger facilement pourquoi des médecins purement géomètres, ou spéculateurs, pourquoi aussi quelques praticiens malheureux, se sont élevés de bonne foi contre la médecine (1). Ces derniers se trouvoient à-peu-près dans le cas des philosophes, qui, d'après la seule lecture de nos écrivains, ont cru pouvoir prononcer sur les plus secrets mystères de la nature. Mais la nature s'est réservé le droit exclusif de les dévoiler elle-même aux seuls vrais observateurs.

Naguère, il étoit du bel air, à Paris, de se

_____

(1) Quant à moi, je certifie que j'ai souvent vu la médecine utile, et je crois qu'elle peut le devenir presque toujours. Il y a peu de maladies essentiellement incurables : l'art est loin de la perfection qu'il doit atteindre ; et les médecins, trop asservis aux pratiques routinières, négligent encore d'employer toutes ses ressources. Voilà pourquoi l'on ne guérit pas tous ceux qu'on pourroit guérir. Mais, dans les cas même les plus désespérés, il est du moins possible de pallier le mal et de soulager le malade, ce qui doit pourtant être compté pour quelque chose.

2

moquer de la médecine, de traiter son pouvoir de chimère. Cette manière de voir étoit accréditée par quelques médecins de réputation, qui pensoient, peut-être, donner une plus grande idée de la force de leur esprit, en foulant aux pieds le dieu même de leur temple. Des hommes de lettres, dont les vues hardies avoient attaqué tous les préjugés, la propageoient avec d'autant plus d'empressement, qu'ils s'étoient peut-être un peu trop habitués à prendre l'incrédulité pour de la philosophie. Tous ceux qui vouloient passer pour être, comme eux, au-dessus de toutes les superstitions, se croyoient obligés, en conscience, à répéter dans le monde, les raisonnemens de Montagne, les plaisanteries de Molière, ou les boutades de J. J. Rousseau. On entendoit dire et redire chaque jour, qu'il faut s'en rapporter, pour la guérison des maladies, à la nature prévoyante et sage, par ceux même qui ne lui reconnoissoient ni prévoyance, ni plan raisonné. Ceux qui nioient absolument toutes les causes finales, qui considéroient l'existence humaine comme l'effet de hasards successifs, ou du lent apprentissage de chaque organe, croyoient en même temps impossible de rien ajouter à ces hasards par des combinaisons réfléchies, de perfectionner cet apprentissage par des essais fondés sur l'observation.

Je n'examine point s'ils étoient en cela bien conséquens. Mais quel spectacle que de voir un médecin (1) traitant sa profession de charlatanerie, les connoissances qu'elle exige de frivole étalage, ses devoirs de vaines simagrées ! S'imagineroit-il inspirer une grande confiance dans la droiture de son esprit, que n'ont pas rebuté les études d'un art, selon lui, tout-à-fait trompeur ? croiroit-il honorer son caractère, en affichant ainsi avec impudeur, que s'il pratique son art, c'est sans y croire ; en se jouant avec cette audace, de la crédulité des hommes ? Non, sans doute. Le but unique de ce manège est d'attirer leur attention, par des opinions singulières, de leur imposer par le mépris

______

(1) On sent bien que je parle seulement ici, de ceux qui continuent à exercer une profession dont ils désavouent les principes et nient l'utilité. Quant aux médecins qui, troublés par leurs doutes, prennent le parti de renoncer à la pratique, on ne peut assurément que louer leur probité, leur franchise et leur délicatesse.

3

même qu'on témoigne pour leur jugement.
On veut se mettre au-dessus d'eux, en dédaignant ce qu'ils estiment : on croit se mettre au-dessus de tout, en affectant de dépouiller l'esprit de corps et l'intérêt personnel. Mais, le public a pu le voir par expérience, plusieurs de ces médecins n'ont été,
ni les moins avides, ni les moins adroits à
profiter de ses caprices. Et quant à ceux
dont l'ame n'est pas fermée aux sentimens
de morale et d'humanité, n'ont-ils jamais
songé que leurs maximes découragent les
jeunes élèves (1) dans leurs travaux, les dé-
goûtent de leurs devoirs, les disposent presque toujours au charlatanisme le plus pro-

---

(1) Dans tous les genres, celui qui méprise son art
ne peut jamais devenir un grand artiste. Et pour ce
qui regarde en particulier la médecine, les études en
sont si multipliées, si pénibles, souvent si dégoûtantes,
qu'il est assurément bien nécessaire d'en inspirer l'enthousiasme à ceux qui s'y dévouent. Les bons praticiens sont tous des hommes pleins de confiance dans
la médecine. Cette confiance est peut-être, en quelque
sorte, autant la cause, que le résultat de leurs succès :
elle seule a pu les soutenir dans leurs travaux. L'incrédulité n'y enfante que la paresse; elle ne fait que
servir de voile à l'ignorance.

fond, le plus systématique et le plus coupable? Ne sentent-ils pas que leurs plaisanteries attristent, ou blessent un pauvre malade, dont elles attaquent les espérances les plus chères, et qui ne peut voir sans amertume, combien il doit peu compter sur eux et sur l'assistance qu'il s'en promettoit?

§. IX.

Examen de la septième objection.

Aux yeux de celui qui regarde les six premières objections comme insolubles, la dernière est entièrement superflue. Avant de l'examiner, il faut avoir reconnu que les autres sont susceptibles de réfutation : avant même de chercher à la résoudre, il faut les supposer entièrement résolues. Et dans cette hypothèse, la plus favorable à la cause de la médecine, que de difficultés ne reste-t-il pas encore à éclaircir! que de doutes à fixer! Car ses principes pourroient être établis sur des fondemens solides : le temps, suivant l'expression de Bacon, pourroit *les avoir enfantés* (1) avec lenteur; des veilles opiniâtres

______

(1) *Medicina... temporis partus.* Bac....

4

pourroient avoir joint ensemble tous les an-
neaux de la chaîne qu'ils doivent former :
cela ne suffiroit pas encore. Ces principes
ne deviennent véritablement utiles que par
leur application : et si les études préliminaires que la pratique de la médecine exige
sont au-dessus des forces communes; si des
obstacles sans nombre les interdisent à la
plupart des esprits; si des sources d'erreurs
presque inévitables, s'y rencontrent à chaque pas : ne serons-nous point forcés de
convenir que l'art pèche essentiellement par
cette même disproportion de ses moyens
avec nos forces, par cette impuissance où
nous sommes en général, de lui faire remplir convenablement son objet ? C'est en
effet, un bien affligeant tableau que celui
des difficultés qui s'opposent à son utilité
réelle ! Quel est le médecin, un peu au fait
de ce qui se passe journellement, qui n'hé-
siteroit pas à prononcer sans détour, si elle
fait plus de bien que de mal, si son entière
abolition seroit avantageuse, ou funeste (1)?

---

(1) Dans les pays où la médecine s'enseigne et se
pratique d'une manière supportable, elle est d'une
utilité directe : dans ceux où son enseignement et sa

Mais ce n'est pas sous ce point de vue, qu'il faut envisager la question.

L'homme souffrant veut être soulagé : il le veut, non d'après les vues discutées du raisonnement, mais par l'invincible impulsion de l'instinct. De là, cette croyance universelle à la médecine, plus forte, quoi qu'on en dise, plus superstitieuse chez le pauvre et l'ignorant, que parmi les gens aisés et dont l'esprit a pu recevoir de la culture ; chez les hordes sauvages, que parmi les peuples civilisés. Les villes ont des médecins : mais les campagnes ont des meiges, et les forêts de l'Amérique des jongleurs, qui, pour mettre en jeu toutes les fibres crédules du cerveau humain, joignent à la charlatanerie de leur art, une foule d'impostures religieuses.

Partout les hommes voient l'application de certaines substances, produire sur le corps de grands et salutaires effets : ils voient guérir par-là, des maladies graves, qui, faute de secours, sont ordinairement mortelles (1).

---

pratique sont mauvais, elle est encore indirectement utile, comme on va le voir dans un moment.

(1) Pour révoquer en doute l'action de la médecine,

En faut-il davantage, lorsqu'ils sont malades
eux-mêmes, pour les déterminer à recourir

---

il faut une suite de raisonnemens subtils dont les
hommes simples et grossiers ne sont pas capables. Les
remèdes produisent sous leurs yeux, des effets sensibles; ils changent l'état des malades; ils ramènent
la santé. D'autres malades dans un état analogue, man-
quant de ces moyens de guérison, ou les dédaignant,
empirent de jour en jour, dépérissent lentement, ou
meurent tout-à-coup. Voilà les motifs de la croyance
du peuple. Le peuple, et par ce mot j'entends le gros
des hommes, se laisse guider par des raisonnemens
simples et directs, tirés de données frappantes. Cette
manière de procéder est peut-être peu piquante pour
l'amour-propre et pour l'imagination : mais au fond,
n'est-elle pas la plus sûre, aussi bien que la plus facile?
Les rêveurs et les esprits déliés, en s'écartant des manières communes de voir, ou de sentir, ne sont-ils
pas nécessairement exposés à tomber, par cela même,
plus souvent dans l'erreur? il y a des opinions absurdes dont les hommes d'esprit sont seuls susceptibles. Le sublime de la philosophie est de nous ramener
au bon sens. Or, le bon sens est le produit de sensations nettes et distinctes : il rejette tout ce qui les
contrarie, ou qui n'y tient pas immédiatement. Notre
nature exige que nous considérions les objets par
grandes masses, que nous en jugions par grands résultats, que nous les saisissions, en quelque sorte, par
le gros bout.

aux personnes qui savent employer ces re- mèdes, pour se flatter de recouvrer par eux la vie et la santé? Cet espoir qui les porte vers les guérisseurs de tout genre, n'est pas le fruit de la réflexion; c'est un besoin vé- ritable, inséparable de notre existence et de nos autres besoins. En vain attaqueroit-on ce penchant : en détruisant la médecine, on ne le détruiroit pas; et l'on ne feroit que livrer sans défense, un plus grand nombre de victimes à l'ignorance audacieuse.

Je crois pouvoir aller plus loin. Puisque cette disposition nous est si naturelle; puis- qu'elle se trouve liée à nos premières im- pulsions, elle est bonne en elle-même; elle n'a besoin que d'être dirigée. Or que faut-il pour cela? Il faut d'un côté, que les vrais médecins s'efforcent de perfectionner la science par des travaux assidus; de l'autre, que le pouvoir public, par de bonnes lois de police, préserve le peuple de ses propres erreurs : car cet objet est du petit nombre de ceux qui ne doivent pas être abandonnés à une liberté sans bornes. Si l'on n'a donc, comme je le pense, que l'alternative de con- fier la vie des hommes aux élèves sortis de nos écoles, ou de la laisser à la merci des jongleurs et des commères, ne vaut-il pas mieux encore s'en tenir aux premiers? et ne seroit-ce pas une philosophie bien fausse et bien meurtrière, que celle qui nous livreroit aux mains de leurs méprisables concurrens?

Qui ne connoît les troubles d'esprit, la foiblesse et la crédulité des malades? qui ne sait avec quelle assurance présomptueuse, chacun se mêle de leur conseiller son remède, sans connoître ni la maladie, ni le remède lui-même? Vous avez vu, sans doute, de ces malheureux, dont les amis, les connoissances, les voisins, les voisines, s'emparoient tour-à-tour, et qui n'avoient rendu mortelles, des maladies guérissables par le repos et la diète, que pour n'avoir pas eu la force de résister aux importunités, aux menaces, aux promesses, et surtout à ces récits de cures merveilleuses dont la drogue est toujours enveloppée. Or est-il personne qui puisse se promettre d'avoir toujours cette force? Dans les momens où les organes ne sont plus en équilibre, croit-on que le jugement conserve le sien? La tête s'affoiblit avec les fonctions vitales, et par les mêmes causes: elle s'égare souvent d'une manière complète, bien long-temps avant leur abolition, et même sans qu'elles paroissent sensiblement altérées. Une maladie légère peut rendre l'homme le plus sage, entièrement incapable de raisonner : le délire le met au-dessous d'un enfant. Dans le premier cas, ceux qui l'entourent le font vouloir; dans le second, ils veulent à sa place. Plus les circonstances deviennent alarmantes, et plus les avis deviennent tumultueux, précipités, incertains : plus les secours exigent de prudence, et plus on les multiplie sans ordre et sans objet précis. Pour sauver le patient de tant de déterminations aveugles, vacillantes, contradictoires, il faut une autorité qui captive sa confiance, qui puisse imposer à tout ce qui l'approche, confondre l'ignorance par l'ascendant des lumières, donner au traitement un esprit méthodique et de l'unité : il faut quelqu'un qui ordonne, afin que tout le monde ne veuille pas ordonner à-la-fois. Voilà le véritable rôle du médecin ; voilà ce qu'on ne peut attendre que de lui : de sorte que s'il fait peu de bien, il prévient beaucoup de mal; et que même, fît-il quelque mal de son chef, il en empêcheroit encore davantage. Amis, ou ennemis de la médecine, c'est sans doute ce que personne n'osera nier.

Ainsi donc, malgré les vices presque universels de son enseignement ; malgré l'imperfection de sa pratique, dont mon but n'est pas de faire une peinture trompeuse ; malgré les obstacles de toute espèce qui s'opposent à ses progrès : les esprits justes, après un examen plus réfléchi, sont forcés de reconnoître son utilité réelle, même dans les suppositions les moins favorables à sa cause. De leur côté, que les ames sensibles se rassurent : bien loin d'être, comme l'affirment quelques déclamateurs, un fléau de l'humanité, la médecine en est au contraire l'espérance, la sauve-garde ; elle lui promet pour l'avenir, des ressources qui doivent devenir de jour en jour, plus étendues et plus efficaces.

En effet, et cela résulte de tout ce qui précède, la médecine étant dans la nature, ainsi que les autres sciences et les autres arts, elle a, comme eux, ses bases éternelles et ses moyens de perfectionnement. Les besoins lui donnèrent naissance : le temps et l'observation l'ont agrandie et cultivée : ils ont déjà porté la lumière dans une foule d'objets qui n'en paroissoient pas susceptibles ; ils ont soumis à l'analyse ce qui sembloit s'y refuser. Quelles bornes oseroit-on prescrire à des découvertes dont les sujets sont placés sous nos yeux, dont le but nous touche immédiatement, et pour lesquelles il suffit de nos sens bien dirigés? Qui pourrroit dire : « L'esprit de l'homme ira jusques-là ; il ne passera pas outre ». Sans doute la mesure de ses sensations est celle de sa perfectibilité : mais qui la connoît, cette mesure? qui sait jusqu'à quel point les sensations peuvent être perfectionnées elles-mêmes ? Dans ce qui leur est étranger, il n'y a ni plus, ni moins d'évidence ; il y a ténèbres complètes. Mais, dans tout le reste, il n'est rien que nous ne puissions éclaircir. Plus nous savons, et plus nous avons de moyens d'apprendre. Nos espérances et notre ambition peuvent embrasser, en quelque sorte, l'infini. Et si l'on parvient à perfectionner les méthodes qui soulagent la mémoire ; si, à mesure que nos connoissances se multiplient, nous savons les rattacher à des résultats qui les renferment toutes véritablement : elles seront aussi étendues que sûres, d'une application aussi aisée que précise ; nous pourrons les avoir toujours à nos ordres, et nous en servir sans effort à tout instant. C'est peut-être en médecine, que ces classifications analytiques sont le plus nécessaires : elles y sont peut-être aussi le plus faciles. La nature semble nous y porter d'elle-même, et souvent comme malgré nous. Au lieu de résister à ses impulsions, nous n'avons qu'à les suivre religieusement : nous n'avons qu'à la consulter avec confiance et réflexion ; elle ne demande qu'à se dévoiler à des yeux dignes d'elle.

§. X.

CONCLUSION.

Oui, j'ose le prédire : avec le véritable esprit d'observation, l'esprit philosophique qui doit y présider, va renaître dans la médecine ; la science va prendre une face nouvelle. On réunira ses fragmens épars, pour en former un systême simple et fécond comme les lois de la nature. Après avoir parcouru tous les faits ; après les avoir revus, vérifiés, comparés, on les enchaînera, on les rapportera tous à un petit nombre

de points fixes, ou peu variables. On per-
fectionnera l'art de les étudier, de les lier
entre eux par leurs analogies, ou par leurs
différences, d'en tirer des règles générales,
qui ne seront que leur énoncé même, mais
plus précis. On simplifiera surtout l'art,
plus important et plus difficile, de faire l'application de ces règles à la pratique. Alors,
chaque médecin ne sera pas forcé de se créer
ses méthodes et ses instrumens : d'oublier
ce qu'on apprend dans les écoles, pour chercher dans ses propres sensations, ce qu'il demanderoit vainement à celles d'autrui ; je
veux dire des tableaux, non-seulement bien
circonstanciés et d'une vérité scrupuleuse,
mais formant un tout dont les diverses parties soient coordonnées. Alors, il ne sera
plus nécessaire que le talent se mette sans
cesse à la place de l'art : l'art, au contraire,
dirigera toujours le talent, le fera naître
quelquefois, semblera même en tenir lieu.
Non que je croie possible de suppléer, par
la précision des procédés, à la finesse du
tact (1), et aux combinaisons d'un génie

____

(1) Les connoissances qu'on acquiert dans les écoles,
ou dans les livres, ne peuvent donner ni cultiver la

heureux : mais le tact ne sera plus égaré
par des images vagues et incohérentes, ni
le génie enchaîné par des règles frivoles et
trompeuses ; ils ne rencontreront plus, ni
l'un, ni l'autre, aucun obstacle à leur en-

sagacité des sens. Les règles de la poésie ne font pas
un grand poète, ni celles de la musique un grand
musicien. Le talent est rare, et ne se transmet pas.
Les vraies connoissances de notre art ne sont qu'un ensemble, plus ou moins complet, de sensations recueil-
lies au lit des malades : ces sensations ne peuvent être
fournies que par les objets mêmes qui les produisent.
Ainsi la lecture, à proprement parler, ne nous enseigne, en quelque sorte, que ce que nous savons déjà.
Mais quand les livres élémentaires seront rédigés dans
un bon esprit, ils indiqueront la véritable manière
d'observer : quand ils présenteront les faits dans leur
enchaînement et sous leur jour naturel, ils aideront à
mieux voir les objets, à se retracer d'une manière plus
nette les impressions qu'on en reçoit souvent au hasard. Ces livres-là ne feront pas perdre un temps précieux à graver péniblement dans la mémoire, des choses
qu'on est trop heureux de pouvoir en effacer dans la
suite : ils abrégeront, au contraire, ils applaniront
toutes les difficultés; ils seront pour le jeune élève ce
qu'est un maître habile, qui, pour mieux lui communiquer ses connoissances, s'efforce de le mettre dans
les situations, et de lui faire employer les procédés
par lesquels il les a lui-même acquises.

tier développement. Alors, des esprits médiocres feront peut-être avec facilité, ce que des esprits éminens ne font aujourd'hui qu'avec peine : et la pratique, dépouillée de tout ce fatras étranger qui l'offusque, se réduisant à des indications simples, distinctes, méthodiques, acquerra toute la certitude que comporte la nature mobile des objets sur lesquels elle s'exerce.

En attendant, quoiqu'on puisse bien sans doute lui faire des reproches graves et fondés ; quoiqu'il se trouve partout des médecins indignes de ce nom : les jugemens du public, qui les mettroient tous sur la même ligne, et confondroient le savoir et la vertu avec l'ignorance et le charlatanisme, seroient sans doute de la plus haute et de la plus choquante iniquité. Rien de plus propre à décourager le talent, à flétrir les cœurs honnêtes. Les gens du monde veulent avoir un avis sur tout ce qui fait le sujet des conversations. On parle de maladies et de médecins : ils veulent connoître les unes, ils veulent prononcer sur les autres. — Cette fièvre a été mal prise ; on a fait telle faute ; on eût dû faire cela. Tel médecin a tué son malade : si l'on eût employé tel remède, il ne seroit pas survenu tel accident. — A ces décisions, aussi tranchantes que peu motivées, les gens de l'art devroient du moins répondre par le sourire de pitié qu'elles méritent. Bien loin de les accueillir eux-mêmes, de les appuyer, d'en repaître la malignité publique, ils devroient faire sentir à ceux qui les énoncent, combien l'on avilit sa raison, en jugeant de ce qu'on ignore ; combien l'on insulte à toute justice, en voulant avilir ceux qu'on n'est pas en état de juger.

Qu'il est peu de personnes qui puissent prononcer, à-la-fois avec impartialité, et avec une véritable connoissance de cause, sur les matières de médecine! Les lumières nécessaires pour cela n'existent que chez les médecins : et les médecins peuvent être souvent disposés à profiter de l'esprit de dénigrement qui règne dans les cercles ; ils peuvent quelquefois saisir avec empressement, les occasions qui les dispensent d'être équitables envers leurs confrères. Ainsi donc, d'un côté, le public n'est pas en droit d'avoir une opinion sur leur compte ; d'autre part, l'opinion qu'ils cherchent à lui donner les uns des autres peut être assez

fréquemment suspecte. Il est incompé-
tent ; ils ne sont pas toujours sans préventions.

Si l'on se contentoit de conclure de la manière générale de raisonner de chaque praticien et de sa conduite dans les affaires de la
vie, quelle tournure d'esprit et quel degré de
moralité l'on peut en attendre dans l'exercice
de son art ; si l'on ajoutoit à ces premières
données, celles de ses succès et de ses malheurs : la confiance seroit moins aveugle,
les censures moins injustes. Puisqu'on veut
absolument juger les médecins, on ne devroit du moins pas sortir de là. Quant à
ce qui les regarde personnellement, comme
en se livrant à leurs injustices mutuelles,
ils sont toujours passionnés ou de mauvaise foi, par quels motifs pourroit-on
les faire rentrer dans les bornes de la raison et de l'équité ? c'est à leur conscience,
c'est au sentiment plus juste de leur propre dignité, qu'il faut en appeler auprès
d'eux.

Mais, je le répète, il en est, il en est même
un assez grand nombre, qui se plaisent à rendre hommage au mérite : il en est aussi qui joignent, et le talent aux vastes connoissances,

et l'humanité la plus touchante (1) à cette morale réfléchie qui cultive la vertu comme un
art, qui fait remplir les devoirs comme on
satisfait à des besoins. S'ils sont plus rares,
il faut l'attribuer autant, peut-être, aux
erreurs de l'opinion, qu'aux vices de nos
écoles, ou de l'éducation générale. Pour les
multiplier, il suffiroit de leur payer le tribut d'hommages qui leur est dû. Si je le ré-
clame, c'est moins en leur faveur, qu'en
faveur de ce même public qui les condamne
avec tant de légèreté. Ils n'ont pas besoin
de son approbation; ils savent en apprécier
les incertitudes. Mais cet encouragement est
nécessaire à des ames plus indécises, qui
pourroient leur ressembler avec son appui.
Considérez à quelles études sévères, à quels
travaux rebutans ils se dévouent! de quels
sacrifices continuels leur vie se compose!
quels importans services peuvent en recevoir les individus, les familles, la socié-

---

(1) Dans tout le cours de cette longue guerre, les
officiers de santé ont donné les preuves du plus généreux dévouement; ils ont servi la patrie et la liberté
avec un zèle qui honore la science, et qui leur assure
la reconnoissance éternelle de leurs concitoyens.

té (1) ! Ce ne sont pas seulement des victimes
arrachées à la mort, ou à la douleur, qui les
rendent recommandables : ce sont les inté-

---

(1) En insistant sur l'importance des travaux du médecin, je ne crois pas me laisser entraîner à ce sentiment personnel, qui nous exagère presque toujours
celle des objets auxquels nous avons consacré notre
vie : en montrant l'étendue des services que peut
rendre un médecin éclairé, sage, vertueux, j'ai surtout en vue de faire sentir à ceux qui embrassent
cette profession, toute la grandeur et toute la sévérité
de leurs devoirs. Peut-être en effet n'est-il aucun état
dans la société, dont les obligations soient plus variées, plus délicates, plus imposantes; où l'on ait plus
besoin de se tracer d'avance à soi-même, un plan invariable de conduite; de soumettre, en quelque sorte,
au calcul toutes les circonstances dans lesquelles on
peut se trouver; de diriger toutes ses démarches
d'après des règles sûres, auxquelles on puisse en rapporter tous les détails. Qu'on me permette quelques
réflexions sur cet objet.

Sous certains rapports, la profession de médecin est
une espèce de sacerdoce : sous d'autres, c'est une véritable magistrature. Comme dans les objets de ses
travaux, il ne s'agit de rien moins que de la vie des
hommes, son devoir de dire toutes les vérités utiles,
de n'en altérer aucune, de donner à son esprit toute
la perfection dont il est susceptible, devient si sacré,
que la plus légère violation, le plus léger oubli, la

rêts les plus chers au cœur de l'homme remis entre leurs mains ; c'est l'espoir d'un
mari, d'une épouse, d'un fils éploré, d'un

---

moindre négligence sur chacun de ces points, a toujours quelque chose de véritablement criminel.

On peut considérer les devoirs du médecin par rapport à la science, par rapport à ses malades, par rapport à la société toute entière.

Le médecin doit à la science, ou, si l'on veut, à
l'humanité (car l'utilité générale des hommes est toujours son dernier but) ; le médecin, dis-je, lui doit
de rechercher dans les sciences collatérales ce qui se
rapporte à notre art, ce qu'on peut y transporter sans
hypothèse ; de rechercher dans l'art lui - même, ce
qu'il peut fournir aux autres sciences, surtout à celles
qui lui servent de flambeau. Pour lui, l'amour de la
vérité ne doit pas être seulement un penchant, une
habitude ; il doit être une passion : il doit avoir l'activité, les sollicitudes, les scrupules d'une passion
véritable. Si le médecin vertueux ne peut se permettre de déguiser ou de taire la vérité, quand il croit
l'avoir découverte, à plus forte raison ne peut-il négliger l'étude des moyens par lesquels elle se découvre.

Ses malades ont sans doute droit d'en attendre tous
les soins, toutes les consolations. C'est peu qu'il sache
médicamenter; il faut qu'il sache guérir. Et pour cela,
il n'a pas moins besoin de connoître les divers effets
des impressions morales, que ceux des remèdes, ou des

père, d'un ami tendre ; c'est le sort des infortunés qui craignent de survivre aux objets de leur attachement ; ce sont les secrets

---

alimens. Il faut qu'il soit initié dans tous les secrets du cœur, qu'il sache en remuer à propos toutes les fibres sensibles. Observez les médecins qui guérissent le plus : vous verrez que ce sont presque tous des hommes habiles à manier, à tourner, en quelque sorte à leur gré, l'ame humaine ; à ranimer l'espérance ; à porter le calme dans les imaginations troublées.

Car pour employer avec fruit, l'influence des passions dans le traitement des maladies, il est bien nécessaire d'avoir des notions exactes touchant les rapports et l'action réciproque de ces deux genres d'affections. On n'a pas moins besoin d'entendre le langage des unes, et l'art de les exciter, ou de les modérer, que de connoître les signes des autres, et les moyens d'en modifier les symptômes et le cours. Pour faire concourir tout ce qui environne un malade, au plan du traitement ; pour animer les personnes qui le soignent des sentimens les plus propres à hâter sa guérison ; en un mot, pour savoir toujours ce qu'il convient de dire, comme ce qu'il convient de faire, le médecin doit réunir à beaucoup de sagacité, beaucoup de discrétion et de tact.

Ses devoirs envers la société, sont la communication franche et généreuse de toutes ses découvertes, l'emploi sage et patriotique de ses talens et de tous les moyens d'influence que sa profession lui donne. En des familles confiés à leur sagesse, à leur probité fidelle; ce sont enfin la paix et l'espérance portées dans les ames, quand ils ne

---

pénétrant dans l'intérieur des ames, en s'associant, par l'empire d'une douce confiance, aux pensées et aux sentimens des familles, combien ne peut-il pas combattre de préjugés nuisibles! combien ne peut-il pas répandre d'utiles vérités! Cette influence, qui tient à la nature même de ses fonctions, a quelquefois des effets généraux très-étendus : elle devient une véritable puissance publique.

Dans l'ordre actuel des choses, un médecin peut rendre des services très-différens et très-nombreux à la société : mais chacun de ces services ne forme pas un ordre particulier de devoirs; il est possible de les ramener à quelques chefs principaux.

Le grand roi fait inviter Hippocrate à venir donner ses secours à la Perse, ravagée par une peste cruelle. Il lui offre toutes les richesses qui peuvent tenter son ambition, tous les honneurs qui peuvent flatter son amour-propre. Hippocrate répond : « J'ai chez moi le » vivre, le vêtement et le couvert; il ne me faut rien » de plus. Je n'irai point servir les ennemis de ma » patrie et de la liberté ». — Voilà le grand citoyen, voilà le sage ami des hommes, qui sert son pays par ce simple refus, comme Miltiade et Thémistocle par ces éclatantes victoires, dont le souvenir a depuis, bien plus contribué qu'on ne pense, à l'affranchissement des nations.

peuvent plus donner que cela. Car tel est le charme de la vertu bienfaisante et courageuse, qu'elle n'a pas besoin de secourir le

---

Mon maître chéri, le respectable Dubrueil, enlevé si jeune encore, à la science qu'il agrandissoit chaque jour, à l'humanité dont l'amour remplissoit son ame, à l'amitié dont il sembloit être le génie ; Dubrueil étoit allé passer quelques mois à Pézenas, dans la retraite du célèbre Vénel, son père en médecine. Au milieu des entretiens les plus attachans, au milieu des douces impressions de la plus belle nature et du printemps le plus fleuri, tout-à-coup il apprend que dans son pays natal, alors la province de Rouergue, il vient de se développer une maladie épidémique féroce, avec dépôts charbonneux et bubons, une vraie fièvre pestilentielle. Rien ne l'arrête : il part, il vole, et va se jeter au milieu de la contagion, pour porter à ses compatriotes, les secours de sa bienfaisance et de ses précoces talens. — Voilà le médecin vertueux, le citoyen dévoué.

Ces occasions signalées de servir son pays sont heureusement assez rares : elles le deviendront bien plus encore, à mesure que la police, l'hygiène, et en général l'art de la vie, feront de véritables progrès. Mais, comme nous venons de le dire, il est des occasions plus usuelles, où le médecin, remplissant, en quelque sorte, le rôle d'un magistrat, peut faire tourner au profit des lois, de la morale, de la raison, l'empire que lui donnent la confiance de ses malades, et l'intimité de malheur pour le consoler, et que sa voix seule verse des douceurs sur toutes les plaies.

Mais, encore une fois, plus ils sont dignes

---

ses rapports avec les familles. Le plus grand bien qu'on puisse faire aux hommes, est incontestablement de répandre parmi eux des idées saines, de leur inspirer des sentimens généreux. Cet apostolat du bon sens et de la vertu est un devoir sacré pour tout être qui sent et qui pense : mais c'est un devoir bien plus pressant encore pour toutes les personnes dont les opinions peuvent facilement devenir des autorités.

En général, les médecins sont plus libres de préjugés que la plupart des autres hommes. L'habitude d'observer la nature leur fait voir à nu le fond de beaucoup de choses : elle leur donne un profond mépris pour les rêves des imaginations inquiètes ou désœuvrées, beaucoup de pitié pour cette foule de sottises consacrées qui gouvernent le monde. Or, il est impossible que la hardiesse de l'esprit ne communique pas, à la longue, de l'indépendance au caractère. Aussi les médecins dont le nom mérite de vivre dans le souvenir, ont-ils été, de tous temps, et de vrais sages, et des amis sincères de la liberté ; appréciant d'une manière courageuse et calme, tout ce qui frappe de terreur, ou d'admiration les autres hommes. De tous temps, ces erreurs funestes, qui n'abrutissent point les esprits sans corrompre les ames, ont trouvé dans leur sagacité et dans leur énergie, des ennemis d'autant plus redoutables, que leurs argumens contre les de la reconnoissance publique, et mieux ils savent s'en passer : en faisant ce qu'il faut pour l'obtenir, ils établissent leur bonheur sur des fondemens plus solides. Et, si j'ose le dire, ils doivent s'habituer à la dédaigner; puisqu'il est souvent de leur devoir de braver l'opinion qui la dispense. Ne pouvant être jugés par les autres, il faut qu'ils apprennent à se juger eux-mêmes : ne pouvant être surveillés, ni par la loi, ni par l'œil du public, il faut que leur propre conscience les surveille sans cesse; qu'ils se créent une existence intérieure, indépendante du blâme injuste, et des vains applaudissemens.

---

charlatans de toute espèce, s'appuient sur des faits physiques, et que pour en affoiblir la force, il faudroit pouvoir anéantir ces faits. Que les médecins poursuivent; qu'ils continuent de remplir cette tâche respectable; qu'ils deviennent les surveillans de la morale, comme ils le sont de la santé publique; enfin que les gouvernemens libres et amis des hommes trouvent en eux, de zélés apôtres de la vérité et de la morale, dont la voix, répandant chaque jour dans le sein des familles, les lumières avec les consolations, fasse germer de toutes parts les semences de la raison, des véritables vertus, et par conséquent du bonheur.

Ils aiment leurs semblables; ils aiment à les servir : mais ils ne sont pas révoltés de leur ingratitude; ils savent même y trouver des douceurs ignorées du vulgaire. Car de sentir profondément qu'elle ne peut refroidir leurs projets de bienfaisance, ni flétrir dans leurs cœurs les douces émotions de l'humanité, est sans doute bien au-dessus du plaisir que l'aspect de la reconnoissance procure.

A leurs yeux, comme à ceux du législateur, il n'y a que des hommes : la vie du puissant, ou du riche, ne leur est pas plus précieuse que celle du foible et de l'indigent. S'ils se permettent quelques acceptions de personnes, c'est en faveur des bienfaiteurs de la patrie, des sages qui l'éclairent, des grands artistes qui l'honorent : s'ils pensent quelquefois pouvoir refuser leurs secours, ce n'est qu'à des malfaiteurs publics (1), contre qui la vengeance de la société se trouve quelquefois impuissante. Non con-

---

(1) On vient de voir ci-dessus, en note, quelle fut la conduite d'Hippocrate, dont les ennemis de la Grèce et de la liberté imploroient les talens et les secours.

tens de faire le bien, ils emploient tout l'ascendant de leur ministère à le faire aimer
aux autres : non contens de se nourrir des
leçons de la sagesse, ils emploient la confiance intime dans laquelle ils sont admis,
à propager toutes les vérités utiles. Quand
le devoir l'exige, ils savent braver les haines,
les dangers, les contagions, et la mort. En
les voyant entrer dans une ville pestiférée,
ou respirer les vapeurs pernicieuses d'une
fièvre maligne, vous les plaignez, peut-
être! Ah! c'est vous, sans doute, qu'il faut
plaindre, si vous ne sentez pas que ce dévouement porte avec lui son salaire; que
l'état de l'ame qui l'inspire, est accompagné
des plus douces comme des plus nobles jouissances!

Enfin, quand le moment approche de
payer eux-mêmes le tribut inévitable qu'ils
ont vu payer à tant d'autres, reportant les
yeux sur la carrière qu'ils ont parcourue,
ils n'y voient rien qui ne les remplisse du
plus pur contentement : et leurs dernières
paroles sont encore des actions de grace à
l'arbitre éternel de la vie et de la mort, et
l'expression touchante d'une vertueuse sécurité.

Tel fut jadis le grand Hippocrate ; tel étoit, à la fin du dernier siècle, le sage et bon Sydenham ; tels ont été, de nos jours, les Van-Swieten, les Dehaen, les Pringle, les Morgagni, les Rosen, les Antoine Petit, les Ribeiro Sanchez, les Dubrueil, etc., dont les travaux ont servi l'humanité, dont les noms sont la gloire de l'art, et dont l'exemple, offert à l'émulation de la jeunesse, peut encore servir à former, d'âge en âge, des hommes dignes de les remplacer (1).

____

(1) La question que nous venons d'examiner dans ses argumens principaux, pourroit se poser plus généralement et plus brièvement, à-peu-près de la manière suivante :

1°. Les phénomènes de la santé et de la maladie, les effets des alimens, des remèdes, ou de toute substance capable de modifier l'état du corps vivant, ont-ils lieu suivant un ordre régulier ?

2°. Cet ordre peut-il être soumis à l'observation ?

3°. Ou, ce qui est la même chose, peut-on établir certains principes fixes sur la manière dont ces phénomènes, ou dont ces effets sont produits ?

4°. Et, par une conséquence directe, peut-on établir d'autres principes correspondans, sur la manière de les produire par art, de les prévenir, ou de les faire cesser ?

Ici, comme on voit, chaque terme de la question porte, en quelque sorte, avec lui sa réponse.

Mais il en est de cet énoncé si général, comme de presque tous ceux du même genre : on ne les entend bien, on n'en saisit bien le sens complet, qu'après avoir suivi toute la chaîne des propositions particulières qu'ils renferment et présentent en résumé.

P. S. Sur une observation d'un ami très-éclairé, je crois devoir ajouter ici, que quoique je n'admette pas la précision mathématique dans l'évaluation des certitudes relatives aux objets usuels de la vie, je suis bien loin de nier que la méthode générale du raisonnement se soit beaucoup perfectionnée par la considération plus attentive des procédés du calcul. Je n'ignore pas, d'ailleurs, que la langue algébrique a été employée, avec quelque apparence de succès, par des hommes d'un génie éminent, pour l'évaluation des probabilités, non-seulement de toute opinion qui ne peut être réduite en formule précise, vu la multitude et l'inconstance de ses données, mais aussi de la plupart des événemens éventuels, de ceux même qui sont fondés sur les passions, bien plus inconstantes encore et bien plus mobiles, du cœur humain. Ces deux méthodes, je veux dire celle du calcul et celle de la saine métaphysique, s'éclairent mutuellement d'une vive lumière : de concert, elles ont déjà fait quelques pas nouveaux, qui ne peuvent être méconnus que des esprits inattentifs; et tout annonce qu'elles sont à la veille d'en faire de bien plus importans. Il faut convenir, de plus, que certaines parties de la physique animale, telles que l'appréciation des forces musculaires, la théorie de la vision, peut-être même celle de l'audition, ne paroissent guère pouvoir être traitées complètement, sans le secours des mathématiques. Mais les vrais géomètres sont ceux qui savent le mieux que le calcul ne s'applique pas à tout : et ce qu'il y a de bien sûr encore, c'est que les différentes applications qui en ont été faites, jusqu'à présent, à l'art de guérir, loin de hâter ses progrès, l'ont infecté des théories les plus fausses et des plans de traitement les plus dangereux.

OBSERVATIONS

SUR

LES HÔPITAUX.

C
de
pr
et
pa
fo
d
en
Pa
de
so
c
p
M
se
l
je
à

AVERTISSEMENT.

Ce petit écrit (1) n'est que l'exposé rapide des principaux motifs qui doivent faire préférer les hospices aux grands hôpitaux, et des vues les plus importantes qu'il me paroît convenable de porter dans leur réforme. Pour tout développer, il faudroit des volumes. Si l'on veut connoître plus en détail, les vices des grands hôpitaux de Paris, on peut lire l'ouvrage de M. Tenon, dont le zèle et l'attention scrupuleuse sont connus, et qui joint à ces deux précieuses qualités, toutes les lumières propres à les rendre utiles. D'un autre côté, M. Lachèze, mon confrère et mon ami, se propose de publier un mémoire dans lequel il discute plusieurs questions dont je n'ai fait qu'énoncer les résultats, entre autres celle des écoles-pratiques. Si quel-

____

(1) Il a été publié dans l'hiver de 1789 à 1790.

que chose pouvoit me faire mettre du prix à mes idées, ce seroit la conformité qu'elles se trouvent avoir presque toujours avec les siennes.

Dans ce moment où la nation réunie s'occupe avec ardeur de tout ce qui peut assurer le bonheur public, il est impossible qu'elle ne porte pas ses regards sur des désordres qui trompent les vues charitables de la société, et qui viennent aggraver les maux du pauvre jusques dans le sanctuaire de la bienfaisance. Quelques bailliages ordonnent à leurs représentans d'examiner avec attention l'état des hôpitaux, et d'y faire exécuter les réformes convenables. Cet objet intéresse les ames sensibles, puisque le sort de la classe la plus malheureuse en dépend : mais il n'intéresse pas moins le puissant et le riche, puisque la sûreté de leurs jouissances est toujours en raison inverse des souffrances et des mauvaises mœurs du peuple.

Quoique les observations suivantes paroissent n'avoir en vue que les hôpitaux de Paris, elles sont applicables à ceux de toute la France. Je ne parle point de leur régime économique : cela n'étoit pas de mon objet. Je dirai seulement qu'il me paroît absolument nécessaire d'en confier le soin aux assemblées administratives des provinces (1).

Ce premier point réglé, l'on examinera sans doute s'il ne seroit pas plus avantageux d'employer à la régie de chaque hôpital, un homme d'affaires gagé, dont les comptes seroient revisés avec exactitude, que des administrateurs qui peuvent cacher sous l'apparence du désintéressement, et soustraire aux justes réprimandes du pouvoir public, la négligence la moins pardonnable, ou l'improbité la plus odieuse. On examinera s'il n'est pas indispensable de changer la forme des dotations faites en argent, lesquelles deviennent tous les jours, par

____

(1) La chose vient d'être déterminée par l'Assemblée nationale.

4

l'augmentation naturelle du prix des denrées, plus insuffisantes à remplir les intentions des fondateurs. Enfin, l'on examinera si l'on doit laisser la gestion des
biens-fonds des hôpitaux entre les mains
des supérieurs qui maintiennent leur police intérieure, ou de gens d'affaires chargés d'en surveiller et d'en calculer les
dépenses; si la culture de ces biens, susceptible d'amélioration comme celle de
toutes les autres terres, ne devroit pas
être confiée de préférence à des intérêts
plus éclairés, plus constamment actifs;
et s'il ne seroit pas utile de remplacer
toutes les fondations de ce genre, par des
rentes en grains, dont la valeur réelle est
toujours la même, quelle que soit la dépréciation des monnoies.

Touchée du sort des pauvres malades,
l'Assemblée nationale, ou d'après ses ordres, les assemblées provinciales et municipales chercheront aussi tous les moyens
d'adoucir celui des malfaiteurs et des infortunés qui gémissent dans les prisons;

en attendant que des lois sages, l'influence d'un meilleur Gouvernement et de meilleures formes judiciaires, tant pour le civil que pour le criminel, diminuent, autant qu'il est possible, le nombre de ces malheureuses victimes de la société (1).

____

(1) On vient de faire dans cet esprit, une belle expérience en Angleterre. D'après la conviction que les prisonniers achèvent de se dépraver dans la société les uns des autres; que non-seulement leur oisiveté tarit une source de productions, mais empêche qu'ils ne reviennent à la vertu, quand ils sont vraiment coupables, et les corrompt par degrés, quand ils sont innocens, ou n'ont commis que des fautes légères : le comté d'Oxford a fait construire des chambres isolées et sans communication entre elles, où les prisonniers sont traités humainement, bien vêtus, bien couchés, respirent un air pur, ont des alimens sains. Là, ils exercent un métier quelconque; et garantis, par ce moyen, de l'ennui de la solitude et des mauvais effets de l'oisiveté, ils fournissent encore un bénéfice supérieur aux frais de l'établissement. Ce bénéfice a été l'année dernière de cent guinées; et, ce qui sans doute est bien plus précieux, quelques prisonniers ont mérité par leur bonne conduite, qu'on abrégeât le temps de leur captivité. Ce sont aujourd'hui d'hon-

nêtes gens, des artisans utiles, qu'on a rendus à la chose publique.

Ainsi, en remplissant des vues d'humanité, de raison, de politique parcimonieuse, l'on est, d'un autre côté, parvenu à créer de vraies infirmeries du crime; et l'on a découvert la méthode curative, au moyen de laquelle on pourra le traiter désormais comme les autres espèces de folies (1789).

La même expérience a depuis été répétée plus en grand et avec plus de succès encore, dans les États-Unis d'Amérique : l'on a tenté quelques essais du même genre dans nos maisons de détention (an 11).

OBSERVATIONS

SUR

LES HÔPITAUX.

L'aumône mal faite est un fléau de plus pour le pauvre : l'aumône faite avec discernement et charité, est la sauve-garde du riche.

LES hôpitaux sont peut-être, par leur nature, des établissemens vicieux : mais, dans l'état présent des sociétés, ils sont absolulument nécessaires. On objecte contre eux, qu'ils ne remplissent point leur destination de secourir les malades, ou qu'ils la remplissent d'une manière barbare ; qu'ils aggravent toutes les maladies ; qu'ils en produisent plusieurs nouvelles ; qu'ils sont des magasins d'air empesté, toujours prêt à répandre les contagions dans les grandes villes ; enfin qu'ils détruisent l'esprit d'économic dans la dernière classe ; qu'ils encouragent sa paresse, et qu'on les a vu constamment augmenter le nombre des indigens, par une influence funeste et inévitable.

Presque tout cela est vrai. On pourroit même ajouter plusieurs autres choses contre les hôpitaux : par exemple, qu'ils relâchent les liens des familles, et qu'en dégradant les mœurs du peuple, ils portent à la société les plus cruelles atteintes.

Mais il y a des pauvres ; et la pauvreté est, en général, l'ouvrage des institutions sociales (1) : c'est donc aux exécuteurs de la volonté publique, aux personnes armées de la puissance nationale, à veiller sur des

---

(1) Les grandes richesses sont le produit des mauvaises lois, ou de leur administration vicieuse ; la pauvreté l'est aussi par conséquent. L'égalité parfaite n'est pas dans la nature. Tous les hommes ne naissent pas également forts, également adroits, également intelligens ; rien n'est plus vrai. Mais si les législateurs et les gouvernans n'avoient pas favorisé de tout leur pouvoir, la mauvaise distribution des fortunes, s'en seroit-il formé de si monstrueuses ? La terre eût-elle jamais été couverte de cette foule d'indigens, dont les plaintes accusent la nature qui les a fait naître, et les puissans qui les avoient dépouillés avant leur naissance ? Il seroit injuste, autant qu'impolitique, de vouloir prévenir, ou faire cesser toute inégalité : mais il est encore plus impolitique, il est encore plus injuste de la produire par art, et de la pousser jusqu'à des proportions qui ne sont pas de la nature.

besoins qui sont la censure la plus amère des lois et de l'administration.

Mais le pauvre est souvent malade ; il l'est même, quoi qu'on en dise, plus souvent, ou plus que le riche. Or, celui qui est déjà nécessiteux en santé, l'est doublement en maladie. Il est donc de l'humanité, il est de la justice de le faire soigner, de le faire guérir.

Mais la plupart du temps le pauvre est sans asyle : il faut donc pouvoir lui en offrir qui soient convenables, et employer la voie la plus économique, afin de répandre les secours sur plus de têtes.

Il est donc nécessaire d'avoir des maisons de charité : il est donc avantageux qu'elles soient assez considérables pour que tout s'y fasse à moins de frais.

D'ailleurs, plusieurs maladies exigent un certain appareil pour être traitées ; plusieurs opérations ne peuvent être faites par tous ceux qui se mêlent d'exercer la chirurgie. Il est impossible de faire traiter ces maladies dans des maisons particulières ; il est impossible d'y faire faire ces opérations par les maîtres de l'art, dont le nombre est toujours borné, et qu'on ne pourroit enlever à

une pratique plus lucrative, qu'en leur offrant des dédommagemens auxquels la charité publique ne sauroit suffire.

Ainsi, quelque forme qu'on adopte d'ailleurs, pour la distribution des aumônes et
des secours, une administration bienfaisante
ne peut se passer d'hôpitaux.

Mais tous les abus qu'on reproche à ces
établissemens, en sont-ils réellement inséparables? Est-il impossible de les réformer,
ou de les prévenir? Les uns ne tiennent-ils
pas à la grandeur excessive des hôpitaux, à
la mauvaise distribution des bâtimens, à
l'entassement des malades, à des règles générales de régime, ou d'administration des
remèdes qu'on est forcé d'adopter (mais qui
sont loin de convenir dans tous les cas, et
chez tous les individus), à la manière dont
on y pratique la médecine : les autres aux
vices de l'administration intérieure, à la
multiplicité des objets que les chefs ne sauroient toujours surveiller, aux occasions
continuelles de gaspillage, dont les sous-
ordres profitent avec d'autant plus d'activité, qu'ils en mettent moins à remplir leurs
devoirs? Je dis plus : les vices qui paroissent
tenir davantage à la nature même des hôpi-

taux, ne dépendent-ils pas de causes qui agissent sur la société entière, et qui ne dépravent les établissemens particuliers, qu'après avoir fait sentir leur influence à toute la masse des hommes réunis par les mêmes lois? Ces derniers vices ne peuvent-ils pas être corrigés par les réformes générales qu'amèneront, sans doute, les progrès de la raison et les justes réclamations de l'humanité?

Les autres tenant à des circonstances que l'autorité peut changer promptement, disparoîtront bientôt quand des ministres éclairés, humains et fermes le voudront tout de bon. Le seul but qu'on doive se proposer dans une pareille entreprise, c'est le plus grand avantage des malades : l'économie elle-même ne doit être considérée que comme un moyen de mieux remplir ce but.

Depuis que l'on fait des expériences sur les airs, et qu'on observe avec attention les changemens que celui de l'atmosphère éprouve en passant par les poumons des animaux les plus sains, on a jugé de quelle importance il étoit de ne point entasser les hommes dans des lieux fermés. Depuis qu'on a mieux étudié la marche effrayante que suivent dans les prisons et dans les grands hôpitaux, des maladies qui, partout ailleurs, sont généralement les plus simples et les plus douces; enfin, depuis que personne n'ignore les effets que produit sur l'économie animale, un air respiré par un grand nombre de malades, et chargé de leurs exhalaisons putrides : on demande unanimement que les hôpitaux soient relégués hors des villes, et transportés, ainsi que les cimetières, dans des lieux où les vents soufflent sans obstacle et de toutes parts.

Ce vœu public est dicté par la raison; il mérite d'être écouté : et l'on doit des actions de graces aux commissaires de l'Académie des Sciences, qui l'ont exprimé et motivé avec une éloquence si persuasive.

Tout le monde commence à sentir également que la grandeur des hôpitaux est la principale source des abus qui y règnent; qu'elle y rend l'ordre très-difficile à établir; et qu'on pourroit, en les divisant, se mettre à l'abri des effets du mauvais air. En conséquence, les commissaires de l'Académie ont proposé de diviser l'Hôtel-Dieu de Paris en quatre hôpitaux, qui, tous ensemble, ne recevroient qu'une quantité de malades très-peu

au-dessus de celle qu'il reçoit lui seul maintenant.

On gagneroit sans doute quelque chose à
ce changement : mais, j'ose le dire, on y gagneroit peu. Les quatre nouveaux hôpitaux
seront trop considérables pour que dès leur
création même, ils n'aient pas une partie
des inconvéniens de l'Hôtel-Dieu, et pour
qu'on ne doive pas craindre d'y voir reparoître presque tous les autres, par le laps
du temps. Il n'y a de grands établissemens
qui réussissent, que ceux qui sont confiés à
l'intérêt personnel. Tous ceux qui exigent
dans les supérieurs, un grand zèle et des
soins attentifs, dépérissent promptement.
Les hommes passent, ou le zèle s'use ; et les
soins diminuent. Il faudroit que les choses
allassent, pour ainsi dire, d'elles-mêmes, et
qu'elles n'eussent pas besoin du concours
d'une créature aussi passagère et aussi sujette à s'attiédir sur ses devoirs les plus sacrés. On doit du moins faire en sorte que
les abus ne puissent se cacher dans la multitude des détails, et qu'ils soient aisés à corriger ; c'est-à-dire, en d'autres termes, ne
former que des établissemens d'une étendue
bornée, comme le sont toujours les moyens

de ceux qui doivent y maintenir le bon ordre.

Dans les grands hôpitaux, on est obligé d'adopter certaines règles générales, sans lesquelles le service seroit impossible. Par exemple, les alimens et les remèdes se distribuent aux mêmes heures pour tout le monde. A l'Hôtel-Dieu, il y a des jours où l'on purge ; il y a des jours où l'on ne purge pas. Qui ne voit au premier coup-d'œil, combien une pareille pratique entraîne d'inconvéniens? L'heure de l'administration des remèdes ne doit sûrement pas être la même dans toutes les maladies ; et si la règle rencontre juste pour quelques malades, c'est un pur effet du hasard. Dans les fièvres avec redoublemens, c'est-à-dire, dans les neuf dixièmes des maladies fébriles, le moment de donner du bouillon est déterminé par la marche même de la fièvre : ce moment ne peut être changé sans nuire beaucoup au malade, et souvent sans rendre son état mortel. Le temps de donner des remèdes est également déterminé : c'est violenter la nature que de vouloir la soumettre à un ordre qui n'est pas le sien ; c'est troubler tout le traitement, et tromper les efforts de l'art, auquel il est bien injuste alors, d'imputer ses mauvais succès.

Les maladies sont infiniment plus variées que ne le croit le commun des hommes, et même le commun des médecins. Celles qui se ressemblent le plus en apparence, offrent à l'observateur attentif, des phénomènes particuliers qui les distinguent : et si la manière de les traiter n'est pas aussi variée que les maladies mêmes, c'est-à-dire, si à telle nuance de maladie on n'applique point la nuance correspondante de remèdes, la médecine fait infailliblement plus de mal que de bien. Or, comment pourroit-on, dans des hôpitaux de mille et de douze cents malades, comme on les propose, se promettre de donner à chacun, tel genre d'alimens, tel genre de remèdes, dans telle combinaison, à telles heures précises? Comment pourroit-on avoir pour chacun d'eux, ces attentions délicates qui font presque tout le succès des traitemens?

Je ne parlerai pas du mauvais air, dont il seroit toujours difficile, ni du bruit, dont il seroit impossible de se garantir. On sait que l'un et l'autre empêchent, ou troublent la guérison de toutes les plaies d'un

genre grave, et de presque toutes les maladies fébriles (1).

Il me semble que les considérations morales doivent entrer pour beaucoup dans le
choix de la forme des hôpitaux. Ce n'est qu'à
des Gouvernemens en délire, qu'il peut sem-
bler indifférent de se jouer des mœurs du
peuple. Les hommes ne se réunissent et ne
cherchent à augmenter ainsi leurs forces, que
pour accroître leur bonheur. C'est le but de
toutes leurs démarches ; c'est celui de la société. Mais s'il est vrai que chaque individu
perd de son bonheur, toutes les fois qu'il
sort de l'ordre, et qu'il dénature ses rapports avec ses semblables ; il est encore plus
vrai que la somme des vertus d'une nation,
prise en masse, est la mesure de la félicité
publique : il est également vrai que chaque
vice est une menace, et chaque crime un
attentat contre elle. Joignez à cela, que les
classes supérieures sont celles qui se ressen-
tent le plus, en bien, ou en mal, des bon-

---

(1) Le bruit peut, dans quelques cas, être employé
comme moyen curatif, même lorsqu'il y a fièvre :
mais ces cas étant très-rares, on ne doit point y avoir
égard dans la réforme des infirmeries publiques.

nes ou des mauvaises mœurs de la dernière classe. Si ces mœurs sont mauvaises, elles pèsent sans doute sur toute la société : mais comme le riche, l'homme puissant, l'homme considéré, ont une existence plus étendue, et qu'ils donnent plus de prise sur eux, ils ont beaucoup plus à redouter de l'improbité du pauvre; et les Gouvernemens dont elle est l'ouvrage, y trouvent souvent des obstacles insurmontables aux intentions les plus bienfaisantes et aux plus utiles projets.

Si les grands hôpitaux ont une influence si funeste sur les individus qui vont y chercher des secours, c'est par les désordres qui y règnent; c'est par les gaspillages dont ces individus y sont témoins; c'est parce que les gros travaux y sont confiés à des gens perdus, pour la plupart, de débauches et de dettes, à des fripons dont l'exemple ne peut rester long-temps sans effet. On ne croira pas sans doute que je parle ici de ces filles respectables que la religion et l'humanité dévouent au service des malades, sous les regards de ce Dieu auquel elles ont fait le sacrifice le plus sublime : la vénération publique leur est due sans doute à tous égards. Mais il est de fait que l'Hôtel-

Dieu (1), Bicêtre et la Salpêtrière, sont le refuge d'une foule de bandits qui vont y faire le métier de domestiques, pour se dérober aux poursuites de la police. Ce métier est si dégoûtant dans des maisons aussi nombreuses, qu'il est impossible de mettre aucune sévérité dans le choix de ceux qui doivent le remplir, et qu'on est forcé de tolérer, ou d'ignorer le désordre de leur conduite, lequel est d'autant plus grand que les chefs se trouvent, comme je l'ai déjà dit, trop loin des abus pour pouvoir les surveiller et les réprimer. Je me suis demandé quelquefois s'il y avoit un spectacle plus affligeant, et qui dégradât plus à nos yeux la nature humaine, que celui de la dépravation portée au milieu des actes de bienfaisance. A coup sûr, il n'en est pas de plus propre à corrompre la morale mobile de la plupart des hommes, surtout de ceux qui, n'ayant point cultivé leur raison, sont plus susceptibles de la contagion de l'exemple.

---

(1) Je ne prétends pas non plus, dire que tous les domestiques de ces hôpitaux sont des hommes sans probité : il y en a de fort honnêtes sans doute ; mais ceux-ci se trouvent souvent en mauvaise compagnie.

Les commissaires de l'Académie, en proposant les quatre hôpitaux, se fondent sur deux raisons principales qu'ils paroissent regarder comme décisives.

La première est la nécessité d'avoir, dans une ville telle que Paris, des asyles pour tous les malades indigens, de quelque pays, de quelque religion, de quelque état qu'ils puissent être, de quelque maladie qu'ils soient attaqués; asyles dans lesquels ils trouvent une libre entrée en tout temps, et sans aucune recommandation.

La seconde est l'impossibilité de soigner les plaies graves, et de faire les grandes opérations ailleurs que dans de vastes infirmeries, confiées à des mains habiles, où la multiplicité des cas recule chaque jour les limites de l'art, et tourne au profit de ceux mêmes qui sont le sujet des expériences.

On ajoute encore que toute bienfaisance doit être fondée sur l'économie, et que de petits hospices coûteroient beaucoup plus, tant pour les premières avances des bâtimens, que pour l'entretien journalier des malades. On dit enfin qu'il seroit impossible d'y recevoir les maladies contagieuses; difficile d'y traiter les affections mania-

4

ques (1) furieuses, ou toutes autres qui exigent des soins particuliers ; enfin, peu convenable d'en faire le refuge de cette multitude de femmes enceintes dont l'Hôtel-Dieu cache tous les jours les foiblesses, et souvent prévient les crimes. Il est facile de répondre à tout cela.

Je ne vois pas d'abord, comment la quantité des lits étant déterminée, il peut être plus avantageux de les réunir dans une

---

(1) Les maniaques incurables doivent être gardés dans des maisons toujours soumises à l'inspection publique ; et l'on doit en confier le soin à des personnes humaines, qui n'emploient envers ces infortunés, que le degré de sévérité nécessaire pour les empêcher de se nuire à eux-mêmes, ou aux autres. Les maniaques, susceptibles encore de guérison, seroient mieux traités dans de petits hôpitaux, que dans ceux où la complication du service interdit les soins particuliers, et force le médecin de se réduire à deux ou trois formules de traitement, bonnes sans doute dans quelques cas, mais souvent insuffisantes, ou même nuisibles lorsqu'elles sont indistinctement appliquées à tous. Peut-être, cependant, trouvera-t-on convenable de construire un, ou plusieurs hôpitaux destinés pour ces malades seuls. En prenant ce parti, qui me paroît en effet le meilleur, on fera bien de consulter ce que M. Tenon dit là-dessus, et le plan qu'il propose dans son ouvrage.

grande maison, que de les disperser dans plusieurs petites. S'il y avoit à cet égard quelque différence importante, elle seroit en faveur de la dernière méthode, où les secours se trouveroient plus à portée des nécessiteux. Objectera-t-on qu'alors quelques-unes de ces maisons pourront être toujours pleines, et forcées de refuser beaucoup de malades, tandis que d'autres seront souvent presque vides? Mais il faut les placer de manière que cette inégalité n'ait point lieu, ou du moins, qu'elle ne soit que passagère. D'ailleurs, il seroit aisé de remédier à ce foible inconvénient, en instruisant chaque jour le public du nombre des lits vacans dans chaque maison de charité de Paris.

Dans les grands hôpitaux, les plaies les plus simples deviennent graves, les plaies graves deviennent mortelles, et les grandes opérations ne réussissent presque jamais. Voilà des faits reconnus de tous ceux qui ont vu avec leurs yeux, et qui parlent avec leur conscience. Pendant près de cinquante ans que M. Moreau a rempli la place de chirurgien en chef de l'Hôtel-Dieu, l'opération du trépan n'a réussi qu'un très-petit nombre de fois. Aujourd'hui l'on n'y trépane plus;

et si l'issue, le plus souvent funeste, des
autres opérations suffit pour les proscrire,
il ne s'en fera bientôt aucune importante
dans cet hôpital.

Sans doute il est digne de la charité publique de ne confier le soin des pauvres qu'à
des chirurgiens habiles : mais c'est avec une
pratique modérément étendue, qu'ils deviennent et demeurent tels, et non dans le
tumulte d'une pratique immense, où l'observateur n'a pas le temps de voir, et où
les choses s'effaçant les unes les autres de
sa mémoire, n'y laissent que des images
confuses. Qui ne sent d'ailleurs que pour
augmenter le nombre des grands artistes,
il n'y a qu'à multiplier les objets de leurs
espérances et les théâtres de leurs talens?

Les maladies contagieuses sont infiniment
plus rares qu'on ne pense. On impute souvent à la contagion, les effets de l'air souillé
d'émanations putrides, et ceux des altérations épidémiques de l'atmosphère. Au reste,
les véritables contagions ne déploient toute
leur fureur que dans des lieux où les hommes sont entassés. Comme elles exigent une
communication assez immédiate pour se
propager, elles ne sauroient acquérir un

certain degré d'énergie, quand on peut isoler convenablement les maladies ; quand ceux qui servent les malades, n'en ont pas un trop grand nombre à soigner, et ne sont point forcés d'approcher trop souvent des lits suspects : surtout s'ils ont le temps de mettre dans leur service, toutes les attentions de la propreté; enfin si l'air peut être tenu, ou rendu aussi pur que celui des infirmeries ordinaires. Dans les hôpitaux tels que l'Hôtel-Dieu, les maladies contagieuses aiguës font des ravages effrayans, et les chroniques sont indestructibles. Ces maisons deviennent des foyers où les unes et les autres développent une activité inconnue partout ailleurs : de là , elles se répandent sans cesse, ou menacent de se répandre dans le public. Il sera donc encore avantageux de traiter les maladies contagieuses dans de petits hôpitaux.

Il est vrai que l'Hôtel-Dieu recèle et cache une grande quantité de grossesses illégitimes, et que peut-être il épargne par-là , beaucoup d'attentats au désespoir. Mais la multitude de femmes en couche, qu'il dévore, pour ainsi dire, chaque jour, efface aux yeux de l'humanité un avantage qui peut se trouver également partout ailleurs. On peut sans doute les recevoir, les dérober aux regards du public, les accoucher, les guérir dans des maisons de charité moins vastes : et c'est-là seulement, que ces femmes, malheureuses de leur indigence, ou de leur faute, doivent compter sur des soins attentifs et sur un air respirable (1).

Les raisons d'économie qu'on allègue en faveur des quatre grands hôpitaux, ne me paroissent pas mieux fondées. Ils coûteront, à ce qu'on dit, en frais de construction, ou d'établissement, de six à huit millions ; et le nombre total des lits qu'ils doivent contenir, ne passera pas quatre mille huit cents. Je suis autorisé à penser qu'on peut se procurer, avec cinquante mille écus, un petit hôpital, propre à contenir cent cinquante lits, et tout ce qui est nécessaire au service d'un nombre égal de malades. Or, avec six millions, on auroit quarante hôpitaux de la même grandeur, lesquels, pris ensemble, renfermeroient six mille lits. On imagine

---

(1) L'hospice des femmes en couches de Vienne, fondé par l'empereur philosophe et philantrope, Joseph II, est un modèle dans ce genre.

bien qu'il faudroit pour cela, bannir toute espèce de décoration, et ne rien se permettre au-delà des besoins et de la commodité réelle des malades (1).

Quant aux charges annuelles, je prends pour mes deux points de comparaison, l'Hôtel-Dieu qui dépense vingt-sept sous par jour, pour chaque malade, et l'hospice de Vaugirard (2) qui n'en dépense que dix-huit. Cependant, pour ne pas faire un calcul trop favorable à mon opinion, je conviendrai qu'il faut peut-être retrancher quelque chose de la première somme, et ajouter quelque chose à la seconde. Je me fixerai donc, si l'on veut, à vingt-deux sous et demi, qui sont le terme moyen entre l'un et l'autre. Mais j'ose affirmer qu'avec une administration vigilante, on peut, dans de petits hôpitaux, rester au-dessous de ce

---

(1) La première loi qu'on doit s'imposer, c'est de ne pas construire des bâtimens, mais d'acheter des maisons toutes bâties, et d'y faire les distributions intérieures que leur forme permettra.

(2) Nous devons cet hospice et l'ordre qui règne dans son administration, au zèle d'une femme respectable, dont le nom, dans ces temps orageux, est toujours resté cher à la nation française.

terme, et que, dans les quatre qui ont été proposés, on le dépassera presque toujours.

En voyant ce que les hommes économisent de forces, de temps et d'argent, lorsqu'ils font leurs travaux en commun, et ce qu'ils perdent de tout cela, lorsque leurs efforts sont isolés, on est porté à croire que la réunion de beaucoup de bras, dirigés par la même tête, ou vers le même but, est la vraie solution de presque tous les problêmes sociaux. En effet, il y a plusieurs avantages à faire les choses en grand ; cela ne peut être contesté. Mais il s'en faut de beaucoup qu'on y trouve dans la pratique, tous ceux que présente la spéculation ; et dans une infinité de cas, ils sont bien compensés par les inconvéniens.

Toutes les fois qu'on rassemble des hommes, on altère leurs mœurs ; toutes les fois qu'on les rassemble dans des lieux clos, on altère à-la-fois leurs mœurs et leur santé. De tous temps, les officiers de morale se sont plaints du voisinage des grandes manufactures : de tous temps, on a observé qu'elles dégradoient l'espèce humaine, dans les pays qu'on avoit prétendu vivifier en les y établissant. Les petites entreprises sont plus im-

médiatement et plus constamment surveillées par l'intérêt individuel, qui est toujours
d'autant plus éclairé qu'il s'exerce sur un
plus petit théâtre, et qui, seul avec sa parcimonie et ses soins de détail, sait transformer en jardin fertile, le petit champ délaissé
par un gros propriétaire. Dans les grandes
entreprises, surtout dans celles qui sont
aux frais du public, il y a trop de mains
intermédiaires entre celles qui gouvernent,
et celles par qui les ordres doivent être dé-
finitivement exécutés. La multitude des affaires empêche d'en examiner attentivement
aucune. Nul des sous-ordres n'a d'intérêt à
bien faire ; la négligence et le zèle sont traités avec la même indifférence. Les occasions
de gaspillage renaissent à chaque instant :
avec elles, se multiplient les causes qui doivent les faire saisir avec avidité : et si le
chef lui-même n'est pas soumis à la censure
de l'opinion ; si l'exactitude de son administration n'est pas nécessaire à son existence ; en un mot, s'il n'a pour nourrir son
zèle et son activité, d'autres motifs que le
saint amour de son devoir, une malheureuse
expérience nous apprend qu'il cessera bientôt de le remplir. Voilà des faits certains en

général ; voilà ce qu'il faut regarder comme la règle commune. La rareté des exceptions qu'on peut y trouver sans doute, bien loin d'en rendre douteuses les conséquences pratiques, ne fait que confirmer la nécessité de prendre cette règle pour base de tout calcul en ce genre.

Mais quand les grands établissemens seroient sujets à moins d'abus, il ne s'ensuivroit pas que leurs avantages fussent en raison directe de leur grandeur. Leur grandeur est déterminée par la nature même de leur objet ; et conséquemment, elle ne peut être la même pour tous. Par exemple, l'étendue d'un atelier dont les travaux se font en plein air, peut être plus considérable ; celle d'un hôpital demande à être resserrée dans des limites étroites, qu'on ne dépasse jamais impunément.

Il est donc bien nécessaire de réduire à leurs dimensions naturelles, tous ces grands monumens d'une aveugle bienfaisance. Mais le motif le plus urgent de hâter cette réforme, c'est l'impossibilité d'y faire convenablement la médecine, et, quoi qu'on en dise, la chirurgie ; c'est-à-dire d'y remplir le but pour lequel ils ont été fondés. Il n'est pas douteux que ce but ne soit de soulager et de conserver des malades, trop pauvres pour se faire soigner dans leurs asyles, ou qui même n'ont pas d'asyles dans lesquels la charité publique puisse les assister. Or, je soutiens que les malades ne sont point soulagés dans les hôpitaux, et que bien loin d'y être conservés, ils y viennent chercher de nouvelles causes de destruction. Cette vérité n'est assurément pas nouvelle : mais puisqu'elle doit suffire seule pour réformer des établissemens aussi vicieux, et qu'elle a été répétée tant de fois inutilement, il faut bien y revenir encore, et ne point se lasser de la redire.

Pour que la médecine se fasse d'une manière utile aux malades et à l'art de guérir (car ces deux objets sont remplis par les mêmes moyens), il faut que le médecin et le chirurgien agissent toujours de concert, quand leur concours est nécessaire. Il faut que le premier ait les connoissances chirurgicales, et que le second porte les vues médicales dans ses traitemens; qu'ils aient l'un et l'autre un intérêt clair, direct, toujours présent à leurs yeux, de bien traiter, de guérir leurs malades; qu'ils puissent se donner le temps de voir tous les cas avec la plus grande attention, et de faire plusieurs visites par jour, lorsque cela est utile; qu'ils soient autorisés à régler le régime, aussi bien que l'application des remèdes; c'est-à-dire, à déterminer la quantité, la qualité des alimens, le moment de les donner. Il faut enfin que les malades respirent un air convenable; qu'ils aient des lits commodes et propres, et qu'ils soient servis par des personnes qui joignent à un caractère compatissant, l'adresse (1), sans laquelle on aigrit la douleur

---

(1) Les hommes ne sont nullement propres à servir les malades. La nature semble avoir réservé aux femmes seules, cette honorable fonction, de même que le soin de l'enfance; et ce n'est pas le motif le moins touchant de notre respect pour elles. Voyez un homme auprès d'un malade : s'il veut lui parler, il l'étourdit; s'il veut le remuer, il le secoue; s'il lui donne à boire, il verse dans les draps, la moitié de la boisson. Son émotion est toujours tardive, et ses secours n'arrivent jamais à temps. Mettez une femme à sa place : sa tendre pitié devine, prévient les besoins; elle fait tout à propos et sans précipitation; elle est à tout, et ne paroît occupée que d'une seule chose. Avec quelle adresse elle remue un corps douloureux! Quelle propreté dans les détails du service! on sent que cette main délicate est faite pour soulager nos

qu'on veut soulager. N'est-il pas impossible d'obtenir tout cela dans les grands hôpitaux? N'est-il pas facile de l'obtenir dans les petits?

---

maux, comme cette imagination mobile et tendre pour nous consoler dans nos peines.

Avant que l'Assemblée nationale fît espérer que nous verrions enfin tomber les fers des religieuses, qui paient du bonheur de leur vie, l'imprévoyance de leur jeunesse et l'illusion d'un moment, j'ai quelquefois pensé qu'il y auroit un moyen bien simple d'arracher au désespoir, aux remords et aux aliénations d'esprit qui en sont la suite, les filles infortunées qui, dans le fond du cœur, réclament contre des vœux imprudens. L'association libre des Sœurs de la Charité est, sans contredit, la meilleure institution pour le service des malades. Il est à desirer que le Gouvernement leur confie le soin des hôpitaux de malades, et qu'il cherche les moyens naturels et justes d'augmenter le nombre de ces respectables hospitalières. Ce qui contribue peut-être le plus à nourrir leur ferveur, c'est qu'elles ne s'engagent que pour un an, et qu'au bout de ce terme, elles peuvent rentrer dans le monde. Sentant qu'il est en leur pouvoir d'être libres, elles ne desirent point d'autre liberté. Il en est peu qui veuillent abandonner un état dont tous les travaux sont des bienfaits, et qui leur est devenu d'autant plus cher, que leur vie entière est le sacrifice le plus sublime qu'il soit donné à l'homme de faire à la vertu. J'aurois voulu, dis-je, que toute religieuse

La nécessité de renouveler l'air dans les salles de malades est aujourd'hui généralement reconnue. Celle de donner à chacun d'eux un lit, où il puisse changer commodément de situation, et prendre celle que demande la nature, ou le siége de ses souffrances, est victorieusement démontrée dans le rapport de l'Académie. Quelle ame assez indifférente oseroit encore, après cette lecture, excuser la barbarie de ces lits à quatre, à cinq, ou même à six personnes!.... Il ne suffit pas de les éloigner, comme on vient de le faire, des regards du public....

---

qui s'est trompée, ou qu'on a trompée sur sa vocation, pût quitter le cloître, en passant chez les Sœurs de la Charité. Avec le sentiment d'une indépendance, dont la possibilité suffit ordinairement au cœur humain, elle y auroit puisé presque toujours, le desir de ne pas la rendre plus complète : ou si le monde l'eût rappelée impérieusement, du moins elle auroit cessé d'être malheureuse; elle auroit cessé de maudire des lois qui l'avoient immolée, en autorisant cette aliénation sans retour, de sa personne et de sa vie, dans un âge où il lui étoit défendu de disposer de ses biens; et sa défection même eût été consacrée par des actes héroïques de charité chrétienne.

Ce moyen me paroissoit devoir être également approuvé par la religion, par la raison et par l'humanité.

Gardons-nous d'observer combien il a fallu de recherches, de raison et d'éloquence pour faire sentir ce qui est évident; pour prouver ce qui est démontré; pour forcer au silence des esprits faux, ou des cœurs pervers qui semblent regarder les erreurs et les abus comme leur patrimoine; pour exciter les réclamations des hommes contre ce qui outrage le plus l'humanité. Évitons surtout de remarquer que lorsqu'on a fait tout cela, l'on n'a rien fait encore, et que ces mêmes abus, reconnus de tout le monde, contre lesquels toutes les voix s'élèvent, ont des fauteurs secrets qui savent les défendre de manière souvent à lasser le courage des gens de bien. Nous gémirions trop amèrement sur le sort des sociétés humaines, où l'on rencontre à chaque pas le même tableau.

Mais il est dans notre sujet, auquel je m'empresse de revenir, d'autres vérités aussi simples, et qu'il n'est pas moins important de rendre populaires. Je me contenterai, d'après le plan que j'ai suivi, de les exposer succinctement, laissant à quelque plume éloquente, comme celle de M. Bailly (1), le soin

____

(1) Ces observations sont écrites depuis plus d'un

de les développer et de leur donner toute
la puissance de la persuasion. Le bon sens
peut devancer l'opinion publique ; il peut la
diriger de loin : mais c'est au talent seul
qu'il est donné de hâter sa marche, et de
rendre son influence irrésistible.

Je ne saurois trop le répéter, on exécute-
roit en vain les changemens les plus utiles
dans les hôpitaux, si l'on ne commençoit
par en diminuer la grandeur. Ce premier
pas fait, tout le reste devient possible, et
même facile.

Il est en effet très-aisé de voir qu'alors la
salubrité et la propreté des salles pourront
s'obtenir sans peine ; que le service devien-
dra très-simple dans tous ses détails. Alors
aussi l'on peut laisser aux médecins le droit
de déterminer tout ce qui regarde le régime : on peut exiger d'eux, qu'ils fassent
des journaux détaillés de leurs traitemens,
et par cette seconde mesure, les forcer à se
surveiller eux - mêmes sans cesse, en leur

---

an : M. Bailly n'étoit alors qu'un simple particulier ;
la voix d'un grand peuple ne l'avoit pas encore chargé
des importantes fonctions qu'il remplit avec tant de
zèle, de lumières et de vertus (1789).

faisant redouter de loin la censure sévère de leurs rivaux ; tandis que la première leur enlève une excuse dont ils se serviroient plus souvent, s'ils en sentoient tout le poids.

Qu'il me soit permis de dire encore un mot sur ces règles générales de régime dont j'ai déjà fait entrevoir les fâcheuses conséquences : l'importance du sujet doit me faire pardonner quelques répétitions. Je n'examinerai pas en détail, la distribution des alimens solides : le moment où la plus petite erreur peut devenir fatale, est ordinairement passé quand on commence à les permettre. Ce n'est pas qu'il n'y eût plusieurs observations à faire sur leur usage, sur leur choix, sur leurs effets, si différens dans les différentes maladies, et suivant l'époque, ou le degré de chacune. Mais pour ne rien laisser à desirer là-dessus, il faudroit donner un corps complet de diététique, et nous jeter dans plusieurs discussions médicales, étrangères à notre principal objet. Voyons donc seulement ce qui concerne la diète sévère, ou le temps pendant lequel les malades sont réduits au bouillon.

Dans les hôpitaux, on distribue le bouillon de quatre en quatre heures, et à tout le monde à-la-fois. A la Charité, de même qu'à l'Hôtel-Dieu, ce bouillon est assez concentré : la quantité qu'on en donne à chaque malade est considérable : elle est la même pour tous; et généralement parlant, ils sont trop nourris, quand le genre, ou le temps de la maladie exige ce que j'appelle la diète sévère.

Le bon bouillon de viande convient dans quelques cas; il en est d'autres où la raison et l'expérience le proscrivent. Mais alors, il peut être remplacé par des décoctions de graines farineuses, de racines, de fruits pulpeux, de plantes succulentes. Il convient toutes les fois qu'il s'agit de soutenir les forces, ou de les relever; quand il faut nourrir le malade, et cependant ne pas lui faire dépenser dans l'estomac, une grande somme d'action vitale : par exemple, dans les épuisemens simples, dans les fièvres malignes nerveuses, à la suite des grandes hémorragies, ou de toute autre importante évacuation. On doit l'interdire toutes les fois qu'il est nécessaire de tenir les mouvemens dans un état de foiblesse ; quand les premières voies sont farcies de restes d'alimens, ou d'humeurs corrompues ; quand on redoute des altérations putrides générales : par exemple, dans les maladies éminemment inflammatoires, dans les grandes plaies accompagnées de douleurs vives et de pyrexie violente ; dans les fièvres saburrales, mésentériques, bilieuses, putrides. Il réussit fort bien dans certaines épidémies ; dans quelques autres on le trouve constamment nuisible. Toutes choses égales d'ailleurs, il réussit mieux dans les saisons froides, ou sèches, que pendant les grandes chaleurs, ou dans les temps humides et tièdes.

Les maladies aiguës offrent à leur début, plusieurs symptômes qui sont communs à presque toutes : c'est alors surtout qu'il faut de la sagacité pour ne pas les confondre. Dans la suite, leurs phénomènes deviennent plus saillans, et leur génie se caractérise. Il en est comme des jeunes plantes et des jeunes animaux, qui n'ont rien de bien distinct d'abord, soit dans leur saveur, soit dans leurs autres qualités sensibles ; mais dont le temps développe la nature, l'instinct et la physionomie particulière. Le talent de reconnoître la maladie naissante, à quelques traits fugitifs qui la décèlent, est sans doute la première qualité du médecin. Sans ce talent on commet tous les jours des fautes graves : car il ne faut pas croire avec le vulgaire, qu'en restant spectateur et donnant de la tisane, on puisse dire qu'on ne prend encore aucun parti ; c'est en prendre réellement un, que de se déterminer à ne rien faire. L'issue de la plupart des traitemens dépend de la conduite qu'on a tenue les premiers jours. Or, pour ne pas sortir de notre sujet, si dans un grand nombre de maladies, il faut imposer d'abord le régime le plus sévère ; s'il faut le plus souvent attendre l'approche des crises pour augmenter l'activité de l'estomac, et pour chercher à rendre, par son influence sur les organes principaux, les déterminations critiques plus complètes et plus régulières : dans d'autres cas (1), où l'invasion de la fièvre n'est accompagnée que de peu d'altération des forces digestives, on doit mettre les momens à profit, nourrir le malade tandis qu'on le peut encore, et faire une espèce de provision de forces pour les temps les plus orageux où l'on sera peut-être dans la nécessité de supprimer presque tout aliment. Voilà ce qu'Hip-

______

(1) A la vérité, ces cas sont rares.

pocrate, qui le premier a donné de bonnes
règles de régime pour les fébricitans, avoit
observé non-seulement dans le climat de la
Grèce, mais dans les divers pays où l'avoient
conduit le besoin de s'instruire et l'ambition
louable d'exercer son art avec plus d'éclat.
Il remarque aussi qu'un vieillard (1) ne doit
pas être nourri comme un jeune homme,
un homme mûr comme un enfant; que les
habitudes de la santé doivent être prises en
considération pendant la maladie ; et qu'il
faut leur accorder quelque chose , ainsi
qu'au climat, à l'âge, à la saison, au tem-

---

(1) La règle qu'il établit là-dessus, peut être regardée comme générale. Plus les animaux sont près de
leur origine, et plus ils ont besoin d'alimens; plus ils
avancent vers leur dernier terme, et plus long-temps
ils peuvent supporter l'abstinence. Un homme fait la
supporte mieux qu'un jeune homme, un vieillard
plus facilement que l'un et l'autre, un enfant point
du tout. Cette règle souffre cependant plusieurs exceptions : quelques vieillards ont besoin d'une nourriture abondante, et de faire plusieurs repas dans le
jour, comme les enfans. Quand les forces viennent à
se concentrer dans l'estomac, l'action de cet organe
est d'autant plus nécessaire, que c'est alors lui seul
qui, par l'étendue de ses sympathies, entretient ou
ranime le jeu de la vie dans tous les autres.

pérament, en un mot, à toutes les circonstances capables d'influer sur le caractère
de chaque maladie en particulier.

Ce que je viens de dire suffit sans doute
pour prouver combien il est essentiel que le
médecin d'hôpital ait le droit de régler tout
ce qui concerne le régime des malades.

Mais en lui fournissant les moyens de
rendre son art plus utile, on doit s'assurer
qu'il remplira toujours ses devoirs. Et pour
cela, qu'on ne s'en rapporte point à la surveillance particulière des chefs. Quoi qu'on
fasse, il n'aura pour juge que sa conscience,
à moins qu'on ne l'oblige à faire connoître
ses traitemens, dans des journaux bien circonstanciés, destinés à devenir publics. La
conscience d'un homme de bien est sans
contredit le meilleur de tous les aiguillons:
mais des intérêts d'amour-propre, ou de
fortune, sont malheureusement d'un effet
plus général, plus constant et plus sûr. Au
reste, la manière de faire ces journaux est
très-simple : Hippocrate nous en a laissé le
modèle dans ses épidémies. Ce que les découvertes modernes peuvent ajouter à la
précision de quelques détails, se réduit à
peu de chose : et quant au talent du grand

peintre, c'est encore dans ses écrits immortels qu'on ira toujours le puiser avec le plus
de fruit. Je conviens que, de son temps, la
matière médicale étant dans l'enfance, il n'a
pu nous laisser que des indications générales de remèdes : le plus souvent même il
peint la marche de la maladie, sans parler
du traitement; et il semble n'avoir été que
le contemplateur du travail de la nature.
Mais les observations de ce genre sont peut-
être les plus précieuses. On y voit bien plus
clairement, que dans celles où l'action des
remèdes doit être mise en ligne de compte,
quels sont les phénomènes qui précèdent les
crises heureuses; quels sont les mouvemens
dont la terminaison est constamment funeste : on en conclut bien mieux dans quelles
circonstances il est avantageux d'abandonner la nature à elle-même, ou de ne faire
que la seconder ; et dans quelles circonstances contraires, il faut arrêter ses efforts
égarés, ou leur faire prendre une autre direction. Nous ne pouvons plus imiter Hippocrate à cet égard; nous ne le devons même
plus : l'administration des remèdes est trop
perfectionnée, pour qu'il nous soit permis
de rester aussi souvent oisifs ; et l'on ne

sauroit nier que l'histoire de leurs effets ne rende encore plus complète l'histoire des maladies. On doit à la vérité commencer par bien étudier cette dernière : mais le médecin ne seroit point utile, sans la connoissance de l'action des médicamens.

De bons journaux d'hôpital doivent donc offrir d'abord, en forme de préliminaire, le tableau rapide de la dernière constitution; c'est-à-dire des généralités historiques concernant l'état de l'air et les maladies qui ont régné l'année d'auparavant : et le corps du journal ne doit être que le même tableau de l'année qu'on veut décrire, mais plus développé, plus circonstancié, jour par jour, maladie par maladie. Il faut qu'on y trouve notées les moindres variations de l'atmosphère, concernant le froid, le chaud, la légèreté, la pesanteur, l'humidité, la sécheresse. Les instrumens que les physiciens ont imaginés pour mesurer ces différens états, ne doivent pas être les seuls consultés : les vrais instrumens des expériences médicales sont les corps vivans. Ainsi, par exemple, après avoir déterminé le degré du froid d'après le thermomètre, on examinera si la sensation qu'il fait éprouver aux corps,

et les effets qu'il produit sur eux, correspondent exactement à la dilatation et à la
condensation des liqueurs. Or, on trouvera
souvent qu'ils n'y correspondent pas ; et,
pour le dire en passant, on en tirera des
conséquences dont il est aisé de sentir l'uti-
lité-pratique.

Mais ce qui sans doute est le plus important, c'est que chaque maladie soit décrite
avec la plus grande exactitude. Non-seulement on peindra son invasion, son accroissement, son état, son déclin, la convalescence ; non-seulement le médecin dira par
quelles indications il s'est laissé guider dans
l'administration des remèdes, et quels ont
été leurs effets : mais de plus, il rendra
compte de l'âge du malade, de son tempérament, du pays qu'il habite, de sa profession, des maladies auxquelles il a été sujet,
de ses goûts, de ses mœurs.

Hippocrate décrit les phénomènes de la maladie ; il ne la nomme presque jamais. Pourquoi ne l'imiteroit-on pas encore en cela ?
Les dénominations s'emploient ordinairement au hasard ; ou l'on s'en sert pour déguiser l'ineptie des traitemens. Tous les hommes
d'ailleurs n'attachent pas les mêmes idées

aux mêmes mots : ce que l'un appelle fièvre catharrale, l'autre l'appelle fièvre péripneumonique, ou putride, ou maligne. Mais qu'un médecin dise : — Le malade toussoit; il avoit une douleur de côté; son pouls étoit tendu, fréquent; son visage étoit rouge, ses yeux larmoyans, son sang couvert d'une couenne blanche, ou jaunâtre, ou verdâtre : —Tout le monde l'entend; tout le monde est d'accord sur ce qu'il a voulu dire. Si de l'ensemble de ces symptômes, du degré de chacun, de l'enchaînement dans lequel ils se sont montrés, il cherche à déduire quel est le désordre de la santé qu'ils indiquent; on peut juger de son talent, de sa sagacité, de la bonté de son esprit. Enfin, s'il ajoute : — D'après tous ces signes, d'après telle indication qui m'a paru en résulter, je me suis décidé pour tel et tel remède; il s'en est suivi tel et tel effet : — Nous avons alors un tableau très-clair, qui ne peut être sujet à nulle interprétation vicieuse ; et nous pouvons en tirer des inductions très-probables pour l'effet de ces mêmes remèdes, dans les mêmes circonstances. Il me semble que des journaux faits dans cet esprit, par des praticiens éclairés et prudens, seroient le recueil le plus précieux de l'art (1). Au bout de vingt ans, ils auroient passé presque tous les cas en revue : ils encourageroient, ils nécessiteroient une foule de travaux utiles : et tandis que, d'un côté, ils rendroient les plus importans services à la médecine, de l'autre ils engageroient, comme je l'ai déjà dit, les médecins à traiter les pauvres malades avec plus de zèle et d'attention.

Mais il est un autre moyen qu'on pourroit faire concourir plus efficacement encore à ce double but : c'est l'établissement d'un certain nombre d'écoles-pratiques, regardées avec raison maintenant, par tous les

---

(1) Toutes les sciences naturelles s'enrichissent de faits ; et les systêmes, ou les principes généraux de chacune, ne doivent être que le résultat direct et précis de tous les faits qui s'y rapportent. En médecine surtout, il n'y a presque de lecture vraiment instructive que celle des observateurs : et même si chaque homme pouvoit tout voir par ses propres yeux, peut-être seroit-il avantageux de fermer les livres, et de ne consulter que la nature seule, afin de recueillir ce qu'elle offre, exempt du mélange des opinions humaines. Les peintures les plus parfaites la défigurent toujours à quelques égards. Si l'on veut tout décrire, on se perd dans les détails ; si l'on se borne à saisir les grands traits, on néglige des choses importantes. Il

gens sensés, comme seules propres à réformer les études de médecine. Les médecins de Cos et de Cnide menoient leurs disciples au lit des malades. Ceux qui depuis enseignèrent à Rome, suivirent cet exemple; témoin Symmaque, contemporain de Martial, que ce poëte accuse de lui avoir donné la fièvre, en le faisant tâter en hiver, par cent mains toutes gelées.

Me centum tetigere manus aquilone gelatæ :
Non habui febrem, Symmache; nunc habeo.

Dans l'Amérique septentrionale, les jeunes gens qui se destinent à la médecine, se

---

est impossible de donner, dans une description, l'idée nette d'une odeur, à celui qui ne l'a pas sentie; il ne l'est pas moins de lui faire voir une maladie qu'il n'a jamais vue, ou dont il ne connoît pas les analogues par lui-même. Mais la vie est trop courte, l'art est trop étendu pour qu'on ne soit pas forcé de recourir à l'expérience des autres : et si nous en avons assez nous-mêmes pour retrouver dans notre mémoire, les images partielles dont l'ensemble forme le tableau qui nous est offert, elle ne sera pas en effet entièrement perdue pour nous (1789).

Le vœu de l'auteur, pour la création des Écoles cliniques en France, a été rempli; et les Écoles de médecine forment aujourd'hui de vrais médecins (an II).

mettent d'abord chez un apothicaire. Ils apprennent à connoître, à préparer les remèdes. Ils les portent aux malades, dont l'aspect les habitue ainsi par degrés, à distinguer toutes les infirmités du corps humain, par les signes qui les caractérisent : et en même temps, ils recueillent une foule d'observations précieuses sur l'efficacité des moyens que l'art emploie pour les combattre.

En Italie, quelques universités exigent, avant d'accorder le bonnet de docteur, que les jeunes candidats aient suivi, pendant deux ou trois ans, un praticien connu, dans toutes ses visites.

Les universités d'Edimbourg et de Vienne sont, à cet égard, au niveau des écoles de Cos et de Cnide. Il y a, dans l'une et dans l'autre, un professeur de médecine clinique. C'est dans les salles mêmes d'un hôpital que se donnent les leçons ; ce sont les différentes maladies qui leur servent de texte. Si le professeur a du talent, il indique à ses élèves l'ordre dans lequel les objets doivent être observés, pour être mieux vus, et pour mieux se graver dans la mémoire : il leur abrège le travail ; il les fait profiter de son expérience. S'il est sans talent, ses fautes sont bientôt dévoilées par la nature elle-même, qui parle à tous les sens des spectateurs, et dont il est impossible d'étouffer, ou d'altérer le langage. Souvent même elles leur deviennent plus utiles que ses succès, en rendant plus ineffaçables des images qui, sans cela peut-être, n'eussent fait sur eux que des impressions passagères. Aussi les jeunes gens qui sortent de ces universités se distinguent-ils facilement de tous les autres. Leurs connoissances plus nettes, mieux classées, leur raison plus ferme, leur tact plus sûr et plus fin, sont une assez bonne apologie de cette forme d'instruction.

Un célèbre praticien, enlevé dans la force de l'âge, à la médecine dont il étendoit tous les jours le pouvoir par ses travaux, et qu'il faisoit honorer par la noblesse de sa conduite; aux malheureux dont il étoit le père; à ses amis auxquels il n'est resté, pour se consoler de sa perte, que le souvenir de ses vertus : M. Dubrueil, que je m'honore d'avoir eu pour maître, et dont l'amitié tendre et courageuse manque bien plus encore à mon cœur, que ses lumières à mon instruction, avoit fondé quelques années

avant sa mort, sous les auspices de M. le
Maréchal de Castries, une école-pratique
dans l'hôpital de la marine de Brest. Il étoit
convaincu que tous les arts qui demandent
la culture immédiate des sens, et dans lesquels les combinaisons de l'esprit ne peuvent jamais suppléer l'habitude et l'exercice, doivent être étudiés directement dans
la nature même; et que, par conséquent,
les meilleurs professeurs de médecine sont
les malades. Il croyoit que le professeur en
titre doit se borner à mettre ses élèves dans
la bonne route; à leur présenter les tableaux
de la manière qui les éclaire le mieux les
uns par les autres, et qui rend les impressions plus durables., en les rendant plus
distinctes. Il pensoit que celui qui veut faire
plus, au lieu d'abréger pour eux les difficultés, leur fait perdre le fruit de toutes
celles qu'ils peuvent avoir vaincues. Ainsi,
quoiqu'il ne prétendît pas avoir donné à
son établissement, toute la perfection dont
il eût été susceptible dans d'autres circonstances, M. Dubrueil est mort dans la douce
persuasion qu'il avoit fait un présent utile
à notre art : et cette persuasion étoit d'autant mieux fondée, qu'il laissoit à la tête de

l'école de Brest un excellent esprit, incapable de mettre des préjugés acquis à grands frais, à la place de sa raison naturelle et de l'expérience.

Aujourd'hui tous les jeunes gens parlent d'écoles-pratiques : ils les demandent à grands cris ; et la partie la plus saine des vieux médecins les desire également.

Je n'entrerai dans aucun détail sur leur nécessité, sur les avantages qu'on doit en recueillir, ni sur la forme qu'il seroit convenable de leur donner (1).

Leur nécessité ne sauroit être mise en question : elle résulte clairement de l'état actuel des études dans les écoles de médecine, et de la nature même de l'esprit humain, ou de la manière dont nous acquérons nos connoissances.

Leurs avantages ne sont pas moins évidens ; l'on peut assurer qu'ils sont incalculables.

Quant à leur forme, j'avoue que je ne la regarde pas comme une grande affaire (2).

____

(1) C'est l'objet principal du Mémoire de M. Lachèze.

(2) J'observe seulement qu'on y pourroit offrir aux

Ici, comme dans beaucoup d'autres choses, on fera d'autant mieux qu'on réglera moins. Si l'on se bornoit à déterminer les droits que donneroit aux jeunes élèves , dans toutes les facultés de médecine , une assiduité de deux ou trois ans , aux leçons des écoles-pratiques, tout se mettroit de soi-même dans le meilleur ordre. A plus forte raison , seroit-il à propos d'abandonner la méthode d'instruction , au choix et au talent du professeur.

Il suffiroit donc, selon moi, de permettre à tout médecin d'un hôpital, d'y former une école, d'après le plan qu'il jugeroit le meilleur; d'exiger de lui des journaux détaillés, et de statuer qu'après avoir suivi ses leçons, deux, trois, ou quatre ans, les étudians en médecine pourroient prendre d'emblée huit, dix, douze inscriptions, plus ou moins (1).

élèves, des cours d'anatomie, d'opérations chirurgicales, d'accouchemens, et de chimie pharmaceutique. Les premiers se feroient dans un amphithéâtre de dissections; les derniers dans la pharmacie de l'hôpital.

(1) Je n'attaque point ici le droit dont jouissent les facultés, d'examiner les étudians en médecine, et de leur donner des diplômes de docteur.

En laissant les professeurs arbitres du taux de leurs leçons, on risqueroit peu qu'elles fussent jamais portées trop haut. La concurrence établie entre eux, les forceroit, pour leur intérêt même, à ne point en exagérer le prix. Mais si le talent, ou la vogue pouvoit les enhardir à le tenter, et qu'ils le fissent avec succès, voilà précisément ce qu'il seroit aussi mal-adroit qu'injuste de vouloir prévenir. Leur noble émulation, alimentée par toute sorte de motifs, ne pourroit que tourner au profit des malades, des élèves et de l'art.

C'est avec de pareilles institutions, qu'on auroit, dans les élèves, des surveillans éclairés et sévères de la médecine des hôpitaux ; surveillans toujours prêts à réclamer contre les faussetés, ou les exagérations des journaux. Et les journaux eux-mêmes devant servir de base à la réputation de celui dont ils porteroient le nom, le forceroient à redoubler de soins auprès de ses malades, à perfectionner sa pratique, à rendre son enseignement le plus attrayant, le plus clair et le plus méthodique, afin d'attirer un plus grand nombre d'élèves autour de lui.

Je ne me permettrai plus qu'une réflexion :

elle me paroît faite pour toucher tout gouvernement qui respecte la morale.

Aujourd'hui, les jeunes médecins suivent rarement les hôpitaux avec quelque constance. Ils se jettent dans la pratique, sans avoir vu les objets qu'ils doivent reconnoître. Il faut pourtant se donner l'air d'avoir tout vu ; il faut cacher son inexpérience, par le babil et par de grands mots. Ainsi, dans la matière la plus grave, ils s'exercent à l'art de tromper ; ou du moins ils s'habituent à ces manèges de charlatanerie, qui dégradent toujours le caractère. Et quand ils suivent les hôpitaux, quel fruit peuvent-ils en retirer ? Ce n'est pas la nature qu'ils y voient ; c'est encore moins la nature aidée par un art bienfaisant. Tout ce qui frappe leurs yeux, égare leur jugement et flétrit leur ame. Ils ne recueillent que des images fausses, et n'apprennent qu'à se jouer de la vie des hommes. Dans l'ordre de choses que j'indique, en acquérant des connoissances vraies, ils dédaigneroient l'artifice, qui ne sert qu'à masquer l'ignorance : ils verroient le pauvre traité comme un être dont les souffrances et la vie sont sacrées ; et rien n'altéreroit dans leur cœur, ce respect tendre pour les hommes, sans lequel il n'est point de moralité.

P. S. On pourroit appuyer d'une foule de raisons nouvelles, la nécessité de diviser et de subdiviser les grands hôpitaux : mais j'ai cru inutile d'entrer dans de plus grands détails. Maintenant que l'opinion publique influe d'une manière si directe sur toutes les parties de la législation et du gouvernement, il est impossible qu'avec un si grand intérêt à s'éclairer, elle ne recueille pas toutes les lumières éparses et presque perdues jusqu'à ce jour. Quand la voix de tous les citoyens est libre; quand l'application des vérités découvertes n'est plus empêchée par les passions particulières : les vérités se découvrent, et leurs plus foibles germes, jetés comme au hasard, dans les livres, ou dans les conversations les plus frivoles, se développent, croissent et fructifient avec une promptitude dont les penseurs eux-mêmes sont étonnés.

Je suis donc persuadé que, dans peu, les vices des grands hôpitaux seront sentis de tout le monde. En faisant la peinture détaillée et fidelle de ces funestes asyles, je me serois exposé à faire la plus amère satire de l'administration qui les surveille ; et rien n'est plus loin de mon cœur que les inculpations personnelles. Mais l'œil sévère du public, porté successivement sur tous les objets qui l'intéressent, fera cette satire d'une manière bien plus rigoureuse, et surtout bien plus utile. On verra donc qu'il faut renoncer aux grands hôpitaux; et bientôt sans doute il n'y en aura plus que de petits. C'est-là peut-être, l'un des plus grands avantages des gouvernemens, où la volonté publique fait la loi, et détermine le mode de son action. Les préjugés se taisent; les passions malfaisantes se cachent; le bien se fait sans peine, parce que celui qui en est l'objet, est celui-là même qui le commande: et la morale règne nécessairement partout; attendu qu'elle n'est que l'utilité de tous, et qu'il implique contradiction que tous ne veuillent pas, et ne cherchent pas leur utilité.

En réduisant les hôpitaux à cent, ou cent cinquante lits au plus, il sera moins nécessaire de les transporter hors des villes. Des hospices, tels que je les propose, peuvent rester au sein de Paris, sans grands inconvéniens pour eux-mêmes, ou pour le voisinage. On n'a pas besoin de soins recherchés pour s'y garantir du mauvais air, et pour prévenir les contagions. Les maisons qui environnent la Charité ne sont pas plus malsaines que celles des quartiers les mieux aérés. Cependant il sera toujours avantageux de choisir, au moins une partie des emplacemens, à la campagne. Les malades y jouissent d'un air presque toujours préférable, et souvent nécessaire pour leur entier et prompt rétablissement. On peut plus facilement y ménager les aspects, et tourner les salles d'une manière commode pour recevoir le soleil, ou pour s'en garantir à volonté : on peut s'y procurer de vastes promenoirs couverts, pour les temps de pluie ou de froid; et pour les beaux jours, d'autres promenoirs, plantés d'arbres, dont les émanations, pendant six, ou sept mois de l'année, sont si restaurantes pour les convalescens. Les terreins, les bâtimens, les denrées, la main-d'œuvre, tout est moins cher dans la campagne : et les raisons d'économie qui doivent entrer pour beaucoup dans les plans d'établissemens publics, suffiroient seules pour y assigner la place de tous ceux qu'il n'est pas absolument indispensable de laisser au milieu des villes.

D'ailleurs, il seroit facile de faire des arrangemens avec les municipalités des communes, où l'on transporteroit les hospices.
Chacune d'elles a des pauvres à nourrir, des
malades à soigner, enfin un plan de charité
publique à former sur de nouvelles bases.
On pourroit leur fournir les moyens de le
faire mieux et plus en grand, en réunissant
les dotations des maisons à fonder, avec celles
qui peuvent avoir été assurées aux pauvres
de ces communes, et avec les secours qu'ils
doivent encore à la bienfaisance journalière de leurs habitans. Dans un arrangement
de ce genre, des conditions avantageuses
et agréables à tout le monde sont faciles à
imaginer. Et si quelques médecins de réputation attiroient un jour, aux visites de ces
hospices, beaucoup d'élèves empressés d'in-
terroger la nature, sous des yeux faits pour
les diriger, qui ne sent combien l'éloignement des distractions de la ville, le silence
et la paix de la retraite, les aideroient utilement dans l'étude de leur art, leur en ap-
planiroient les difficultés, et leur conserve-
roient d'instans précieux pour les travaux
opiniâtres de l'observation qui doit lui servir
de fondement?

Je ne doute pas que l'établissement des nouvelles assemblées administratives n'entraîne partout celui des maisons charitables de travail, commandées, en quelque sorte, par la voix publique, et réclamées par la raison de l'homme d'état, autant que par l'humanité de l'homme sensible. Chacun voit aujourd'hui combien il est nécessaire d'extirper la mendicité; chacun sent qu'on ne le peut, qu'en offrant de l'ouvrage à l'indigent capable de travailler, et qu'en assurant un asyle à celui que l'enfance, la vieillesse, ou la maladie met dans la cruelle nécessité d'implorer l'assistance de ses semblables.

La société, comme le dit très-bien M. Sieyes dans sa belle déclaration des droits de l'homme, doit des secours à tout individu qui se trouve hors d'état de pourvoir à ses propres besoins. Elle le doit, parce que l'état social faisant jouir les uns d'avantages sans nombre, il ne peut sans crime laisser les autres au-dessous de ce qu'ils seroient au fond des bois. Elle le doit aussi, parce que, s'il se trouve dans son sein une grande quantité d'êtres souffrans, elle est en danger sous plusieurs rapports, et que lors même qu'il y en a peu, cet état, dégradant à la fois,

et celui qui demande, et celui qui refuse,
porte des atteintes sourdes, mais graves, au
corps politique le mieux organisé d'ailleurs.

La grande maladie des états civilisés est
la mauvaise distribution des forces politiques, et la disproportion choquante des fortunes. Voilà la source de presque tous les
désordres publics, et des calamités qui les accompagnent. Je conviens, et l'on a pu le voir
ci-devant dans une note, que les hommes
ne naissent pas égaux en moyens, s'ils naissent et sont éternellement égaux en droits :
mais, je le répéte encore, les grandes inégalités ne sont pas du fait de la nature ; et,
comme l'observe très-bien le publiciste philosophe que je viens de citer, les institutions
sociales sont faites pour corriger ce qu'elle
peut laisser dans la situation de l'homme,
de vicieux à cet égard. Elles ont fait partout
précisément le contraire : partout aussi, cho-
qués des maux qu'elles seules avoient pu
rendre aussi graves, les sages, les législateurs et les hommes bienfaisans ont cherché
de concert, les remèdes qu'il étoit nécessaire
d'y porter. Mais leurs vœux n'ont été bien
remplis nulle part. Le jubilé des Juifs, le
partage des terres chez les Spartiates, les

loix agraires des Romains, sont des moyens également iniques et contraires au but de l'association, qui est l'exercice libre des facultés de chacun, et la paisible jouissance des biens qu'elles lui procurent. La taxe des pauvres, établie en Angleterre, peut être regardée comme une loi du même genre. Ses grands inconvéniens sont assez connus : mais le plus intolérable de tous est de créer de nouveaux misérables, pour secourir ceux qui le sont déjà ; car dans la perception de cette taxe, l'on saisit et l'on vend, comme dans celle des autres impôts, les meubles des contribuables inexacts, ou incapables de payer. L'aumône elle-même, par laquelle le riche soulage un peu son cœur des reproches secrets que lui fait l'aspect attristant du pauvre ; l'aumône, indépendamment de la disproportion où elle se trouve presque toujours, avec les besoins, ne va pas certainement mieux à son but : et considérée sous un point de vue général, elle offre des caractères qu'il est indispensable de lui faire perdre, si l'on veut qu'elle cesse d'être immorale et funeste à la société. L'aumône est, sans doute ordinairement, un acte de vertu particulière ; mais presque toujours, elle est un crime public. Elle peut satisfaire celui qui donne, lui procurer des jouissances qu'il demanderoit d'ailleurs inutilement à son or: mais elle dégrade celui qui reçoit, elle l'habitue à la paresse, elle ouvre son cœur à tous les vices, et le prépare à tous les attentats.

Tant qu'un homme est en état de faire un travail quelconque, ce n'est pas l'aumône qu'il faut lui donner; c'est ce travail qu'il faut lui fournir : et quand la maladie, ou la vieillesse, ou l'enfance le met hors d'état de payer ce tribut que chacun doit à la nature et à la société, la société est alors dans l'obligation d'en agir avec lui, comme une famille humaine, ou prévoyante, avec un serviteur qu'elle soigne malade et nourrit vieux, en mémoire de ses services passés, ou qu'elle fait élever enfant, dans l'espoir de ceux qu'il peut lui rendre un jour.

Il n'y a là que des échanges réciproques; rien qui trouble les rapports naturels des hommes entre eux; rien qui livre l'un à la merci de l'autre. L'un reçoit le prix de ce qu'il a fait ou de ce qu'il fera : l'autre est dans le cas d'un débiteur religieux qui s'acquitte noblement, ou d'un capitaliste qui fait des avances sur un fonds riche et productif.

Le travail honore l'homme : il ennoblit, il consacre toutes ses jouissances. Nul ne peut secouer ce joug imposé par notre condition, sans se dégrader et sans perdre de sa liberté. Car, plus les richesses sont considérables, et plus elles mettent dans la dépendance celui qui seroit incapable d'y suppléer au besoin, par des ressources personnelles.

Il n'est peut-être pas inutile de répéter que le bonheur du peuple tient à ses mœurs, et que ses mœurs tiennent beaucoup au respect qu'il conserve pour lui-même. Les autres classes de la société sont très-intéressées à nourrir en lui, le sentiment qui maintient chacun à sa place, en empêchant que personne cesse de se montrer homme, par orgueil, ou par avilissement : car ce sentiment sera partout le plus sûr garant de la morale publique.

C'est d'après ces principes, que tous les hommes éclairés ont demandé d'une voix unanime, un nouveau système de bienfaisance générale. C'est de là qu'il faut partir, pour trouver celui qui remplira le mieux son objet ; j'entends celui de secourir la misère sans

la flétrir, et sans cultiver en elle, les vices
et les crimes, par l'encouragement à la fainéantise. A ce motif sacré, vient s'en joindre
un autre plus senti peut-être de la plupart
des administrateurs; c'est-à-dire l'économie.
En faisant travailler ceux qui le peuvent, on
se ménage des ressources plus abondantes
pour ceux qui ne le peuvent pas. Un atelier
public bien ordonné doit fournir de l'ouvrage aux hommes, aux femmes, aux vieillards, aux enfans. Chacun y trouve à faire
ce que lui permettent ses forces et son industrie : chacun est payé suffisamment ; et
le produit doit couvrir les frais d'administration et les pertes inévitables. Un hôpital
d'enfans délaissés pourroit également trouver, dans le travail de ceux qui sont déjà
grands, le moyen de nourrir les petits, et
de former les uns et les autres au rôle de
citoyen.

Les ateliers auroient encore un avantage,
auquel ceux qui se sont occupés de cette matière ont déjà pensé : c'est de maintenir le
prix des journées sur un pied convenable,
ce qui me paroît de la plus haute importance
pour la classe qui vit de ses bras, et ce qu'on
ne pourroit obtenir par d'autres moyens,

sans d'autres inconvéniens non moins graves, dans des pays où les vrais propriétaires ne forment peut-être pas le huitième de la population.

Je pense donc qu'il est juste de secourir les indigens, mais qu'il est essentiel de le faire en occupant ceux qui sont capables d'un travail quelconque. Ce soin me paroît également honorable pour eux-mêmes, utile à leur bonheur, exigé par le sévère devoir d'économiser les charités, et nécessaire à la conservation des mœurs publiques : il montre à côté de la bienfaisance, ce sentiment profond de la dignité de l'homme, qui sert de base à presque toutes les vertus publiques et privées, et dont l'habitude peut seule transformer les peuplades en véritables nations, et les rendre dignes de la liberté.

JOURNAL

DE LA MALADIE ET DE LA MORT

DE

MIRABEAU L'AINÉ.

JOURNAL

DE LA MALADIE ET DE LA MORT

D'HONORÉ-GABRIEL-VICTOR

RIQUETTI MIRABEAU (1).

En prenant la plume pour décrire les derniers momens de l'homme extraordinaire que la France entière pleure avec moi, je n'ai pas besoin de solliciter l'indulgence publique pour le désordre d'un récit trop cruel à mon cœur. Dépositaire et gardien d'une vie si précieuse à la patrie; admirateur passionné de cette réunion si rare de talens divers ; poursuivi par les souvenirs chéris , mais douloureux, de l'amitié la plus tendre et la plus noble; l'ame encore émue des

(1) Ce journal parut dans la première quinzaine du mois d'avril 1791 , quelques jours après la mort de Mirabeau.

4

scènes sublimes et touchantes qui ont accompagné cette grande catastrophe : exigeroit-on de moi de les reproduire sans trouble, et avec cette méthode d'exposition qui ne peut être que l'ouvrage du calme et du recueillement?

Ce n'est pas une relation que je suis en état de faire, ou des matériaux que je puis rassembler pour l'histoire : ce sont des tableaux dont je ne saurois soulager mon imagination, qu'en me les retraçant encore ; ce sont des sentimens dont je suis oppressé, que j'ai besoin de répandre ; c'est ma juste douleur dont je cherche à me nourrir. Lecteur, vous ne trouverez ici que l'exactitude des faits, et la vérité des impressions qui m'en restent pour toujours.

Pardonnez les détails médicaux où j'entrerai sur la maladie qui vient de ravir à l'humanité l'un de ses plus zélés bienfaiteurs. Quand il n'en résulteroit aucune connoissance utile pour l'art de guérir, des souffrances si funestes seroient encore intéressantes à décrire : et l'on voudroit connoître les particularités du traitement par lequel on a tenté sans succès, d'en prévenir la terminaison déplorable.

Je reviens sommairement sur l'origine de

mes liaisons avec Mirabeau, et sur l'époque à laquelle il me confia le soin de veiller sur sa santé.

Ce fut le 15 juillet 1789, que je le vis pour la première fois. J'avois été témoin la veille, dans la journée, des grands mouvemens qui agitoient alors la capitale. J'avois appris le soir la prise de la Bastille, et les circonstances sanglantes qui précédèrent, ou qui suivirent cette expédition. Les troupes, pour le renvoi desquelles venoit de paroître cette adresse éloquente, digne d'être placée à côté des plus beaux morceaux de la littérature ancienne ; les troupes environnoient encore Paris et Versailles. Tous les bons citoyens n'attendoient pas sans inquiétude le parti qu'alloit prendre Louis XVI. Son caractère connu devoit rassurer : mais les voiles sombres qui sembloient répandus sur l'empire, et les orages qui s'amonceloient de toutes parts, remplissoient les ames d'une défiance involontaire. Dans les agitations que tant de grands événemens m'avoient communiquées, je volai à Versailles, pour m'informer par moi-même, de la situation des affaires, et du sort de quelques amis qui ne pouvoient pas être les derniers en péril, si l'Assemblée nationale s'y trouvoit réellement. Le matin, Mirabeau avoit parlé plusieurs fois, et toujours avec un grand effet. C'est ce jour-là même, qu'il avoit dit ces belles paroles : *Henri IV faisoit entrer des vivres dans Paris assiégé et rebelle ; et des ministres pervers interceptent maintenant les convois destinés pour Paris affamé et soumis.* Au moment ou j'arrivai, le roi venoit, suivant son expression, *se réunir à son peuple,* et donner le signal de la paix à la France. Il fut reçu comme un père, au milieu de sa famille qui croyoit l'avoir perdu.

Quand il fut sorti, j'entrai dans l'enceinte des députés. La plupart d'entre eux ignoroient, ou ne savoient qu'imparfaitement ce qui s'étoit passé la veille à Paris : j'avois plusieurs nouvelles importantes à leur apprendre. Mirabeau me suivoit des yeux, tandis que je parlois à cinq ou six de ses collègues : il demanda mon nom à Garat le jeune et à Volney, tous deux mes amis intimes : et comme il avoit vu ce nom au bas de quelques morceaux de littérature, échappés à ma première jeunesse, il m'aborda avec l'intérêt qu'il ne manquoit jamais de témoigner à toutes les personnes auxquelles il supposoit des talens, ou même seulement de l'instruction. Je date de ce moment, ma connoissance avec lui : quoique j'aie depuis, été fort long-temps sans presque le rencontrer, je ne l'ai jamais perdu de vue. Les avances amicales qu'il m'avoit faites se sont retracées souvent à ma mémoire; et, de son côté, il m'a dit plusieurs fois lui-même que cette entrevue lui avoit laissé des traces, et qu'il faisoit remonter jusques-là, l'époque de notre amitié.

A l'ouverture de l'Assemblée, il avoit la jaunisse. Les travaux immenses qu'exigeoit le début des affaires, ne lui permettoient pas d'employer les remèdes convenables. Par une confiance aveugle dans la force de sa constitution herculéenne, ou par une sorte d'insouciance de lui-même et de la vie, il négligea cet état qui ne devoit pas être négligé. Dans le courant de l'été de 1789, la nature tenta plusieurs efforts; la fièvre s'établit à différentes reprises : mais le malade ne fit rien, soit pour la modérer, soit pour en rendre la solution avantageuse. On se rappelle qu'il traita plusieurs questions importantes dans de véritables accès de fièvre : et les profondes combinaisons de son esprit ne s'en ressentoient pas plus que la vigueur de son éloquence. Le seul remède dont il fît usage, étoit une abondante boisson de limonade, dans laquelle il ajoutoit de petites quantités d'eau de la côte, pour maintenir l'activité de son estomac.

L'été et l'automne se passèrent dans une situation physique qui n'étoit pas un état de maladie bien caractérisé, mais qui, cependant, étoit fort éloignée de l'état sain. L'Assemblée nationale vint à Paris. La salle de l'archevêché qu'elle occupa pendant quelque temps, étoit extrêmement incommode. Celle qu'elle occupe depuis, l'est un peu moins : mais dans l'une et dans l'autre, l'air a toujours été fort mauvais. La salle du manège a long-temps manqué de cheminées pour l'évacuation de l'air corrompu, et de tuyaux inférieurs pour son renouvellement. Les membres les plus robustes de l'assemblée se ressentoient du passage brusque, d'un local vaste et bien aéré, dont la belle saison avoit permis d'ailleurs de laisser toujours les ouvertures libres, à ces salles humides, étroites, où l'hiver forçoit de tenir habituellement des grands poêles allumés, et de clore avec soin les portes et les fenêtres. Il est difficile de respirer un air plus insalubre.

L'estomac et les yeux en étoient principalement affectés. Les ophtalmies et les larmoyemens furent épidémiques, non-seulement parmi les députés, mais aussi parmi les spectateurs curieux, qui suivoient leurs séances avec quelque assiduité.

Mirabeau fut attaqué d'une ophtalmie rebelle, dont tous les secours de l'art mitigèrent à peine les accès, et dont ils ne purent prévenir les récidives. Il passa l'hiver dans les remèdes; et plusieurs fois, il fut obligé de porter un bandeau sur les yeux. Vers le printemps, après l'application de plusieurs vésicatoires aux parties supérieures, il parut, sous l'oreille droite, une glande assez considérable, qui s'étendoit vers la face antérieure du cou.

Je ne fais pas l'histoire du traitement qui fut employé par un oculiste de réputation (1) et par des médecins habiles. Je n'y pris aucune part : je n'eus pas même occasion de le suivre et d'en observer les effets. Tout ce que je sais, c'est que la santé de Mirabeau parut alors se dégrader au point

______

(1) Cet oculis[...] le citoyen Chamseru, devenu beaucoup plus c[...] depuis cette époque (an 11).

d'inquiéter ses amis. Volney m'en parla plusieurs fois avec un vif intérêt. Je lui communiquai les réflexions et les conjectures que ses récits me faisoient naître. Il en fit part au malade, qui desira de me voir, et qui me demanda sur-le-champ un rendez-vous.

Le malade commença par me faire succintement l'histoire physiologique de sa vie. Sa jeunesse avoit été très-saine et très-vigoureuse. A l'exception du temps qu'il avoit passé dans le donjon de Vincennes, pendant lequel son estomac s'étoit considérablement dérangé, la douleur, la maladie, les incommodités même, sembloient s'être imposé la loi de respecter des années et des travaux dont la patrie devoit un jour recueillir tant de fruits précieux. Cependant, par la suite d'une vie agitée, et, puisqu'il faut en convenir, par l'effet de nombreuses et graves erreurs de régime, ses entrailles s'étoient affoiblies. Il y éprouvoit souvent des douleurs sourdes. Ses jambes s'engorgeoient de temps en temps. Les bras et la poitrine étoient attaqués par intervalles, d'un rhumatisme vague, qui n'occasionnoit pas des souffrances aiguës, mais qui se terminoit aussi par aucune crise complète. Enfin l'œil gauche, depuis quelques années, offroit des indices légers et fugitifs de l'affection plus profonde dont il étoit menacé pour l'avenir. Ces divers accidens se succédoient sans période fixe, et se balançoient réciproquement. Il étoit aisé de sentir qu'ils étoient liés l'un à l'autre, et qu'ils tenoient à la même cause : mais jamais il ne s'en montrait plusieurs à-la-fois ; un seul tenoit lieu de tous : et les forces s'exerçoient pendant ce temps, avec leur énergie naturelle, dans tous les organes libres.

On voit clairement qu'il existoit une humeur sans caractère bien déterminé, humeur que l'action de la vie tendoit à chasser du corps, et qui cherchoit à s'échapper par différens émonctoires.

Assez long-temps avant la convocation de l'assemblée, Mirabeau avait eu une colique violente. Cette maladie fut jugée si éminemment inflammatoire, qu'on lui tira, dans l'espace de deux jours, plus de vingt poëlettes de sang. Ses forces extraordinaires avaient, jusques-là, conservé toute leur intégrité. Mais, dès-lors, il y sentit un déchet considérable ; et, comme il le disoit lui-même, cette époque fut pour lui, celle du passage de l'été à l'automne.

J'ai dit qu'un état semi-douloureux des entrailles, une affection rhumatique mal prononcée, une affection, plus légère encore, des yeux, et surtout de l'œil gauche, enfin le gonflement des jambes, paroissoient et disparoissoient chez lui alternativement, de manière qu'il n'étoit jamais sans l'une de ces incommodités. Aucune n'étoit grave : la dernière étoit la moins grave de toutes ; aussi la regardoit-on comme une crise : et ses amis, sans le concours d'aucun médecin, cherchèrent plus d'une fois à la produire par art.

Dans le temps que la convocation se préparoit à Paris, et que l'opinion, comme un torrent irrésistible, entraînoit le Gouvernement dans la direction qu'elle venoit de prendre elle-même, Mirabeau faisait en Provence la révolution. Ses écrits, ses discours, ses lettres, ses moindres billets, jetoient les germes féconds de l'esprit public. Toutes ses pensées, toutes ses démarches se dirigeoient vers un seul but : et ce but, digne de son ame, étoit une gloire immortelle, fondée sur les services qu'il se jugeoit capable de rendre à son pays. Au milieu des travaux assidus, auxquels ils se livra, des agitations, où cette circonstance décisive le tint pendant quelques mois, des combats interminables qu'il eut à soutenir dans les assemblées de la noblesse, sa santé ne resta pas aussi ferme que sa tête et son courage.

Pour écrire ces protestations éloquentes, où la raison prend tout le caractère de la passion; mais où la véhémence n'est fondée que sur la justice et la vérité, Mirabeau fut obligé de passer plusieurs nuits sans sommeil : et des journées employées en discussions orageuses, en négociations, en mouvemens de tout genre, étoient peu propres à calmer le désordre, que l'état de son ame imprimoit à ses humeurs. C'est alors que se déclara pour la première fois, une véritable ophtalmie, dont il n'avoit encore eu que les annonces ; ophtalmie qui s'est renouvelée à différentes époques, et dont ni la cause, ni les effets n'ont jamais été complètement détruits.

Tel est en abrégé, l'historique des phases par lesquelles avoit passé cette santé, jadis si vigoureuse, lorsqu'il réclama mes conseils : voilà ce qu'il me dit lui-même, ou ce que je recueillis des personnes qui le voyoient le plus habituellement, entr'autres de son valet-de-chambre, qui le servoit avec zèle, et qui mettoit trop d'intérêt à cet excellent maître, pour n'avoir pas fait sur son état, beaucoup d'importantes observations. Quelques membres de l'assemblée m'assuroient d'ailleurs que, depuis deux ou trois mois, Mirabeau ne jouissoit pas sans effort de toute l'activité de sa tête, et que cet esprit si fertile dans les détails, si prompt à faire des combinaisons sans nombre, marchoit souvent avec une lenteur pénible, ou même cherchoit en vain quelquefois, et ses idées, et ses expressions. Comme des travaux d'un genre différent ne me permettoient pas de suivre l'assemblée, il fallut recueillir à cet égard les remarques d'autrui, me réservant le droit de juger par moi-même, quand j'aurois observé par moi-même.

Voici maintenant ce que j'apperçus, soit au premier coup-d'œil, et d'après les réponses qui furent faites à mes premières questions; soit à la suite de quelques essais de remèdes et de plusieurs examens réfléchis.

La glande qui s'étoit gonflée au col, conservoit un volume considérable. Quand elle paroissoit diminuer, ou se ramollir, l'œil gauche devenoit plus malade ; quand l'œil se rapprochoit de l'état sain , elle redevenoit ou plus grosse, ou plus dúre , et toujours un peu douloureuse. Je jugeai de-là, qu'il y avoit un rapport intime entre ces deux centres d'irritation , entre ces deux rendez-vous des humeurs altérées. Je crus voir de plus, que le foyer de l'ophtalmie étoit dans la glande ; et quoique je n'eusse pas osé soutenir que ce foyer existoit déjà lors de la première attaque qui avoit eu lieu en Provence , je ne doutois nullement que les attaques actuelles, ou plutôt que la perpétuation de la diathèse ophtalmique ne lui fût due entièrement.

Les sueurs abondantes auxquelles le malade étoit habitué , et que cette habitude lui avoit rendues nécessaires, avoient diminué considérablement par le défaut d'exercice : elles s'étoient même presqu'entièrement supprimées, à la suite de bains chargés de sublimé corrosif , dont il avoit fait usage. Toute l'habitude du corps étoit devenue languissante et lourde : les forces avoient décliné rapidement ; la couleur du visage étoit mauvaise ; l'estomac ne digéroit plus avec la même activité ; l'ame commençoit à se livrer à la mélancolie , et l'esprit au découragement.

L'idée d'une mort prochaine, et les préparatifs de ce dernier passage avoient remplacé
les projets des plus grands travaux et les
espérances d'une ambition qui sentoit ses
forces, et qui n'aspiroit à se trouver sur un
grand théâtre, que pour répandre d'incalculables bienfaits sur l'espèce humaine. Enfin les jouissances même de la gloire, dont
cette imagination passionnée avoit toujours
fait son idole, ne s'offroient plus à elle avec
les mêmes couleurs et le même charme.

On avoit placé des vésicatoires sur différens points, dans le voisinage de la tête; et
c'est après leur usage que la glande s'étoit
développée. On avoit ouvert un cautère du
côté de l'œil malade : et sans qu'il en fût ré-
sulté d'amélioration sensible pour cet organe, les forces générales avoient souffert; la langueur du corps étoit augmentée. Ces moyens, dont je suis très-éloigné
de vouloir censurer l'application, car peut-
être les aurois-je tentés moi-même; ces
moyens, dis-je, n'avoient point opéré le
bien qu'on pouvoit en attendre. Mais de
plus, ils avoient causé des désordres qu'on
n'avoit pas dû redouter. Comme tous les
évacurans dont l'action se dirige mal, au lieu

de soulager la nature de son fardeau, au lieu d'enlever les obstacles qui rendoient ses tentatives infructueuses, ils la privoient d'une précieuse portion de la substance nourricière : ils déterminoient une chaîne de faux mouvemens, dont la répétition ruinoit la force vitale, et qui traînoient à leur suite, un épuisement d'un genre particulier, dont tous les praticiens exercés ont vu plus d'un exemple.

Les vésicatoires avoient été déjà supprimés, non-seulement sans désavantage pour le malade, mais même avec un succès frappant. Un médecin de Provence en avoit, avec raison peut-être, désapprouvé l'emploi, ainsi que celui du cautère : il paraissoit approuver au contraire, la suppression de ce dernier, que le malade desiroit ardemment. J'y consentis sans répugnance : mais l'évacuation qui se faisoit par cette voie, avoit besoin d'être remplacée. Il falloit lui faire perdre son caractère énervant et vicieux : je voulois la rendre utile; je voulois qu'elle fût dépurante et critique, sans affoiblir, sans porter aucun désordre dans les fonctions vivantes. Une seule issue ne suffisoit pas pour cela : je sentis qu'il étoit nécessaire de ranimer à la fois, toutes les sécrétions, de solliciter l'action de tous les couloirs, de veiller à l'intégrité d'énergie de tous les viscères principaux. En conséquence, j'employai, tour-à-tour, les bains tièdes, les sudorifiques doux, associés aux diurétiques, les fondans, les purgatifs par épicrase, les eaux minérales dépurantes et toniques. Au bout de peu de jours, le retour des forces, le perfectionnement des digestions, l'activité rajeunie, la couleur ranimée du visage, le sentiment d'une plus grande vie et beaucoup de bien-être, me firent voir que j'avois rencontré juste. Ce mieux si marqué, dura pendant toute la fin de l'été et dans le commencement de l'automne : il ne fut troublé par nul accident, quoique le malade restât peu fidèle au régime dont nous étions convenus.

Vers les derniers jours d'octobre, ou vers les premiers de novembre, Mirabeau eut une colique très-douloureuse, causée par plusieurs verres d'eau à la glace. Cette colique le saisit entre minuit et une heure. Toute sa maison le crut empoisonné. Comme il falloit du temps pour venir me chercher à Auteuil, et que les douleurs ne laissoient pas de relâche, le malade fit appeler le médecin provençal indiqué ci-dessus. Ce médecin le mit d'abord dans le bain, et lui donna bientôt après un vomitif. Le vomissement entraîna beaucoup de bile, et avec elle la colique elle-même, du moins en trèsgrande partie. Le jour suivant le malade garda le lit. Le surlendemain il étoit sur pied, se souvenant à peine des souffrances qu'il avoit éprouvées trente heures auparavant.

A mesure que la saison devenoit plus froide, les sueurs, qui n'avoient été soutenues que par des moyens artificiels, diminuoient sensiblement : je sentis qu'il falloit y suppléer. J'employai pour cela, de temps en temps, les eaux salines purgatives; et dans les intervalles, je continuai l'emploi des fondans.

Au commencement d'octobre, j'avois fait faire des frictions mercurielles sur la glande. Leur effet avoit été très-prompt : la glande s'étoit fondue aux trois-quarts; et des purgatifs répétés et doux avoient successivement entraîné les produits de cette fonte. Le malade continuoit à se trouver beaucoup mieux : les forces étoient entières, les facultés intellectuelles plus actives et plus fermes que jamais.

L'entrée de l'hiver n'apporta presqu'aucun changement à sa situation. Il jouissoit de toutes ses forces physiques et morales : mais malheureusement, il en jouissoit trop pour un homme qui respiroit si rarement le grand air, et dont l'exercice ne réparoit plus les fautes diététiques. Il faut bien l'avouer, puisque rien n'est d'ailleurs si notoire, personne ne s'est joué de sa santé, d'une manière plus imprudente.

Avant la convocation des États-généraux, Mirabeau menoit la vie d'un homme de lettres fort assidu : mais il menoit en même temps, la vie la plus active. Il compensoit par un exercice violent et continuel, ses grands travaux de cabinet; et moyennant ce mélange, sa forte constitution ne s'étoit jamais ressentie d'aucun excès : il n'y en avoit point, en quelque sorte, pour lui.

Du moment que l'assemblée eut ouvert ses séances, il n'en fut plus de même. A dater de cette époque, le seul exercice de Mirabeau consistoit dans le trajet de sa demeure à la salle : et même depuis la translation de l'assemblée à Paris, il ne faisoit guère ce court chemin, qu'en voiture. Or, voilà la seule chose qu'il eût changée dans son genre de vie. Il n'avoit pas voulu sentir que dès-lors, il n'étoit plus le même homme, et qu'il ne lui étoit plus permis de hasarder ce dont il n'avoit plus le moyen de réparer les inconvéniens, ou de prévenir les suites fâcheuses. Mon amitié l'a toujours trouvé docile et fidèle sur tous les points, excepté sur celui-là. L'attachement des personnes auxquelles il avoit donné son cœur, ses espérances et ses projets de travail, la noble ambition dont il étoit animé, l'amour de la gloire, l'image même du bien qu'il pouvoit faire à ses semblables; rien n'arrêtoit dans ses desirs, cet homme impétueux, qui se sentoit immortel par trop de points, pour se croire sujet aux loix communes des infirmités et de la mort. Pourquoi faut-il donc que de si rares talens, cette hauteur d'ame, cette énergie et cette sensibilité, tiennent au même principe qui produit les grandes erreurs? Pourquoi des hommes, divins à tant de titres, ne le sont-ils point encore par la sagesse qui les conserveroit à l'humanité? Mais gardez-vous, lecteur, de croire aux calomnies répandues contre Mirabeau : aucune de ces habitudes dont on est obligé de se déguiser la honte à soi-même, n'étoit faite pour lui. Il avoit tous les goûts passionnés; il

n'en avoit aucun qui fût avilissant : il ruinoit ses forces ; il ne dégradoit jamais son
cœur.

Les travaux de sa présidence s'étoient
joints à toutes les autres causes de destruction qui le menaçoient. La manière
supérieure et neuve dont il remplit cette
place importante, exigeant de lui des efforts extraordinaires, entraîna des fatigues
qu'il n'étoit plus capable de supporter. Son
ophtalmie reparut avec une nouvelle violence. Je fus obligé d'employer des moyens
très-actifs et très-prompts, pour le mettre
en état de terminer sa quinzaine. A-peu-
près dans le même temps, des oppressions,
des crispations diaphragmatiques, des mal-
aises douloureux de l'orifice supérieur de
l'estomac, se firent sentir à plusieurs reprises : mais ils ne furent jamais de longue
durée ; ils se terminèrent toujours par des
déjections bilieuses, ou spontanées, ou pro-
voquées au moyen des eaux de Sedlitz.

Le malade me disoit que, dans sa famille,
on étoit sujet à ces incommodités ; que plusieurs de ses parens avoient eu des difficultés de respirer, approchantes de l'asthme ;
que son père, pendant les trente dernières

années de sa vie, avoit beaucoup souffert d'étouffemens convulsifs, et de ce qu'il appeloit *une barre*, à la région du diaphragme. D'autre part, l'excès de travail et de contention d'esprit, les inquiétudes, les traverses, les anxiétés, en un mot, cet état continuel d'émotion profonde où le tenoient les affaires publiques, avoit tendu toutes les fibres sensibles de son être. L'homme le plus robuste étoit devenu susceptible d'être remué par les plus foibles impressions. Ses muscles restoient toujours ceux d'un Hercule : ses nerfs étoient presque ceux d'une femme délicate et vaporeuse. Voilà pourquoi je ne donnai pas une attention très-suivie à ces resserremens pénibles du diaphragme, dont il se plaignit à moi, dans trois, ou quatre circonstances différentes. Je les considérai comme de simples accidens nerveux, qui n'avoient d'autre cause que l'excessive irritation du système, et que des bains et des calmans devoient dissiper. En effet, le bain les diminuoit toujours : et comme je viens de le dire, une diarrhée naturelle, ou de légers purgatifs les emportoient entièrement.

Volney vient de me dire que Mirabeau,

peu de temps après sa présidence, avoit éprouvé devant lui, pour s'être penché précipitamment, de vives angoisses précordiales, au point de tomber presqu'en foiblesse. Mais cet accident se dissipa comme l'éclair, et n'eut aucune suite. J'insiste là-dessus, pour montrer que l'épanchement formé dans le péricarde, et la coagulation lymphatique qui recouvroit extérieurement la plus grande partie du cœur, quoiqu'ils datent vraisemblablement de cette époque, n'avoient donné aucun signe notable de leur formation, et que les phénomènes qu'on pourroit en regarder comme des indices, se rapportant plus naturellement à des causes spasmodiques, ou au désordre de l'estomac, il eût été sans doute déraisonnable et téméraire de les attribuer à leur véritable cause. Les médecins éclairés savent combien les maladies du cœur sont obscures, et combien, lors même qu'elles s'annoncent par des signes constans, palpables, univoques, leur existence est encore problématique, et leur traitement hasardeux. J'aurois eu grand tort (rien n'est plus sûr) de supposer le cœur organiquement affecté, d'après les symptômes que je rapporte, et plus grand tort

d'employer les remèdes auxquels cette sup-
position devoit me conduire.

Le caractère de l'ophtalmie qui força Mirabeau de quitter le fauteuil pendant deux
jours, se trouva marqué d'une manière plus
distincte. Les accès précédens m'avoient laissé
des doutes sur la nature du mal : celui-ci les
dissipa complètement ; il me fit connoître
sa cause elle-même : il confirma du moins
des soupçons que je n'avois encore pu vérifier avec une certitude suffisante : et malgré
quelques complications qui demandoient des
égards ; malgré l'excès et le désordre de la
sensibilité ; malgré la vie orageuse à laquelle
le malade étoit condamné, pour un temps
indéfini, mon parti fut pris dès-lors, de
commencer un traitement décisif et radical.

Tandis que je faisois toutes les combinaisons, et que je préparois tous les moyens,
l'habitude des imprudences prenoit tous les
jours, de nouvelles forces. La constitution
dépérissoit ; l'estomac devenoit plus inactif
et plus débile ; le pressentiment vague d'une
destruction prochaine revenoit par intervalles. Mais ce pressentiment n'étoit pas plus
efficace pour faire adopter un bon système
de vie, que les représentations de la méde-

cine et les tendres sollicitations de l'amitié, plus dignes sans doute de produire cet heureux effet.

J'ai oublié de dire que l'état physiologique de Mirabeau présentoit un phénomène remarquable. Ses cheveux naturellement bouclés, se prêtoient à merveille à la frisure, lorsqu'il étoit bien portant : dans l'état de maladie, et même dans des incommodités légères, leurs ondulations s'effaçoient en quelque sorte; et de leur racine à leur pointe, ils devenoient d'une mollesse sensible à la main. Aussi, quand je m'informois de sa santé, mes premières questions à son valet-de-chambre rouloient sur ce phénomène; et ce n'étoient pas celles auxquelles j'attachois le moins d'importance. Depuis plusieurs mois, le valet-de-chambre étoit souvent mécontent : je l'étois plus souvent encore. Les imprudences se renouveloient, et se rapprochoient de plus en plus.

Il y eut une première colique que des bains calmèrent, et qui se termina d'elle-même par des évacuations bilieuses. Il y en eut une seconde qui, dès le début, prit un caractère spasmodique très-marqué, présenta les mêmes phénomènes, pendant plusieurs heures, et finit pourtant par exiger un vomitif, dont je complétai l'action en provoquant les intestins avec des eaux salines. A la suite de cette colique, le malade, mal remis de la secousse qu'il avoit essuyée, fit un excès de table. En santé, le dîner étoit son seul repas : foible et languissant, il osa y joindre un repas de nuit. Il soupa, et ne s'en tint point à cette faute, déjà si grave par elle-même, dans son état. Le lendemain je le trouvai très-changé : mais il éluda mes questions. Il rioit de mes craintes : il réservoit mes avis pour le temps où la nature se refuseroit à tout ; et son aveugle confiance dans le sentiment de ses forces, qui survivoit encore à leur chute, hâtoit le coup fatal qui devoit nous l'enlever.

Il avoit nouvellement acquis une jolie maison de campagne, appelée le *Marais*, et située à la porte d'Argenteuil. Il s'y rendoit les samedis, tantôt pour y passer le dimanche tout entier, tantôt pour respirer seulement pendant quelques heures, jouir de l'aspect d'un beau ciel, et surveiller des travaux qui faisoient son amusement. Occuper un grand nombre d'ouvriers, lui paroissoit un véritable bienfait public : mais en même temps, sa charité compatissante pourvoyoit au sort du pauvre incapable de travail. En faisant annoncer qu'on trouveroit toujours dans sa maison, de l'ouvrage et de bons salaires, il avoit autorisé le curé d'Argenteuil à tirer sur lui, des lettres-de-change, en pain, viande, gros linge, etc., pour les malades, ou pour les nécessiteux invalides.

C'est dans cette campagne, où il étoit avec quelques amis, et où mes affaires m'avoient empêché de le suivre, comme il le desiroit, que dans la nuit du samedi au dimanche 27 mars, il fut attaqué d'une nouvelle colique, moins douloureuse peut-être que les précédentes, mais compliquée d'angoisses inexprimables, dont l'éloignement de tout secours, agravoit encore les sinistres impressions. Le lendemain, l'affaire des mines se discutoit à l'assemblée. Il avoit parlé sur ce sujet, une première fois ; et l'on avoit ordonné la publication de son discours. Cependant il s'en falloit beaucoup que son opinion fût encore généralement adoptée. Une bonne administration des mines, intéresse essentiellement la fortune publique. Rien de plus important, que de bien marquer la limite qui sépare les droits des propriétaires de ceux de la société ; de respecter les uns en veillant à la conservation des autres ; et d'empêcher que la loi ne devienne complice d'odieuses vexations, ou ne laisse nonchalamment enfouie une grande source de travail et de richesses. Il sentoit fortement tout cela. Il n'écouta donc, ni les observations des personnes qu'il avoit auprès de lui, ni le sentiment profond et pénible dont toute son existence étoit accablée. Il vint à l'Assemblée nationale : et pour la dernière fois, il y parla à cinq reprises, et toujours avec la même éloquence. C'étoit le chant du cygne. Il eut la satisfaction de faire triompher une cause, à laquelle il tenoit particulièrement, par l'examen le plus scrupuleux, et la conviction la plus entière (1). Mais dès-lors, il se sentit frappé décidément à mort.

Lachèze, mon confrère et mon ami particulier, le rencontra sur la terrasse des Feuillans, où Mirabeau l'avoit fait prier de passer au sortir de la séance. Mirabeau lui peignit sa situation physique, et l'effet accablant des

______

(1) J'avoue ingénument que je ne partageois pas cette entière conviction.

R

derniers efforts qu'il venoit de faire. Sa physionomie en disoit bien davantage. — Vous vous tuez, lui dit Lachèze. — Peut-on faire moins, répondit-il, pour la justice, pour une si grande cause, et pour l'amitié ?... Une foule tumultueuse les entouroit. Vingt personnes vouloient parler d'affaires à Mirabeau. Les unes lui présentoient des mémoires ; les autres lui demandoient quelques minutes d'attention. Arrachez-moi d'ici, dit-il à Lachèze : j'ai besoin de repos ; et si vous n'avez pas d'engagement pour la journée, faites-moi le plaisir de me suivre à la campagne.

Je n'étois point à Paris ce jour-là. On lui avoit proposé plusieurs fois de m'envoyer chercher. Il avoit toujours répondu : — Le dimanche est le seul jour où Cabanis puisse donner plusieurs heures de suite à ses amis d'Auteuil : cet arrangement lui est cher ; je ne veux pas absolument qu'on le trouble.

Il prit Lachèze avec lui dans sa voiture, et repartit pour le Marais où il étoit attendu. Quand on se mit à table, il étoit près de six heures du soir. Hors un bouillon qu'on lui avoit donné le matin à son départ, il n'avoit rien pris de la journée. Il mangea peu : mais il mangea. La soirée et la nuit furent plutôt inquiètes et pénibles, que douloureuses.

Le lundi matin, en arrivant à Paris, j'allai chez lui, où il m'avoit donné rendez-vous. Je ne savois encore rien de ce qui s'étoit passé depuis le samedi.

Le samedi matin, je lui avois présenté deux artistes célèbres, MM. Molinos et Legrand, auxquels il avoit proposé, dans une longue conversation, des idées et des plans qui mériteront d'être recueillis et publiés un jour. Je l'avois laissé, non pas bien portant, mais calme : et jamais il n'avoit eu plus de présence d'esprit, plus de fertilité de conceptions, plus d'énergie et de richesse de langage.

En arrivant chez lui le lundi, je ne fus pas très-étonné d'apprendre qu'il avoit été malade ; je savois les erreurs de régime qu'il avoit commises dans les derniers jours de la semaine précédente : mais je le fus quand son portier me dit, et quand son secrétaire me confirma, qu'il resteroit à dîner au Marais, et ne reviendroit à Paris que le soir. L'importance des affaires pour lesquelles il m'avoit donné rendez-vous, me fit juger qu'il n'y manquoit pas sans de graves motifs. Je con-

çus des inquiétudes, et je pris sur-le-champ
une voiture pour aller le joindre.

Le cocher qui me conduisoit, voulut passer
par Courbevoye et Colombe. Au-dessous de
Colombe, le chemin de charroi est absolument impraticable. Ma voiture s'embourba
de telle manière qu'il lui fut également impossible d'avancer et de reculer. Je pris le
parti de faire à pied le reste de la route. Je
rapporte cette particularité, parce qu'elle
m'empêcha de revenir à Paris, aussi-tôt que
je l'aurois voulu, et d'y voir Mirabeau le soir,
avant de regagner Auteuil. En arrivant au
Marais, on me dit qu'il n'y étoit plus. Inquiet sur son état, et craignant que dans peu
d'heures peut-être, il ne lui devînt impossible de soutenir la voiture, il étoit reparti avec
M. Frochot, son ami très-intime, et bien digne
de l'être (1), avec M. de Chamfort et Lachèze.
Malgré la juste confiance qu'il avoit dans les
lumières de ce dernier, il desiroit ardemment
de m'avoir auprès de lui ; et son amitié, trop

____

(1) C'est le même que le Département de la Seine
se félicite aujourd'hui d'avoir pour Préfet, et dont la
modestie ne peut empêcher qu'on remarque que Mirabeau savoit choisir ses amis (an XI).

réservée et trop timide, se refusoit à l'idée de me déplacer pour plus d'un jour.

Les personnes qui étoient restées au Marais, me firent le tableau de ce qu'il avoit souffert : elles me rendirent compte, tant bien que mal, des remèdes, ou plutôt des palliatifs qu'on avoit employés, de l'accablement où l'avoit mis la séance de la veille, enfin des vagues alarmes que leur donnoient tant de rechutes, compliquées avec tout ce qui pouvoit rendre celle-ci plus grave, et avec ces altérations profondes qui présagent toujours un danger réel. Leur récit redoubla mes inquiétudes : mais je me fis un devoir d'en cacher une partie, parce que je savois combien mon opinion pouvoit augmenter l'effroi ; et celui qu'on me témoignoit n'étant fondé que sur de simples vraisemblances, toujours très-équivoques, je le voyois près de se calmer, avec tout aussi peu de fondement.

On me dit que Mirabeau souffrant, et l'imagination noircie , avoit pourtant toujours montré la sérénité la plus douce, quelquefois même la gaîté la plus naïve, à plusieurs hôtes venus de Paris pour le voir plus à l'aise dans sa retraite. On me parla des changemens qu'il faisoit faire, non dans la maison, dont

il avoit trouvé tous les appartemens réparés
et meublés à neuf, mais dans les deux pavillons qui décorent l'entrée, et dans le jardin, où la distribution du sol offre plusieurs emplacemens pour des fabriques pit-
toresques. Il destinoit l'un de ces pavillons
à une petite famille que d'anciennes liaisons
lui rendoient chère : il destinoit l'autre aux
rêveries du philosophe, ou du littérateur ;
et son amitié se flattoit avec raison, d'y posséder successivement plusieurs hommes d'un
mérite rare, qui le recherchoient avec empressement, et qui s'étonnoient chaque jour
davantage, de le trouver si propre à parler la
langue de toutes les sciences, de tous les
arts, de tous les travaux. Au bout du jardin,
ou plutôt au bout du parc, il élevoit un
temple à la Liberté. La statue de cette première divinité de son cœur devoit s'appuyer
d'une main, sur une colonne, où l'on auroit
lu ces mots, *égalité des hommes*. De l'autre, elle devoit tenir un glaive enveloppé
dans le volume de la loi. Sa physionomie
auroit été sévère, mais calme. Ce n'étoit pas
la liberté, soulevant les peuples contre leurs
oppresseurs, qu'il vouloit peindre ; cet em-
blême est celui de son enfance : il vouloit

donner une idée de sa maturité ; il vouloit faire sentir qu'elle n'existe que par les loix ; que leur exécution despotique ne lui est pas moins essentielle que leur formation populaire ; et que son régime, comme il le dit lui-même dans un de ses discours encore manuscrits, est peut-être plus austère que les caprices des tyrans.

En retournant à Paris, il rappeloit les dangers auxquels il avoit échappé depuis quelque temps : et, pour éloigner toute crainte, son aimable délicatesse les envisageoit comme entièrement dissipés. Je ne sais pas trop, disoit-il à M. de Chamfort, si je dois m'en réjouir. N'est-il pas vrai que vous auriez fait sur moi, un bon article de biographie, vous, Garat et Cabanis ? Là-dessus, il passa rapidement en revue les différentes époques de sa vie. Il se jugea sans prévention ; mais il se jugea sans modestie ridicule et fausse. Il insista principalement sur cette jeunesse orageuse, dont on a tant exagéré les erreurs : et du récit le plus simple et le plus fidèle, il résultoit, que si Mirabeau n'avoit pas eu toutes les inclinations vertueuses et droites ; si même il n'avoit pas été doué de cette bonté de cœur qui peut seule tem-

pérer les effets d'une haute énergie, les circonstances où l'avoient placé les caprices des
hommes et le hasard des événemens, en
auroient dû faire un être d'autant plus hors
de la nature, et même hors de la morale,
qu'il étoit plus susceptible de sentir profondément l'injustice, et de se révolter contre
la tyrannie.

Ceux qui l'ont vu de près, savent s'il ressembloit aux peintures que la malveillance
et l'envie faisoient de son caractère, et que
la crédulité recevoit sans discussion, de ces
bouches cruelles qui pendant plus de quinze
ans, le noircirent de fiel avec la plus opiniâtre persévérance. Ils savent s'il fut jamais un homme plus sensible à l'amitié,
plus tendre envers ses amis, plus facile dans
son intérieur, plus aimable dans le commerce de la vie, plus obligeant, plus incapable de soutenir sans émotion, l'aspect du
malheur, plus véritablement enclin à la
bienfaisance. Ils savent si le goût de la raison, l'attrait de la vertu, le sentiment de la
justice et de la rectitude n'étoient pas, chez
lui, des penchans plus habituels peut-être
que ses passions elles-mêmes. Mais ce n'est
point ici le lieu de le peindre et de l'appré-

cier. Un jour viendra, où, plaçant dans le même tableau, sous les yeux du public, les immortels ouvrages dont sa plume a doté les lettres, la philosophie, ou la morale; les inappréciables services qu'il a rendus à la patrie; enfin l'histoire naïve de son cœur, de ses pensées, de ses habitudes intimes, de ses rapports particuliers avec les hommes, nous laisserons sans crainte au public, le soin de juger si la place qu'il mérite comme bon, n'équivaut pas à celle qu'il obtient comme grand. Aujourd'hui, je me borne à tracer l'esquisse de ses dernières journées; et je ne dois point me permettre de sortir des faits qu'elles présentent.

Ce ne fut pas sans souffrir beaucoup en route, que Mirabeau revint à Paris. A son arrivée, on lui dit que j'étois allé au Marais. Ce contre-temps l'affligea sensiblement. Il balança s'il ne repartiroit point tout de suite pour venir me reprendre. Il étoit hors d'état de le faire; et quand il l'auroit voulu, Lachèze ne l'eût jamais souffert. Au milieu de ses douleurs, l'idée de la fatigue que je pouvois essuyer, des perplexités où je devois être, de la peine qu'il me causoit, l'occupoit avec force, et quelquefois presqu'uniquement. — Ce pauvre Cabanis, disoit-il, quelle journée cruelle je lui fais passer ! — Il y revenoit sans cesse. — Combien il doit être en peine ! que d'inquiétude je lui donne ! Il voulut entrer dans mon appartement pour m'attendre : il eut toutes les peines du monde à monter l'escalier. En repartant, il prit un volume de Racine dans sa poche, pour charmer ses douleurs, par la lecture des plus belles scènes d'Esther et d'Athalie.

J'attendis long-temps une voiture pour repartir du Marais : il étoit huit heures et demie quand j'arrivai à Paris. Dans la maison de Mirabeau, où je courus en grande hâte, l'on me dit qu'il étoit allé aux bains chinois, accompagné de Lachèze, qui ne l'avoit pas quitté un seul instant. On ajouta que les douleurs ayant été calmées par le bain, il avoit un peu mangé, et qu'ils étoient allés ensemble à la comédie italienne, dans l'espérance que la musique et le spectacle pourroient le distraire.

Madame Helvétius, auprès de qui je passe ma vie à Auteuil, ne savoit rien de l'état de Mirabeau, ni de ce qui étoit arrivé dans la journée. Je rentre ordinairement de bonne heure ; ou quand je reste plus tard à Paris, ce n'est jamais sans qu'elle en soit prévenue d'avance. Je craignois de la laisser dans une grande inquiétude. Elle étoit incommodée elle-même, et par conséquent plus suscep- tible des affections inquiètes et tristes. D'au- tre part, je jugeai que Lachèze n'auroit pas permis au malade d'aller dans une salle tu- multueuse et pleine de monde, si le mieux n'eût été très-sensible. D'après ces réflexions, je pris le parti de regagner Auteuil : et je re- commandai que s'il survenoit quelque chose de nouveau, l'on m'envoyât chercher sur-le-champ.

Vers les onze heures, Lachèze me dépêcha un postillon pour me rendre compte de ce que j'ignorois. A la suite du bain, le mieux avoit été réel : mais dans la détermination d'aller à la comédie, il y avoit eu beaucoup de ce courage et de cette volonté forte qui caractérisoient Mirabeau, et par lesquels il secouoit la douleur physique, comme les peines morales. Le spectacle ne l'avoit point distrait. Cependant, toujours maître de di- riger son esprit à son gré, sa conversation roula sur les objets qu'il avoit sous les yeux ; sur les théâtres en général ; sur la musique ;

sur le jeu des acteurs : et chaque article lui fournit des vues étendues touchant l'art en général, ou des remarques pleines de finesse sur la musique et sur le chant. Il étoit toujours lui-même.

Le bruit et les lumières commençoient à le fatiguer. La douleur s'étoit réveillée, sans pourtant être devenue insupportable. Elle paroissoit même vouloir se dissiper : quand tout-à-coup, abandonnant la grande courbure de l'intestin colon qu'elle avoit constamment occupée, dans tous les accès et durant toutes leurs phases, elle se porte avec violence sur l'os sternum qui recouvre la partie antérieure de la poitrine. Mais, loin d'y rester fixe, elle parcourt en un instant presque tous les points de cette cavité, presque toutes ses dépendances internes et externes; le diaphragme, la région précordiale, le médiastin, les mamelles, les clavicules. Partout, elle cause l'impression d'une griffe de fer, qui serreroit des parties sensibles avec force.

Les anxiétés étoient très-grandes : le malade eut beaucoup de peine à descendre de sa loge. Sa voiture ne se trouva pas au rendez-vous qu'il avoit marqué. Il se traîna jus-

que chez lui, non sans d'horribles souffrances, appuyé sur le bras de Lachèze. Il éprouvoit de violens frissons.

Sa respiration étoit si gênée, qu'il sembloit près d'étouffer. Rien n'affoiblissoit son
courage, rien ne diminuoit sa patience. Il
s'occupoit encore de ses amis, malgré ses
tourmens; il craignoit de les incommoder.
Il vouloit éviter de faire une scène : et c'est
pour cela qu'il refusa constamment d'entrer
dans un café, pendant qu'on auroit fait
chercher sa voiture. Les suffrages et l'affection du public lui étoient infiniment précieux : mais quoi qu'on ait pu penser et dire,
jamais homme ne rechercha moins les regards dans les lieux fréquentés, et n'éprouva
plus d'embarras de se trouver en spectacle.

Après des efforts incroyables, il arrive enfin chez lui, dans un état affreux. Son portier et son secrétaire lui apprirent que j'étois
de retour du Marais, et que j'attendois de
ses nouvelles à Auteuil. Il avoit prononcé
plusieurs fois mon nom; il me desiroit beaucoup ; mais il ne vouloit pas absolument
qu'on me fît relever : au milieu d'angoisses
mortelles, il s'occupoit de la fatigue passagère d'un ami.

Lachèze me mandoit dans son billet, que les douleurs venoient de s'appaiser un peu. Il m'indiquoit ce qu'il se proposoit de faire, me demandoit mon avis, et m'assuroit que, si le danger venoit à augmenter, il m'enverroit chercher, sans attendre le consentement du malade.

Je lui répondis ce que la circonstance me suggéra, et je me recouchai, plein de la plus cruelle agitation. A minuit, j'entendis arriver la voiture : je me levai précipitamment, et je partis.

Il n'étoit pas tout-à-fait une heure, quand j'arrivai chez Mirabeau. Je le trouvai prêt à suffoquer, respirant avec la plus grande peine, le visage gonflé par l'arrêt du sang dans le poumon, le pouls intermittent et convulsif, les extrémités froides, et faisant de vains efforts pour retenir les plaintes que lui arrachoit la douleur. Sa physionomie portoit déjà l'empreinte des maladies funestes. Jamais, au premier aspect, aucun malade ne m'a paru si décidément frappé à mort. Mon émotion qui fut extrême, et qu'il me fut impossible de déguiser, lui fit trop sentir, ainsi qu'aux personnes qui l'entouroient, ce que je pensois de son état. Il me dit : Mon ami, je sens très-distinctement qu'il m'est impossible de vivre plusieurs heures dans des anxiétés si douloureuses : hâtez-vous ; cela ne peut pas durer. Il avoit raison. Mon parti fut pris sur-le-champ : j'ordonnai une saignée du pied, et l'application de larges vésicatoires au gras des jambes, et de sinapismes très-aiguisés sur tout le bas de l'extrémité inférieure. Des hommes qui se mêlent de juger au hasard, sans la moindre connoissance des faits sur lesquels ils prononcent, et, qui plus est, des médecins qu'un peu de respect pour eux-mêmes, si ce n'est l'esprit de justice, devroit rendre plus réservés dans leurs jugemens, ont désapprouvé cette première saignée, ainsi que celle dont l'accès du sur-lendemain me parut offrir la pressante indication : l'ouverture du cadavre a fait voir si j'avois eu tort.

Pendant qu'on faisoit lever M. Delarue, chirurgien, et que l'apothicaire préparoit les vésicatoires et les sinapismes cantharidés, le malade étoit toujours plus inquiet. Calmez-vous, lui dis-je, vous allez être soulagé dans peu. Je serois tranquille, me répondit-il, si l'on m'avoit laissé remplir un important devoir. Frochot vous dira ce que c'est. M. Frochot me dit qu'il avoit demandé son notaire, et qu'il vouloit faire son testament. Je revins auprès de son lit, et je lui dis que nous avions d'abord des remèdes à mettre en usage; qu'il s'agissoit de le faire vivre, au lieu de le disposer à mourir. — Songez, me répondit-il, mon cher Cabanis, que le sort d'un grand nombre de personnes en dépend. Prenez-y bien garde : je vous dis que demain vous vous en repentirez. — Comment pouvez-vous insister, lui répliquai-je? vous êtes dans un état que l'art peut soulager : seroit-il possible qu'un médecin, je ne dis pas un ami, choisît ce moment pour vous abandonner aux gens d'affaires? Il ne revint plus sur ce sujet.

· Les douleurs augmentoient au lieu de diminuer. Il s'écrioit à chaque instant, que M. Delarue n'arrivoit pas. Son impatience étoit bien excusable. Mais M. Delarue, dès ce moment même, et pendant tout le cours de la maladie, lui a rendu les soins les plus assidus et les plus zélés; et le malade les a reconnus par des marques continuelles de confiance et d'amitié.

La saignée rendit, à l'instant, le pouls

plus régulier, en rendant la respiration plus libre : et si-tôt que la moutarde et les cantharides commencèrent à mordre, les douleurs s'appaisèrent progressivement; le pouls revint par degrés à son état naturel; il s'établit, de la tête aux pieds, une sueur halitueuse du meilleur caractère. Enfin, la plus cruelle et la plus dangereuse situation fit place au bien-être le plus complet, à l'ensemble le plus concordant de mouvemens critiques. Dans tout le courant de la journée, nous eûmes soin de soutenir la sueur avec des boissons chaudes, simplement délayantes : mais le soir, les cantharides ayant légèrement affecté la vessie, nous prescrivîmes, dans une double vue, une émulsion camphrée. Le camphre, donné de cette manière, est très-désagréable à prendre : mais ses effets sont plus uniformes et plus sûrs. Il produisit ceux que nous en attendions : les ardeurs de vessie se calmèrent; et la sueur augmenta considérablement encore.

Mirabeau, la tête pleine des plus grands projets; doué d'une activité dont il avoit enfin trouvé le théâtre; jouissant de la vie autant et plus qu'aucun autre mortel; placé dans des circonstances qui lui promettoient une immense carrière d'ambition et de gloire ; chéri de quelques amis dignes de faire son bonheur, et le cœur plein lui-même de ces profondes affections, sans lesquelles on ignore les vrais biens accordés à la condition humaine, Mirabeau devoit aimer à vivre ; en mourant il perdoit plus qu'une vie.

Le soir du mardi, ce mieux, ou plutôt ce calme plein se soutenant toujours, il se crut absolument hors de danger. Il témoignoit doucement le plaisir qu'il éprouvoit à revenir des portes du tombeau. Mais ce qui lui rendoit sa résurrection plus chère, en quelque sorte, c'étoit de penser qu'il m'en étoit redevable. Ce sentiment entroit pour plus qu'on ne sauroit croire, dans la satisfaction touchante qu'il nous exprimoit. — Ah ! oui, disoit-il, il est bien doux de devoir la vie à son ami ! Je me livrois moi-même à ces idées fantastiques : j'écartois les impressions que j'avois reçues le matin, impressions qui, chez tout autre malade, m'auroient permis bien peu d'espérance. J'en croyois plutôt mon cœur et mes vœux, que ma raison ; et je faisois taire cet instinct médical, dont les jugemens me décident toujours malgré moi.

Un homme qui s'occupoit tant des autres dans ses douleurs, ne les oublia pas quand elles furent assoupies. Jugeant que madame Helvétius devoit être inquiète de moi, il voulut absolument que j'allasse la voir dans l'après-dînée. Je lui dis que je reviendrois passer la nuit auprès de lui. Ami, me dit-il en me serrant la main, je n'ai pas le courage de vous refuser.

En rentrant, je ne le trouvai pas tout-à-fait aussi bien. Mais c'étoit le moment où la révolution diurne accélère le pouls, même dans l'état sain, et se fait sentir plus fortement encore aux malades, dont elle aggrave presque toujours les accidens. Je n'en fus pas très-inquiet. J'ordonnai quelques remèdes palliatifs de peu d'importance; et je le laissai plus tranquille vers minuit, en allant prendre un peu de repos dont j'avois grand besoin.

Livré à des réflexions qui n'étoient pas exemptes de graves inquiétudes, ce fut en vain que j'attendis le sommeil. Je ne pus fermer l'œil de toute la nuit. Son image, tel qu'il s'étoit présenté à moi la veille, dans le temps du péril, revenoit sans cesse à ma mémoire. Il m'étoit impossible de me faire à l'idée de sa mort : mais j'avois besoin de me livrer à des illusions, pour croire qu'il pouvoit guérir. Je m'y livrois avec cet aveugle sentiment qui nous cache ce que nous craignons de voir, mais qui le cache mal, et nous laisse entre les deux affections de la crainte qui se combat, et de l'espérance qui n'ose s'apprécier.

Le jour commençoit à poindre, lorsque je descendis dans la chambre du malade. Nous étions au mercredi. La nuit n'avoit pas été sans malaise : cependant il y avoit eu quelques heures d'un sommeil tranquille. Je trouvai le pouls plus vîte et plus élevé : la bouche étoit pâteuse, et même un peu amère, la tête lourde et douloureuse, la chaleur de la peau au-dessus du degré naturel. Cet état avoit été précédé d'un sentiment très-fugitif de froid aux extrémités, surtout aux extrémités supérieures. En un mot, tout attestoit l'existence actuelle d'un appareil fébrile. Dans ce moment, le spasme artériel qui en résulte toujours, avoit fait reparoître, mais avec moins d'intensité, le spasme précordial et diaphragmatique. En conséquence, je me déterminai à reprendre l'usage des purs délayans, sur lesquels, à l'exclusion de tout autre remède, j'insistai pendant plusieurs heures. Le dégoût du malade me força de passer successivement à différentes boissons, mais dont l'effet étoit absolument le même, ou très-analogue. Le mal de tête se dissipa ; la peau redevint plus fraîche ; la bouche cessa d'être amère ; le pouls reprit un caractère plus calme et plus régulier.

Tout-à-coup, les spasmes se réveillent à la poitrine : ils se jettent, tour-à-tour, sur l'omoplate droite, sur la clavicule et sur la région du diaphragme. Les premières altérations du pouls reparoissent; c'est-à-dire qu'il redevient intermittent et convulsif : mais je ne vois plus de trace de fièvre, ni d'aucun mouvement qui pût lui ressembler. Je crus devoir faire ranimer les épispastiques révulsifs. On fit un nouveau *magma* de moutarde et de poudre de cantharides, et l'on en recouvrit les pieds sous mes yeux. Cette nouvelle application produisit, au bout de trois-quarts d'heure, ou d'une heure, des douleurs si vives, que je fus obligé d'enlever le tout, renonçant pour le moment à compléter l'effet que j'en avois attendu. Cet effet étoit déjà pourtant à-peu-près ce qu'il pouvoit être. Les spasmes étoient déplacés, ou considérablement affoiblis : la sueur recommençoit à couler ; et le pouls revenoit à-peu-près , à son état naturel.

Alors, il se développe un état bilieux très-caractérisé : le teint jaunit, la langue se charge; et des rapports de bile ne laissent pas de doute sur la présence d'une certaine quantité de cette humeur dans l'estomac. Au bout de quelques heures, les douleurs centrales se réveillèrent encore : et cette fois, elles subsistèrent conjointement avec celles que les épispastiques causoient aux extrémités. Ma première idée fut de regarder cette présence d'une certaine quantité de bile âcre dans l'estomac et dans le duodénum, comme la cause excitante de ces nouvelles douleurs. Un examen plus réfléchi confirma cette opinion : et nous donnâmes de petites doses de sel de Sedlitz, dissous dans du petit-lait, afin de provoquer quelques selles. Cet objet direct fut bien rempli par ce doux évacuant. Notre but ultérieur ne le fut pas moins bien; car les douleurs se dissipèrent presqu'entièrement : chaque évacuation sembloit en emporter une partie.

Ce fut encore ici pour moi, je l'avoue, un sujet d'erreur. Je crus avoir enfin dé-

couvert le véritable foyer du mal : et per-
dant encore de vue mon premier pronostic, je me regardai comme maître de la maladie. La soirée fut bonne. Après l'effet du
purgatif, les sueurs se ranimèrent d'elles-
mêmes ; ce que je trouvois du plus heureux
augure.

Nous profitâmes de ce moment pour nourrir le malade, qui n'avoit pris que des boissons légères depuis plus de deux fois vingt-
quatre heures. Nous lui donnâmes du bouillon, et autant que je puis m'en souvenir, un
petit verre de vin de Bordeaux par-dessus.
J'y fus déterminé par la chute des forces,
laquelle étoit alors presque le seul phénomène douteux et suspect. Il fut convenu
qu'on réitéreroit les bouillons de quatre
heures en quatre heures, pendant la nuit,
en y joignant chaque fois, une foible dose
du même vin, pour aiguillonner l'estomac et
hâter les digestions de ce léger aliment.

Avant que je me retirasse dans ma chambre, il y avoit eu différens accès faibles et
de courte durée, pendant lesquels la difficulté de respirer, l'intermittence et le caractère convulsif du pouls, les douleurs, plus
ou moins fortes, et les anxiétés précordiales

avoient augmenté et diminué, tour-à-tour, mais sans ordre fixe. La respiration, depuis le commencement de la maladie, n'avoit jamais été complètement libre : les autres accidens au contraire, avoient tout-à-fait disparu par intervalles.

Il y avoit près de quarante-huit heures que le malade étoit dans son lit, sans pouvoir presque remuer, et sans avoir changé de linge et de camisole. Ce soir, il voulut se lever ; et dans le temps qu'on renouveloit son lit, il se fit placer sur une chaise longue. Ce fut dans ce changement de situation, que la perte des forces se manifesta de la manière la plus sensible.

Dès le premier jour, la maladie de Mirabeau étoit devenue un véritable intérêt public. Le mardi soir, on accouroit déjà de tous côtés, pour savoir de ses nouvelles. L'idée qu'il avoit couru le plus grand péril, commençoit à faire sentir combien cette tête étoit précieuse. Où trouver en effet un autre homme qui pût rapprocher un jour les différens partis, dans l'intérêt de la chose publique, ou les contenir tous par l'ascendant de son influence, autant que par celui de ses talens ?

Le mercredi, plusieurs journaux parloient de la perte dont on avoit été menacé, comme d'une calamité générale, et du prompt rétablissement, sur lequel on aimoit à compter pour le malade, comme de l'objet de tous les vœux. Les estimables auteurs de la Chronique, qui, dans aucun temps, n'avoient cessé de rendre justice à Mirabeau, disoient que son médecin, s'il avoit le bonheur de le conserver, mériteroit des remercîmens au nom de la Patrie. On lui rapporta ce mot : il y fut très-sensible. Il le répéta plusieurs fois, en témoignant combien il trouvoit doux de voir associer son ami, aux sentimens qu'il inspiroit.

Sa porte ne cessa tout le jour, d'être assiégée par une suite nombreuse d'hommes de tout état, de tout parti, de toute opinion. La rue se remplissoit déjà de peuple : et dans tous les lieux publics, les groupes ne s'entretenoient que de cette maladie, qu'on regardoit, avec raison, comme un très-grand événement. Les bulletins se renouveloient plusieurs fois dans la journée : mais ils ne suffisoient pas à l'inquiétude universelle. Dans l'intervalle de l'un à l'autre, il falloit encore donner des nouvelles verbales : et si-tôt qu'ils paroissoient chez le portier, ils étoient enlevés avec une incroyable promptitude, et en si grand nombre, qu'on prit enfin le parti de les faire imprimer.

Les parens, les amis, les connoissances plus particulières de Mirabeau, remplissoient sa maison, sa cour, son jardin, où leur foule se renouveloit d'heure en heure. Le soir, la Société des amis de la Constitution envoya une députation, à la tête de laquelle étoit M. Barnave. Le malade fut très-touché de cette marque d'intérêt de la part d'une Société dont il connoissoit et appréciait les importans services, et qu'il regardoit comme aussi propre, soit par elle-même, soit par ses nombreuses affiliations, à seconder le rétablissement de l'ordre et l'exécution des loix, qu'elle l'avoit été dans les premiers temps, à soutenir le zèle et les efforts du patriotisme. Il entendit avec plaisir une phrase obligeante de M. Barnave, qui lui fut rapportée avec exactitude. Mais lorsqu'on l'assura quelques heures après, qu'un membre de la même société, représentant comme lui de la Nation, connu pour un des plus ardens patriotes, avoit refusé d'être de cette députation, son étonnement fut presque aussi grand que celui des personnes qui l'environnoient : et je ne puis nier qu'il n'ait dit ce mot, dont trop de papiers publics ont fait mention, que je ne répéterai point, et sur lequel même, je voudrois, par respect pour un nom que l'amour de la liberté paroît consacrer encore, pouvoir jeter le voile de l'oubli. Il ajouta : — jugez combien une pareille conduite est inconcevable : dans le temps *de la fameuse égratignure que vous savez*, je n'ai pas laissé passer un seul jour, sans envoyer chez lui, demander de ses nouvelles, ou sans y aller moi-même.

Dans le public, on croyoit Mirabeau très-colère et très-vindicatif. L'impétuosité de ses goûts, et le caractère très-prononcé de ses opinions l'exposoient, il faut en convenir, à des violences de premier mouvement. Cependant cet homme, si facilement irrité par les provocations, ou par les obstacles, étoit celui qui savoit le mieux maîtriser son ame : cet homme qui, sans doute, étoit susceptible de profonds ressentimens, puisqu'il avoit beaucoup d'énergie et de dignité dans le caractère, sacrifia toujours ses passions personnelles au succès des affaires publiques. Dans les orages de l'assemblée, jamais on ne l'a vu s'emporter de manière à perdre la liberté de son jugement et l'à-propos de ses ressources. Dans les occasions où l'on cherchoit à le rapprocher des personnages qu'il aimoit le moins, et où cela pouvoit avoir en effet quelqu'objet d'utilité générale, il n'a jamais opposé une résistance durable. Je l'ai vu, plus d'une fois, faire dans ce genre, des sacrifices dont, en les approuvant beaucoup, j'avoue que j'aurois difficilement été capable. Souvent, d'ailleurs, il décrioit les opinions, il attaquoit les démarches, il censuroit les vues, sans que les personnes y fussent pour rien : et pour peu qu'on sût intéresser sa générosité, il n'étoit pas d'injure qu'on ne pût l'engager à mettre en oubli. Je l'ai vu de très-près; je l'ai vu assez long-temps; je l'ai vu dans toutes les situations : et j'atteste que jamais il ne fut d'être moins haineux, moins capable d'une vengeance méditée et suivie, moins capable de faire sentir à ses ennemis, l'ascendant de sa situation, ou même celui de son talent.

Le mercredi soir, vers les onze heures, il étoit passablement bien. Les épispastiques avoient produit beaucoup d'effet; les sueurs baissoient, mais sans aggravation très-sensible d'aucun symptome. Tous les couloirs étoient libres ; et le pouls n'étoit pas mauvais. Cependant, comme je l'ai dit plus haut, la gêne de la respiration ne cessoit jamais entièrement, même dans le temps le plus calme : et depuis quelques heures, elle paroissoit avoir augmenté.

A minuit, je crus m'appercevoir en le quittant, qu'il se préparoit un orage. Il y avoit de la concentration dans le pouls, et les inspirations étoient plus pénibles et plus serrées. Je recommandai qu'à la moindre augmentation des accidens, on vînt m'avertir sur l'heure.

Le jour venoit de poindre quand je descendis dans sa chambre. On me dit qu'il avoit souffert considérablement depuis trois heures ; mais qu'il n'avoit jamais voulu consentir à me laisser éveiller. Le pouls reprenoit par degrés le même caractère que dans l'accès du lundi au mardi ; les douleurs commençoient à déployer la même férocité ; enfin les étouffemens, les spasmes et tout l'appareil effrayant qui les avoit accompagnés d'abord, revenoient à grand pas, et présageoient une cruelle journée. Je fis appeler M. Delarue, et ensuite l'apothicaire qui étoit plus voisin, pour placer des sangsues à la poitrine. L'un et l'autre dormoient encore : mais le dernier m'envoya des sangsues. Je les plaçai moi-même. Elles mordirent mal. En attendant, les spasmes et les douleurs faisoient de rapides progrès : ils étoient si forts quand M. Delarue arriva, que nous prîmes le parti de répéter la saignée du pied et l'application des sinapismes cantharidés, de ranimer les vésicatoires qui étoient placés aux jambes, et d'en placer de très-larges aux cuisses. Immédiatement après, nous fîmes donner, de demi-heure en demi-heure, une pilule de six grains de musc, jusqu'à ce que le malade en eût pris de trente à quarante grains.

Ce remède, je veux dire le musc, est certainement d'une grande efficacité : mais il n'agit qu'à haute dose. Dans cette circonstance, il parut seconder puissamment l'effet de la saignée et des sinapismes ; et la sueur qui s'établit pendant son action, fut plus abondante, et présenta des apparences encore plus critiques que celle du mardi.

Ce nouvel accès dura long-temps : il fut très-grave. La physionomie y prit un aspect qu'elle ne perdit plus. C'étoit celui de la mort, mais d'une mort pleine de vie, si l'on peut se servir de cette expression. Malgré l'amélioration progressive du pouls; malgré la diminution des étouffemens, des douleurs et des spasmes; malgré la souplesse de la peau et l'apparence si favorable de la sueur, il me fut impossible de voir désormais Mirabeau vivant. Il sentit lui-même qu'il n'étoit déjà plus : et les assistans ont remarqué que lui et moi, nous parlâmes toujours, dès-lors, de sa vie au passé, et de lui, comme d'un homme qui avoit été, mais qui avoit cessé d'être.

Jusques-là, son courage étoit resté dans les bornes de la fermeté, de la résignation, de la patience. A ce moment, il prit un caractère plus imposant et plus élevé. L'aspect de sa fin qu'il voyoit approcher, donnoit à ses pensées quelque chose de plus grave, de plus profond, de plus vaste; à ses sentimens, quelque chose de plus affectueux, de plus abandonné, de plus sublime. Tant qu'il avoit espéré guérir, il avoit éloigné même ses amis, pour laisser agir les remèdes en paix, et ne troubler leur action par aucune émotion vive. Quand il vit, ou plutôt quand il sentit qu'il n'y avoit plus d'espoir, il voulut les voir tous sans cesse auprès de lui, sans cesse converser avec eux, sans cesse tenir sa main dans les leurs, et saisir ces derniers ins-tans, pour rapprocher dans un court espace, toutes les jouissances, peut-être, qu'une longue vie peut faire trouver dans l'amitié.

Depuis plusieurs années, M. de la Marck admiroit ses talens, et avoit beaucoup d'at-trait pour sa personne. Depuis l'ouverture des États-généraux, des rapports philoso-phiques d'opinions, une tendance commune vers l'affranchissement et le bonheur de l'es-pèce humaine, les avoient unis plus étroite-ment. Malgré la trempe différente de leur esprit et de leur caractère, ils étoient faits l'un pour l'autre : ou plutôt M. de la Marck, convaincu de l'extrème utilité dont Mirabeau pouvoit être à la chose publique, s'étoit fait une sorte de devoir de devenir son surveil-lant invisible, d'épier soigneusement pour lui tout ce que de grandes occupations lais-sent nécessairement ignorer, de veiller même quelquefois à ses intérêts comme à sa gloire.

Dans les premiers jours de sa maladie, Mirabeau n'avoit presque pas vu M. de la Marck. Celui-ci, sachant d'ailleurs que le ma-lade avoit besoin de repos, et que plusieurs personnes assiégeoient sa porte, pour la franchir malgré les ordres précis donnés par lui-même, venoit chercher des nouvelles plusieurs fois par jour; mais il se tenoit à l'écart; avec une réserve qui prouvoit mieux son amitié, qu'un empressement plus impétueux. A dater du jeudi matin, Mirabeau le demandoit à chaque instant : et sa vue lui sembloit nécessaire, pour s'acquitter avec cet ami noble et généreux, par l'expression mille fois répétée des sentimens qu'il avoit pour lui.

Sa famille n'étoit pas exceptée des ordres qu'il avoit donnés à sa porte. On sait qu'il avoit peu de relations avec le plus grand nombre des individus qui la composent. Leur opinion relativement aux affaires publiques, et leur conduite particulière relativement à lui, le mettoient en droit d'écarter des caresses feintes. Mais il avoit toujours aimé tendrement madame du Saillant sa sœur, femme respectable, si digne de son affection, par la noblesse de son caractère, et par cette bonté touchante, qui la rend vénérable et chère à tout ce qui l'approche. Il la fit prier de venir chez lui, avec madame d'Arragon sa fille, et avec ses autres enfans qu'il regardoit comme les siens propres : et dans un moment de calme, il voulut la voir, pour la rassurer et lui donner les dernières marques de ses sentimens plus que fraternels.

Cependant le danger étant très-pressant, et ma responsabilité trop pénible pour mon cœur, j'aurois desiré d'invoquer d'autres lumières et d'appeler de nouveaux secours. Mais le malade avoit montré d'une manière si décisive, sa répugnance pour tout autre médecin que Lachèze et moi, il étoit même entré dans un accès de colère si violent quand on lui en avoit parlé, que je me résolus avec courage, à prendre tout sur moi. Je suis convaincu que le public est hors d'état d'apprécier le traitement du plus simple rhume. Une triste expérience m'a fait voir que parmi mes confrères dont je pourrois rechercher l'opinion, le plus grand nombre ne prononce pas toujours, à beaucoup près, avec cette justice et cette bonne-foi, qui peuvent seules donner du prix à un jugement. En conséquence, je n'attache, je l'avoue, aucune importance à la rumeur publique. L'approbation de quelques hommes de l'art éclairés et droits me suffit : et s'il faut dire

jusqu'au bout ce que je sens, avec la conviction de ma raison et le témoignage de ma
conscience, je me passerois facilement de
toute approbation étrangère (1). J'avois donc
pris mon parti sur tous les discours auxquels
je devois être en butte : mais je ne pouvois
le prendre sur le sort du malade. Madame
du Saillant et M. de la Marck m'ayant invité
plusieurs fois à demander un conseil, je leur
proposai d'envoyer chercher M. Antoine
Petit. On fit partir sur-le-champ une voiture pour Fontenai-aux-Roses. M. Delarue
proposa M. Jeanroi. On envoya chercher
M. Jeanroi presqu'au même instant.

M. Petit que je connoissois peu, est un
de médecins de l'Europe dont j'estime le plus
le tact, et dont j'honore le plus le caractère. Je me flattois, en rappelant plusieurs
traits de sa vie et plusieurs mots qui lui sont
échappés, de le faire recevoir par le malade.
M. Jeanroi m'étoit moins connu : mais il

---

(1) Je respecte beaucoup l'opinion publique, parce
qu'elle est toujours juste à la longue : mais ce vain
bruit que les charlatans nous donnent si souvent, et
que les imbécilles prennent trop de fois pour elle, je
déclare que je le méprise profondément.

passe pour un praticien éclairé; et je savois que c'est un fort honnête homme.

M. Jeanroi arrive. Je lui fais l'histoire de la maladie et du traitement. Mais il demande avec raison, à reconnoître les objets par lui-même. Je ne peindrai pas l'emportement de Mirabeau, quand je lui proposai de voir d'autres médecins : cet emportement fut extrême. Il refusa formellement ma demande; et il me dit : — Je ne vous empêche point de dire ou de faire hors de ma chambre, tout ce qu'il vous plaira : mais qu'ils n'entrent point ici, si vous ne voulez pas que je vous cause le dernier chagrin. M. Jeanroi me donna quelques avis avec beaucoup d'intérêt : on va voir dans l'instant, qu'il me fut impossible de les suivre.

Je redescends dans la chambre du malade. Non, me dit-il d'une voix forte, je ne verrai personne. Vous en avez eu tous les inconvéniens : si je reviens à la vie, vous en aurez tout le mérite; je veux que vous en ayez toute la gloire. Mirabeau, lui répondis-je, voilà des mots qui me font plus de mal que votre colère; voilà des considérations dont je ne puis pas n'être point affligé mortellement. Il fut inflexible : il le fut encore lorsque M. Petit arriva , c'est-à-dire deux heures après.

M. Petit, malade lui-même, étoit accouru avec un zèle que je n'oublierai de ma vie. Monsieur, je craignois bien , lui dis-je , que vous ne pussiez pas venir nous aider de vos lumières, dans cette déplorable circonstance. — Mon cher confrère, me répondit-il, je serois venu en morceaux. Je lui fis part des dispositions du malade. Il n'en fut affligé que par la difficulté de me conseiller utilement sans le voir. Je m'efforçai d'y suppléer par un tableau fidèle des accidens, et du traitement que j'avois mis en usage. On a prétendu qu'il avoit désapprouvé la saignée : il est constant qu'il ne désapprouva rien, absolument rien.

En réfléchissant sur la maladie, je trouvois qu'il y avoit eu un grand accès dans la nuit du samedi au dimanche, un second dans celle du lundi au mardi, un troisième dans celle du mercredi au jeudi. Cette périodicité si marquée, jointe à la marche anomale des symptômes et à leur caractère pernicieux, me fit soupçonner une fièvre intermittente maligne, cachée sous des apparences humorales et spasmodiques. Je communiquai ma conjecture à M. Petit : il la trouva fondée; et nous convînmes d'essayer le quinquina, d'abord à foible dose, et associé à de doux laxatifs, ensuite à dose très-haute, si ces premiers essais faisoient expliquer plus clairement la nature, et si leurs résultats nous confirmoient dans ce plan de traitement.

Je rendis compte au malade du point de vue nouveau que son état nous présentoit : il en fut frappé comme d'un motif d'espoir; et il s'en réjouit comme d'un trait distingué de médecine, qu'il supposoit devoir me faire beaucoup d'honneur. M. Petit repartit sans l'avoir vu : mais il m'assura que nous pouvions toujours disposer de lui; et il fut convenu entre nous, que nous l'enverrions chercher le lendemain matin, nous flattant que je parviendrois peut-être à fléchir enfin le malade.

Quand on sut dans Paris que nous devions donner le quinquina, de toutes parts les personnes qui croyoient en avoir de très-bon, s'empressèrent de nous en envoyer. L'excellent M. Pilos, l'une des plus fameuses victimes de l'inquisition, sous le nom d'*Ollavidez*, vint lui-même nous apporter quelques onces de celui qu'il reçoit directement de sa patrie, laquelle est aussi celle de cette précieuse écorce. Il nous pressoit de le donner en grande quantité et sans mélange. Mais comme je n'étois pas sans beaucoup de doutes sur la justesse des motifs qui nous avoient fourni cette indication, je m'en tins au plan arrêté avec M. Petit. La première dose ne produisit aucun effet sensible ; la seconde n'agit pas davantage ; le malade revomit la troisième : et je m'apperçus le vendredi matin, que le pouls, loin de prendre plus de développement et de régularité (comme il fait toujours, quand le quinquina détermine des changemens utiles), se concentroit, redevenoit convulsif, et intermittent ; et même que le système artériel, commençant à perdre de sa force, cessoit d'être en harmonie avec les systêmes nerveux et musculaires. D'ailleurs, la peau se desséchoit, les urines couloient plus difficilement, et la gêne de la respiration s'aggravoit d'une manière très-menaçante. Je suspendis le quinquina : je fis ranimer les sinapismes et les vésicatoires des cuisses et des jambes ; et je me bornai d'ailleurs, à des boissons calmantes, en attendant M. Petit.

4

Quand le malade vit le peu de succès du quinquina : — Tu es un grand médecin, me dit-il ; mais il est un plus grand médecin que toi, l'auteur du vent qui renverse tout, de l'eau qui pénètre et féconde tout, du feu qui vivifie, ou décompose tout.

Je lui avois dit la veille, que son sort seroit décidé le samedi matin. Il m'appelle, et me serrant la main avec tendresse : — Vous avez raison, mon ami, mon sort sera décidé demain dans la matinée ; je le sens. Il prononça ces mots avec une sérénité touchante, et avec un accent qui retentit encore dans mon cœur.

M. Petit devoit arriver à huit heures. Je voulois absolument qu'il vît le malade. J'étois trop ému pour être bien sûr de mon propre jugement ; et je ne voulois pas me laisser d'éternels remords. Je revins, avec Mirabeau, sur le compte de M. Petit. Je lui citai les traits et les mots que je m'étois rappelés pour cela. Il les trouva d'un genre très-élevé. Je lui parlai de sa vie privée et publique, de son dévouement à ses amis, de sa probité sans tache. Il m'écoutoit avec plaisir. — Il faut absolument que vous le voyiez. — Mon ami, me dit-il, pour-

quoi me tourmenter inutilement? vous savez bien que je n'ai de confiance qu'en vous.
Mais, lui répondis-je, vous savez aussi toute
celle que j'ai dans M. Petit. Vous ne pouvez
pas douter que ce ne soit un homme rare
pour le talent : pourquoi me priver d'un
secours dont je crois avoir besoin? ce n'est
pas pour vous que je vous le demande; c'est
pour moi. Il paroissoit ébranlé. — C'est en
effet un homme, me dit-il. Écoutez, Cabanis, j'y consens. Mais je vous avertis de
vous défier de vous-même. Votre tendre
affection pour moi vous fait faire une chose
à laquelle je ne devrois pas consentir. Mon
ami, vous avez plus de génie et d'ame que
de caractère. Qu'on me pardonne de citer
ici ces exagérations de l'amitié : elles me
sont chères; et ce ne sont pas de misérables jouissances d'amour-propre que je
trouve à me les rappeler.

Mirabeau avoit vu l'émotion profonde de
M. de Lamarck : il l'avoit vu, pour la première fois, verser des larmes. — C'est un
spectacle bien touchant, nous dit-il, que
celui d'un homme calme et froid, ne pouvant cacher qu'à demi, une douleur contre
laquelle il s'arme vainement.

Il recevoit les soins les plus assidus et les plus affectueux de son ami M. Frochot. Personne, disoit-il, ne me remue avec autant d'adresse que lui. Si j'en revenois, je ferois un bon mémoire sur l'art de garde-malade. C'est lui qui m'en a fourni les idées principales ; il m'a aussi suggéré celle de quelques procédés mécaniques qui me paroissent devoir être avantageux.

Il demandoit à l'un de nous de lui soulever la tête : je voudrois, ajouta-t-il, pouvoir te la laisser en héritage.

Il s'informoit toujours de ce qui se passoit à l'Assemblée nationale : il parloit des affaires de l'extérieur ; il s'occupoit principalement des vues cachées de l'Angleterre. Ce Pitt, me disoit-il, est le ministre des préparatifs. Il gouverne avec ce dont il menace, plutôt qu'avec ce qu'il fait. *Si j'eusse vécu,* je crois que je lui aurois donné du chagrin.

Je lui parlois de l'intérêt extraordinaire qu'on prenoit à sa maladie ; de l'empressement avec lequel le peuple demandoit partout de ses nouvelles, et venoit en savoir à sa porte ; de l'attention qu'on avoit eue de barricader la rue au-dessous et au-dessus de sa maison, afin que le bruit des voitures ne

l'incommodât point pendant la nuit. — Ah!
oui, sans doute, s'écria-t-il à ce récit, un
peuple si sensible et si bon est bien digne
qu'on se dévoue à son service, qu'on fasse
tout pour établir et consolider sa liberté.
Il m'étoit glorieux de lui consacrer ma vie
toute entière : je sens qu'il m'est doux de
mourir au milieu de lui.

Il y avoit déjà long-temps que le pouls
n'existoit plus, quand M. Petit arriva : déjà
même les bras et les mains étoient glacés.
Cependant leur mouvement n'étoit point af-
foibli; et la force musculaire se soutenoit
d'une manière étonnante. Du reste, la respiration devenoit plus mauvaise, de moment
en moment, les spasmes et les douleurs plus
insupportables par intervalles, la physionomie plus effrayante.

Le malade reçut M. Petit avec sa grace ordinaire. — Je vais, dit-il, parler avec franchise, à l'homme qui passe pour aimer le
mieux ce ton. J'ai toujours cru qu'on ne devoit avoir pour médecin, que son ami. Voilà
mon ami et mon médecin : il a ma confiance
entière et exclusive. Mais il est plein d'estime pour vos lumières, et de respect pour
votre caractère moral. Il m'a cité de vous

des mots qui contiennent, en quelque sorte, toute la révolution (1), et des traits qui prouvent qu'au milieu des institutions sociales, et malgré la culture peu commune que vous avez donnée à votre esprit, vous êtes encore resté l'homme de la nature. J'ai donc pensé qu'un pareil homme, si j'avois eu le bonheur de le rencontrer, seroit devenu mon ami. Voilà, monsieur, ce qui m'a déterminé à vous voir. M. Petit lui répondit que l'ami, dans toute la rigueur du mot, étoit encore plus celui qui aimoit, que celui qui étoit aimé; et qu'à ce titre, il mé-

---

(1) Je lui avois, entre autres, rapporté l'anecdote suivante. Petit soignoit le Dauphin, celui qui mourut peu de temps avant la révolution. Une voiture de la Reine alloit prendre Petit deux fois par semaine, à Fontenay-aux-Roses, pour le mener à Versailles. Un jour la voiture revient vide; le médecin avoit refusé de venir. A la visite suivante, la Reine se plaignit à lui, de ce qu'elle appeloit une négligence inouie. Il lui répondit qu'il avoit été retenu par une paysanne en couches, qui étoit dans le plus pressant danger. La Reine reprit, d'un ton piqué : — Et c'est pour cela, que vous avez abandonné mon fils? — Madame, je ne l'ai point abandonné, répliqua Petit : quand il seroit le fils d'un de vos palefreniers, je ne l'aurois pas soigné avec plus d'attention.

ritoit d'être regardé comme l'ami de M. de Mirabeau ; que depuis long-temps il le suivoit des yeux, dans son immortelle carrière, et qu'il chérissoit en lui la patrie, la liberté, la constitution.

Il examina très-attentivement le malade. Celui-ci voulut savoir quel étoit son pronostic. Il lui demanda la vérité franche, l'assurant qu'il étoit fait pour l'entendre. *J'estime, lui répondit M. Petit, que nous vous sauverons ; mais je n'en répondrois pas.*

Nous nous retirâmes dans une pièce voisine. — Le malade est perdu sans ressource, me dit-il. Faisons cependant ce que la circonstance indique. Mon avis est d'appliquer un vésicatoire à chaque bras, et d'employer le camphre, à la dose d'un demi-grain, de demi-heure en demi-heure. Tant qu'un homme respire encore, il ne faut ni l'abandonner, ni même désespérer entièrement. J'adoptai sans réclamation l'avis de M. Petit ; et nous l'exécutâmes sans délai.

Quand nous repassâmes dans la chambre du malade : — M. Petit, voyez, dit-il, toutes les personnes qui m'entourent : elles me soignent comme des serviteurs ; et ce sont mes amis. Il est permis d'aimer et de regretter la vie , quand on laisse après soi de pareilles richesses.

Six heures après l'application des vésicatoires , comme ils ne produisoient point encore de douleur , nous les relevâmes pour examiner la partie : à peine étoit-elle un peu rouge. Je la fis ventouser et laver avec de l'alcali volatil ; et l'on replaça de nouveaux vésicatoires très-forts. La douleur et la chaleur s'établirent en peu d'heures : les spasmes et les anxiétés diaphragmatiques diminuèrent encore une fois; la sueur reparut ; et comme tous ces effets ne se soutenoient point , je réitérai les lotions d'alcali volatil, qui complétèrent le dernier effort de la nature , et nous donnèrent la dernière et bien foible lueur d'espérance. Le malade fut bien toute la soirée , jusqu'à onze heures , et même , je crois , un peu plus avant dans la nuit.

Après le départ de M. Petit, qui promit de revenir le lendemain , je m'assis auprès du lit du malade , commandant autant qu'il m'étoit possible à mon émotion. — Son mot est sévère , me dit-il : je l'entends. Vous êtes moins décidé. Je suis porté à juger comme lui ; mais je me plais à croire comme vous : ma confiance, mon amitié et les projets auxquels elle m'attache, s'en accommodent mieux. — M. Petit, lui répondis-je, est un vieux praticien. Quand on a vu beaucoup de malades, on est moins présomptueux. Je suis encore dans l'âge de la présomption; et peut-être n'en suis-je point exempt aujourd'hui.

Il me comprenoit très-bien; et assurément il n'espéroit plus : mais il avoit toujours l'air d'espérer, pour ménager la tendresse de ses amis. L'après-dînée il voulut faire son testament. Il fit demander M. Mautort, son notaire : et en attendant, il s'entretenoit avec M. Frochot des devoirs qu'il avoit à remplir. J'ai des dettes, lui disoit-il, et je n'en connois pas la quotité précise : je ne connois pas mieux la situation de ma fortune : cependant j'ai plusieurs obligations impérieuses pour ma conscience, et chères à mon cœur. M. Frochot rapporta ces paroles à M. de Lamarck, qui répondit : — Allez lui dire que si sa succession ne suffit point aux legs qu'il fera, j'adopte ceux que son amitié voudra bien me recommander. Il faut qu'il ait encore un bon moment.

Mirabeau, digne de ce dévouement généreux, en sentit tout le prix; mais il n'en fut point étonné. Il accepta, comme un homme qui en auroit fait autant; et il en usa avec modération, mais sans réserve minutieuse.

Depuis deux jours, je recevois de toutes parts, des avis et des indications de remèdes infaillibles. J'étois excédé de lettres à écrire, de billets à répondre, d'explications à donner. La grandeur de l'intérêt excusoit tout. Mais je ne pouvois suffire à des fatigues étrangères, qui venoient se joindre aux fatigues nécessitées, et aux continuelles angoisses de ma situation.

Dans cette après-dînée, je fus harcelé d'une cruelle manière. Quelques personnes s'étoient mis dans la tête que les poudres de James pouvoient rendre la vie à Mirabeau. En conséquence, elles étoient venues me proposer ce moyen. L'idée en avoit été répandue dans le peuple qui assiégeoit la porte, et dans les groupes du Palais-Royal. Des intrigans, à ce qu'on me dit, cherchoient à diriger sa colère contre nous, pour exécuter dans le tumulte des projets très-criminels.

Je m'opposai formellement à l'emploi des poudres de James. Je déclarai que non-seulement je ne les proposerois point au malade, mais que je lui en dirois mon avis, s'il le démandoit ; et que jamais, d'après quelque motif, et dans quelque situation que ce pût être, je ne me servirois, comme on l'exigeoit de moi, de la confiance que le malade m'avoit accordée, pour lui faire prendre un remède dans lequel je n'en avois aucune. On insistoit : — Vous le croyez perdu. Les cures merveilleuses opérées par ces poudres sont constantes. Ne vaut-il pas mieux tenter une ressource douteuse, que de rester dans un désespoir inactif ? Je répliquois :— Les secrets de la nature ne me sont pas tous connus : elle peut tenter quelqu'effort utile. Mais je connois très-bien l'effet des poudres de James : je sais aussi très-bien qu'elles ne conviennent nullement dans la circonstance actuelle ; et suivant moi, le malade périroit infailliblement dans leur opération. M. Petit, auquel on avoit dépêché un exprès pour le consulter là-dessus, fut du même avis. On ne donna point les poudres.

L'ouverture du cadavre prouva, combien nous avions raison. Je ne dis pas cela pour affliger les personnes qui mirent tant d'obstination à me faire adopter leur spécifique ; la pureté de leurs vues les justifie sans doute : mais je voudrois leur faire sentir, qu'on ne sauroit prononcer avec trop de défiance, sur des objets dont on n'a pas de notions bien claires, et dans lesquels les erreurs sont à-la-fois, et si faciles, et d'une si grande importance.

Tant que dura cette lutte pénible, je n'en parlai point au malade. Quand elle fut terminée je lui en rendis compte. — Où en suis-je donc, me dit-il, pour que les empiriques et les bonnes femmes croient pouvoir s'emparer de moi? Cabanis, je vous rends responsable de tout ce qui me concerne : je vous le déclare; et cette responsabilité, je la place dans votre conscience.

M. l'évêque de Lyon et M. l'ancien évêque d'Autun, ses amis, le virent ce jour-là même, l'un le matin, l'autre le soir. Le public connoît le résultat de sa conversation avec le dernier. Celle qu'il eut avec l'évêque de Lyon, fut courte. Quoi qu'en aient dit quelques journaux, ce sont les seuls ecclésiastiques qu'il ait reçus pendant sa maladie. Mais ceux-là n'étoient pas indignes de recueillir ses derniers sentimens.

Cette nuit je ne le quittai point : je me couchai sur une chaise longue, à côté de son lit. La poitrine se prenoit de plus en plus, et le malaise étoit très-grand. Cependant son esprit avoit une telle activité, que les idées lui faisoient oublier les souffrances, et que le haletement de sa respiration n'étoit pour lui qu'un bruit incommode, qui le dérangeoit dans ses méditations, sans beaucoup l'occuper d'ailleurs. Il provoquoit sans cesse la conversation pour modérer le mouvement de sa tête, craignant que si ce mouvement croissoit encore, il ne se transformât en véritable délire. Les pensées et les images se présentoient à lui avec une rapidité étonnante : jamais peut-être son langage n'eut autant de précision, d'énergie et d'éclat.

Aussitôt que le jour parut, il fit ouvrir ses fenêtres ; et il me dit, d'une voix ferme et d'un ton calme : — Mon ami, je mourrai aujourd'hui. Quand on en est là, il ne reste plus qu'une chose à faire : c'est de se parfumer, de se couronner de fleurs, et de s'environner de musique, afin d'entrer agréablement dans ce sommeil dont on ne se réveille plus. Il appela son valet-de-chambre. — Allons, qu'on se prépare à me raser, à me laver, à faire ma toilette toute entière. Je lui observai que son accès n'étant pas fini, le moindre mouvement seroit très-préjudi-

ciable, et qu'il pourroit le rendre mortel ;
au lieu que peut-être cet accès ne le seroit
pas, en gardant le repos nécessaire. Il **est**
mortel, me repondit-il. Son valet-de-chambre avoit été fort malade le jour précédent.
— Eh bien, mon pauvre *Teisch*, comment
cela va-t-il aujourd'hui? Ah! monsieur, ah!
mon cher maître, je voudrois bien que vous
fussiez à ma place. Le malade, après un moment de réflexion, lui répliqua : — Tiens, je
ne voudrois pas que tu fusses à la mienne.

Il me fit approcher de lui, et me tendant
la main : — Mon bon ami, me dit-il, je
mourrai dans quelques heures : donnez-moi
votre parole que vous ne me quitterez plus;
je veux finir avec un sentiment doux. Je lui
répondis en laissant échapper des sanglots,
que je ne pouvois plus retenir. — Point de
foiblesse indigne de vous et de moi, ajouta-
t-il : c'est un moment dont il faut que nous
sachions jouir encore l'un et l'autre. Donnez-
moi de plus votre parole que vous ne me
laisserez pas souffrir des douleurs inutiles.
Je veux pouvoir goûter sans mélange, la présence de tout ce qui m'est cher.

Il demanda M. de la Marck. Quand celui-
ci fut arrivé, le malade s'adressant à moi :—

j'ai des choses importantes à vous communiquer à tous les deux. Vous voyez que j'ai
beaucoup de peine à parler : croyez-vous que
je serai plus en état de le faire dans un autre
moment. Je lui répondis : — Si vous êtes
trop fatigué, reposez-vous ; mais, si vous le
pouvez, parlez, dès ce moment même. En
effet, il baissoit à vue d'œil.

J'entends, me répondit-il. Asseyez-vous
donc sur mon lit ; vous ici, et vous là. Alors
divisant en trois points, ce qu'il avoit à nous
dire, il nous parla pendant près de trois-
quarts d'heure, d'abord sur ses affaires particulières ; ensuite sur les personnes chères
qu'il laissoit après lui ; enfin sur l'état des
affaires publiques. Il glissa rapidement sur
les premiers articles : il ne pesa que sur le
dernier. Cette conversation a été précieuse-
ment recueillie, et ne sera pas perdue pour
l'histoire : mais comme elle intéresse plusieurs individus (1), ce n'est pas le moment
d'en rendre compte.

Quand il eut fini avec nous, il fit appeler

---

(1) Plusieurs des mêmes individus étant encore vivans, l'auteur de ce journal croit toujours devoir différer
la publication de cette conversation intéressante (an xi).

M. Frochot. Il lui prit les deux mains, dont il mit l'une dans celle de M. de la Marck, et l'autre dans la mienne. — Je lègue ajouta-t-il, à votre amitié, mon ami Frochot : vous avez vu son tendre attachement pour moi ; il mérite le vôtre.

Bientôt après, il perdit la parole : mais il répondoît toujours par des signes, aux marques d'amitié que nous lui donnions. Nos moindres soins le touchoient ; il y sourioit avec une sécurité et une grace touchantes. Quand nous penchions notre visage sur le sien, il faisoit de son côté des efforts pour nous embrasser : et le mouvement de ses lèvres nous avertissoit de la douceur qu'il trouvoit dans nos caresses.

Ses mains glacées restèrent dans les nôtres, pendant plus de trois heures. Son agonie fut calme pendant tout ce temps. Mais vers les huit heures, les douleurs se réveillèrent. Alors il me fit signe de lui donner à boire. Je lui apportai successivement de l'eau, du vin, de l'orangeade, je lui offris même de la gelée. Il refusa tout, et fit le mouvement d'un homme qui veut écrire. Nous lui donnâmes une plume et du papier. Il écrivit, très-lisiblement : *Dormir.* Je fis semblant de ne pas l'entendre. Il fit signe de lui rapporter le papier et la plume, et il écrivit : *Croyez-vous donc que la mort, ou l'effet qui m'en rapprochera, puisse produire un sentiment dangereux ?* Voyant que je n'adoptois pas sa demande, il écrivit encore : *Tant qu'on a pu croire que l'opium fixeroit l'humeur, on a bien fait de ne pas le donner : mais maintenant qu'il n'y a plus de ressources que dans un phénomène inconnu, pourquoi ne pas tenter ce phénomène ; et peut-on laisser mourir son ami sur la roue, pendant plusieurs jours peut-être ?*

Les douleurs augmentoient de moment en moment : elles étoient déjà si violentes, qu'elles devenoient causes accélératrices de la mort. Mon devoir étoit alors de les modérer. Je formulai un calmant ; et je dis au malade que dans une minute, son vœu seroit rempli. M. Petit arrive sur ces entrefaites. Comme nous passions dans un cabinet voisin, la douleur ranime tout-à-coup le malade et lui rend la parole. Il me rappelle avec force, et me dit : — Jurez-moi que vous ne direz point ce que vous allez faire. M. Petit approuva le calmant : mais il préféra de donner, dans de l'eau simple, le syrop diacode que j'avois ordonné dans une eau distillée. L'apothicaire logeoit dans la même rue : cependant, il falloit le temps d'aller chez lui et d'en revenir. Les douleurs devenoient atroces. — On me trompe, dit à M. de la Marck le malheureux agonisant. — Non, l'on ne vous trompe pas : le remède arrive; nous l'avons tous vu ordonner. — Ah! les médecins! les médecins! reprit-il. Et se tournant vers moi, avec un air mêlé de colère et de tendresse : N'étiez-vous pas mon médecin et mon ami? ne m'aviez-vous pas promis de m'épargner les douleurs d'une pareille mort? Voulez-vous que j'emporte le regret de vous avoir donné ma confiance? — Ces paroles, les dernières qu'il ait prononcées, retentissent sans cesse à mon oreille. Il se tourna sur le côté droit dans un mouvement convulsif : et ses yeux s'étant élevés vers le ciel, il expira dans nos bras, vers les huit heures et demie. C'est à-peu-près à la même heure, que la veille, entendant tirer des coups de canon, il s'étoit écrié comme en sursaut : — N'est-ce pas là le commencement des funérailles d'Achille?.... M. Petit, debout et pensif au pied de son lit, nous dit : — Il ne souffre plus.

On a prétendu qu'en mourant Mirabeau

avoit prononcé cette phrase remarquable :—
*J'emporte dans mon cœur le deuil de la mo-
narchie, dont les débris vont être la proie
des factieux.* C'est le précis, mais le précis
très-exagéré de plusieurs de ses mots sur
l'état des affaires publiques. Il aimoit la monarchie, et craignoit pour elle des dangers.
Il pensoit que la liberté, conquise par l'in-
surrection, devoit être conservée par le respect des loix ; que les loix ne pouvoient être
exécutées que par une force active ; que
dans un grand empire, dont le peuple n'est
pas encore éclairé, dont les mœurs sont avi-
lies par des siècles d'esclavage, cette force
doit résider dans les mains d'un seul ; qu'en
un mot, l'alliance de la vraie démocratie re-
présentative et du gouvernement monar-
chique est très-naturelle, et que nulle autre
forme ne réunit au même dégré, la vigilance
d'une bonne police, à la garantie respec-
tueuse de la liberté nationale. Ce ne sont pas
les amis les moins zélés de la révolution ; ce
ne sont pas sur-tout les hommes le moins
au fait des circonstances actuelles, qui pensent entièrement comme lui (1).

---

(1) Telle étoit en effet alors, et telle fut leur opi-

Après avoir reçu ses derniers soupirs ,
M. Petit et moi nous étions descendus dans
le jardin. Nous le parcourions tristement,
ayant à peine la force de nous dire quelques
paroles, quand je reçus une lettre conçue à-
peu-près en ces termes : — J'ai lu dans les papiers publics, que la transfusion du sang
avoit été exécutée avec succès en Angleterre,
dans les maladies graves. Si, pour sauver
M. de Mirabeau, les médecins la jugeoient
utile, j'offre une partie de mon sang; et je
l'offre de grand cœur : l'un et l'autre sont
purs. — Au bas est une signature un peu dé-
guisée : je crois que ce nom qui se cache
est *Mornais* ou *Marnais*. L'indication de la

---

nion, jusqu'à la fuite du roi, qui arriva vers la fin
du mois de juin suivant. Mais après cette dernière
époque, tous les amis un peu clairvoyans de la liberté
ne se flattèrent plus de pouvoir la trouver ailleurs que
dans la république. Ce sentiment étoit conforme à
celui de Mirabeau : car avant sa mort, on avoit déjà
parlé du projet de cette fuite. J'ai, nous disoit-il, défendu la monarchie jusqu'au bout : je la défends même
encore que je la crois perdue, parce qu'il dépendroit
du roi qu'elle ne le fût point, et que je la crois encore
utile. Mais s'il part, je monte à la tribune, je fais
déclarer le trône vacant et proclamer la république.

demeure est, rue Neuve Saint-Eustache,
n°. 52. Je ne fais aucune réflexion sur cette
lettre : il y a des traits qu'on défigure en les
louant.

Le corps fut ouvert le lendemain dimanche vers midi, en présence d'un nombre
très-considérable de médecins et chirurgiens. Plusieurs d'entr'eux y manifestèrent
un grand esprit de sagesse, entre autres
M. Petit et M. Vicq-d'Azir, dont les opinions
font autorité dans toutes les parties de la
médecine, mais sur-tout dans l'anatomie.
L'estomac, le duodénum, une grande partie
du foie, le rein droit, le diaphragme et le
pericarde offroient des traces d'inflamma-
tion, ou plutôt, à mon avis, de congestion
sanguine. Le péricarde contenoit une quantité considérable d'une matière épaisse, jaunâtre, opaque. Des coagulations lymphati-
ques recouvroient toute la surface extérieure
du cœur, à l'exception de sa pointe. La cavité
de la poitrine contenoit une petite quantité
d'eau.

Certainement l'état du cœur, et l'epanche-
ment dans lequel nageoit cet organe, peuvent être regardés comme mortels. Mais je
crois, ainsi que Lachèze, dont les lumières

et les soins m'ont beaucoup aidé dans le cours de la maladie, que la mort a été déterminée immédiatement par l'affection du diaphragme ; et j'attribue toujours cette affection, ainsi que celle du cœur, à l'humeur rhumatismale, goutteuse, vague, que nous en avions, dès le début, regardée comme la cause. J'atteste avec candeur, qu'en retrouvant la même série de symptômes, je porterois encore le même jugement, et que j'emploierois les mêmes moyens de curation.

Pendant toute sa vie, c'est-à-dire, depuis le moment qu'il parut sur le théâtre de l'opinion, Mirabeau s'est vu constamment poursuivi par la haine, et noirci par la calomnie, importunée de tant de succès brillans. Son caractère impétueux, avoit, il est vrai, provoqué plus d'une fois des ressentimens personnels ; et quelques erreurs de sa jeunesse, donnoient aux yeux du public léger, une sorte de vraisemblance à de plus graves imputations. Mais l'histoire fidelle d'une vie où l'on trouve tant de grandes pensées, tant de sentimens généreux, tant de travaux utiles, étouffera pour toujours, dans le cri de la reconnoissance, ces clameurs envieuses que la majesté de sa mort et la douleur publique, ne font taire, peut-être que pour quelques instans. Encore une fois, ce n'est pas ici le lieu de le peindre, et d'épurer l'image immortelle de cette ame véritablement grande, véritablement digne de l'apothéose que la France lui décerne. Ma douleur fatiguée de toutes ces scènes cruelles dont je viens de retracer la suite, ne me permet pas d'aller plus loin. Je ne dirai qu'un seul mot; mais ce mot renferme tout : c'est que Mirabeau est mort irréprochable envers la patrie et envers l'amitié (1).

---

(1) L'auteur de l'écrit ci-dessus n'a pas changé d'opinion sur le compte de cet homme véritablement grand, et par ses talens, et par l'élévation de son ame, et par son dévouement à la cause sacrée de l'humanité. On lui a reproché des relations coupables avec la cour. Nous oserons dire que si sa correspondance avec la reine étoit publiée, par les personnes qui doivent l'avoir encore entre les mains, ce recueil, composé de vingt-deux ou vingt-trois longues notes, seroit le plus beau titre de Mirabeau à la reconnoissance de son pays, et des vrais amis de la liberté. Non, quoi qu'on dise, il n'a pas abandonné un seul instant la sainte cause pour laquelle il avoit si glorieusement combattu : les moyens de tout genre, que lui procuroient ses rapports avec le château, il les employoit tous, au contraire, à la faire triompher. Des calculs

personnels auroient suffi pour rendre la liberté chère à Mirabeau. Il avoit de grands talens; et il regardoit un pays libre comme le seul théâtre digne de lui : il aimoit la véritable gloire; et il savoit qu'il n'appartient point à des esclaves de la décerner (an xi).

NOTE

Sur l'opinion de MM. *Œlsner* et *Sœmmering*, et du citoyen *Sue*, touchant le Supplice de la Guillotine.

NOTE *

SUR LE SUPPLICE

DE LA GUILLOTINE.

Depuis que le 10 thermidor nous a rendu la liberté de la parole et de la presse, tout ce qui porte dans le cœur quelque sentiment d'humanité s'est élevé avec force contre les assassinats juridiques, dont la tyrannie décemvirale avoit couvert la France. Dans ces derniers temps, quelques écrivains ont voulu diriger l'indignation publique contre le genre même du supplice : ils le regardent comme fort douloureux ; et c'est sous ce point de vue, qu'ils en demandent la suppression.

Je la demande aussi, quoique par d'autres motifs. Je pense qu'on pourroit en effet, substituer à ce supplice un autre genre de mort,

---

* Cette note a été écrite dans les premiers mois de l'an iv.

x

du moins tant que les législations modernes ne
sauront pas employer de meilleurs moyens
pour arrêter le crime. Je joins donc mes vœux
aux réclamations de MM. Œlsner et Sœmmering, et du citoyen Sue; et j'honore beaucoup le sentiment qui les a dictées. Mais, je
l'avoue franchement, je ne puis partager
l'opinion sur laquelle ils se fondent; et puisqu'aucun des grands maîtres de nos écoles
n'élève la voix pour la combattre, je crois
devoir réunir ici quelques observations, propres, ce me semble, à la tirer du vague
dont on l'enveloppe. Je crois le devoir, car
je suis fortement convaincu qu'il n'y a rien
d'utile que la vérité : les bons sentimens y
trouvent toujours des appuis solides; ils ne
doivent jamais se fonder sur des chimères : et
la morale n'a pas moins besoin que la science,
de repousser sévèrement les erreurs. Je crois
le devoir surtout, parce que c'est un acte
de sensibilité bien mal entendue, que d'ef-
frayer l'imagination de ceux qui ont perdu
des personnes qui leur étoient chères, sur
ces horribles échafauds.

Pour prouver que les têtes séparées de
leurs troncs par la guillotine, peuvent ressentir des douleurs aiguës, MM. Œlsner et

Sœmmering citent les mouvemens convulsifs des muscles masseters et crotaphites, au
moyen desquels elles font encore de profondes morsures, et des muscles de la face,
ou des moteurs de l'œil, qui rendent souvent leur aspect affreux. Ils rapportent quelques faits analogues, puisés dans les livres
de physiologie ; et ils concluent que ces
têtes, où l'ame se trouve alors, selon eux,
concentrée toute entière, n'ayant pas d'autre
manière de produire au-dehors leurs affections, expriment ainsi les angoisses et les
vives souffrances qu'elles éprouvent : état
cruel, dont la véritable durée doit se mesurer sur sa violence, et non sur le cours du
temps. Parmi les faits qu'ils jugent favorables à cette conclusion, ils s'attachent surtout à celui de Charlotte Corday, qu'ils supposent avoir rougi d'indignation, ou de pudeur, dans le moment que le bourreau, par
la plus lâche atrocité, lui donna un souf-
flet, en montrant sa tête sanglante au peuple : et ils voient dans cette rougeur, un
mouvement moral, qui ne peut avoir eu
lieu qu'avec une pleine et entière connoissance.

Le citoyen Sue énonce à-peu-près la même

2

opinion, cite les mêmes faits, ou des faits semblables, et répète avec beaucoup de persuasion le trait de Charlotte Corday : mais il soutient, en opposition avec les deux écrivains allemands, que l'on souffre dans le tronc comme dans la tête ; et qu'un homme coupé en plusieurs morceaux, peut sentir douloureusement dans tous.

Le citoyen Sue a cru que, pour établir sa proposition, il falloit écarter la nécessité d'un centre commun, d'un *sensorium commune ;* et il donne en preuve, les monstres qui ont vécu quelque temps sans tête, et même sans moelle épinière. Il a cru aussi que les douleurs qu'on rapporte à des membres amputés, appuyoient son hypothèse : il ne lui étoit pas difficile d'en trouver beaucoup d'exemples, soit dans les livres des praticiens, soit dans ses propres observations. Enfin, il élève plusieurs questions de physiologie, sur lesquelles il paroît adopter des opinions émanées du stalhianisme ; opinions qui ne sont pas dépourvues de tout fondement, mais que, ni les disciples de Stalh, ni les célèbres professeurs d'Edimbourg et de Montpellier, qui les ont soutenues, n'ont jamais peut-être circonscrites avec assez de sévérité. La manière dont le citoyen Sue les jette en avant, prouve que son esprit actif fouille dans toutes les sources, et dans ses propres réflexions. Lorsqu'il les aura méditées plus profondément encore; lorsqu'il aura analysé, avec l'attention qu'il est capable d'y mettre, la doctrine de ces écrivains, il sera sans doute plus près de la vérité que les copistes trop dociles de Haller : mais cette doctrine, et celle renouvelée des Grecs, qui reconnoît dans l'homme trois ames distinctes, la première *animale*, la deuxième *morale*, et la troisième *intelligente*, sont absolument étrangères à l'objet de la question ; elles ne peuvent d'ailleurs être discutées dans une simple note.

Revenons donc aux douleurs qu'on suppose causées par le supplice de la guillotine.

Je fais observer d'abord à MM. Œlsner et Sœmmering, qu'ils auroient pu citer un grand nombre de faits bien plus concluans pour leur opinion. Ceux qu'ils rapportent d'après Haller, sont tirés de l'*Historia vitæ et mortis*, de Bacon, qui ne fait qu'indiquer, à sa manière, un nouveau point de vue à considérer dans l'économie animale.

3

Déja Galien avoit noté l'histoire de ces autruches, à qui l'empereur Commode coupoit la tête dans le cirque, avec une flèche
armée d'un croissant, et qui n'en conti-
nuoient pas moins leur course jusqu'au bout
de la carrière. Depuis, Galien, Bacon, Perrault, Charas, Caldesi, Kaẃ-Boerhaave, et
plusieurs autres, ont recueilli (1) une grande
quantité d'observations parfaitement semblables. Perrault a vu le corps d'une vipère,
à qui il venoit de couper la tête, continuer
à ramper vers le tas de pierres, où elle avoit
coutume de se retirer. Dans le laboratoire
de Charas, une tête de vipère fit, plusieurs
jours après avoir été coupée, des morsures
dangereuses. Enfin, Kaw-Boerhaave répéta,
sur un coq, l'expérience des autruches : il
lui coupa le cou, dans le moment où l'animal s'élançoit vers du grain qui lui étoit
présenté, à plus de vingt pas de distance; et
le tronc continua son élan jusqu'à l'endroit
où étoit le grain.

-----

(1) Fontana a fait beaucoup de recherches curieuses
sur les affections propres aux différentes parties, isolées du reste du corps par l'amputation, ou privées
du principe vital commun par la mort.

Mais, sans chercher bien loin les exemples d'un phénomène de physiologie si général, ne voyons-nous pas dans les boucheries et dans les cuisines, les chairs, surtout celles des jeunes animaux, et plus encore celles des animaux à sang froid, palpiter long-temps après la mort? Les carrés et les longes de veau, palpitent encore au bout de plusieurs heures. Les anguilles et les lamproyes, éventrées et décapitées, s'agitent quelquefois encore au bout de plusieurs jours.

Il est évident que MM. Œlsner et Sœmmering n'ont pas insisté sur ces faits, parce que, suivant leur manière de voir, l'ame n'existe et ne doit souffrir que dans la tête : et cependant, s'il est vrai que les mouvemens réguliers prouvent *sensation,* et les mouvemens convulsifs *douleur,* la sensation et la douleur doivent nécessairement se trouver dans toutes les portions du corps morcelé qui palpitent. A cet égard le citoyen Sue me paroît plus conséquent.

Mais un peu de réflexion sur les loix de l'économie animale, suffit pour faire voir qu'il est parti d'un faux principe. Les mouvemens d'une partie ne supposent point des

sensations, ni la faculté de produire ces
mouvemens, celle de sentir (1). Dans certaines maladies paralytiques, les forces mo-
trices sont encore entières, quoique les
forces sensitives se trouvent abolies; c'est-
à-dire, qu'un organe peut être insensible,
et cependant se mouvoir. Ce cas se présente
tous les jours aux praticiens. J'ai vu un
homme qui marchoit à merveille, remuoit
avec facilité toutes les articulations de la
jambe, du pied et de ses phalanges, et qui
n'éprouvoit pas la moindre douleur lorsqu'on lui plongeoit dans les chairs de longues épingles de tête. Dans les maladies convulsives, au contraire, dans celles même où
il n'y a pas la moindre lésion de la sensibilité, souvent un membre, ou tout le corps,
éprouve l'agitation la plus violente, sans
que le malade reçoive la plus légère sensation qui s'y rapporte ; ou, s'il ressent des
douleurs, elles résultent de la violence même
des mouvemens, ou des coups qu'il se

-----

(1) Nous parlons ici des sensations relatives au *moi*
de l'individu : ce sont les seules qui nous occupent;
or elles n'existent que lorsqu'il est averti des impressions reçues par les organes.

donne, lesquels sont alors la cause, mais non l'effet et le signe des douleurs. Ces maladies privent souvent, par intervalles, de toute connoissance; et c'est pour l'ordinaire dans ce cas, que les convulsions sont le plus affreuses. Mais on peut alors pincer, piquer, tirailler, cautériser le malade, sans qu'il donne le moindre signe de sensibilité. Lorsqu'il revient à lui, il ne se souvient de rien de ce qui s'est passé pendant son accès, où la conscience du *moi* étoit entièrement suspendue : et c'est au moment de la perte de connoissance qu'il se reporte, pour renouer le fil de ses sensations et de son existence. Enfin, dans les expériences anatomiques faites sur les animaux vivans, si l'on suspend la correspondance d'une partie avec le tout, en la coupant, ou en faisant des ligatures aux nerfs qui s'y distribuent, l'animal cesse d'avoir le moindre sentiment de ce qui s'y passe : on peut le torturer de toutes les manières, sans qu'il en reçoive aucune impression; quoique cependant cette partie reste souvent capable d'exécuter encore beaucoup de mouvemens, dont quelques-uns même paroissent tenir aux habitudes régulières de la vie. En un mot, sans adopter dans toute sa rigueur, la doctrine de Haller, sur la sensibilité et l'irritabilité, on ne sauroit nier qu'il a fort bien prouvé que dans certaines circonstances, les organes des animaux peuvent entrer dans de vives agitations, quoique l'individu n'ait point la conscience des causes qui les y déterminent : comme, d'autre part, le mouvement musculaire peut être tout-à-fait suspendu, quoique l'individu reçoive les impressions les plus douloureuses, ou les plus fortes. Différentes maladies nerveuses fournissent la preuve de l'une et de l'autre de ces assertions.

M. Sœmmering paroît attacher beaucoup d'importance à la manière dont la décapitation se fait, pour déterminer le degré de douleur qui en résulte. Les instrumens qui coupent en tranchant nettement, doivent causer moins de douleur ; ceux qui coupent en contondant doivent en causer davantage : et, selon lui, la guillotine est de ces derniers. Mais dans une opération prompte comme l'éclair, cette différence est absolument nulle. D'ailleurs, quoique la mal-adresse, ou l'atrocité des bourreaux, ait aggravé le supplice de quelques malheureux patiens en y revenant à plusieurs reprises, il s'en manque

beaucoup qu'il faille attribuer à sa nature
ce surcroît de souffrance. Lorsque l'Assemblée constituante eut adopté, pour la peine
de mort, l'instrument appelé guillotine, qui
lui fut proposé par un de ses membres, véritable philantrope et médecin très-éclairé,
le département de Paris en fit construire un
pour modèle, par un ouvrier très-habile.
La hache étoit d'abord façonnée en croissant : mais, d'après les idées du célèbre chirurgien Louis, on se contenta de lui donner
une disposition oblique, afin qu'elle tran-
chât, en tombant, à la manière de la scie ;
ce qui rend, comme tout le monde sait, la
section plus facile et plus prompte. Le département ordonna à l'administration des
hôpitaux, dont j'étois membre alors, de faire
faire l'essai du nouvel instrument, sur un
certain nombre de cadavres. Cet essai fut
fait à Bicêtre. Le poids seul de la hache,
sans le secours du mouton de trente livres
qui s'y adapte, tranchoit les têtes avec la
vitesse du regard ; et les os étoient coupés
net.

M. Sœmmering se trompe donc relativement aux souffrances qu'il attribue à la nature de la section : il se trompe également

en supposant que la guillotine contond et
ne coupe pas.

Quant au trait qu'on raconte de Charlotte Corday, je déclare nettement que je
n'en crois rien. Je sais trop avec quelle facilité l'on voit des merveilles dans les temps
d'agitation et de malheur. Quand les lumières publiques ne permetttent plus de
voir des miracles, on veut du moins trouver de nouveaux phénomènes dans la nature. Je n'ai point assisté à l'exécution de
Charlotte Corday, ni à aucune autre; mes
regards ne peuvent soutenir ce spectacle :
mais plusieurs personnes de ma connoissance ont suivi, depuis la Conciergerie jusqu'à l'échafaud, la charrette qui conduisoit
cette femme si intéressante, malgré les maux
affreux dont elle a été la cause, ou du moins
dont elle a donné le signal ; elles ont été témoins de son calme admirable pendant la
route, et de la majesté de son dernier moment. Un médecin de mes amis ne l'a pas
perdue de vue une minute. Il m'a dit que
sa sérénité grave et simple avoit toujours été
la même; qu'au pied de l'échafaud, elle avoit
légèrement pâli; mais que bientôt son beau
visage avoit repris encore plus d'éclat. Pour

cette rougeur nouvelle qu'on prétend avoir couvert ses joues après sa décapitation, il n'en a rien vu, quoiqu'il soit observateur clairvoyant, et qu'il fût alors observateur très-attentif. Les autres personnes dont je viens de parler, n'en ont pas vu davantage.

Je n'entrerai point dans de plus grandes discussions sur le fait en lui-même. Il seroit facile de démontrer physiologiquement que rien n'est plus ridicule. Mais je crois que cela résultera suffisamment de ce qui me reste à dire touchant l'opinion du citoyen Sue.

La plus grande partie de cette opinion est employée à prouver que la sensibilité peut exister dans un organe, indépendamment de toute communication avec les grands centres nerveux; qu'elle est disséminée et s'exerce partout; que le plus léger mouvement vital en suppose la présence dans la partie par laquelle il est exécuté; et que, par conséquent, la cause de la douleur peut agir avec force sur les membres séparés du corps, et sur les lambeaux séparés des membres, tant qu'ils conservent la faculté de se mouvoir. On voit, je le répète, que le citoyen Sue ramène l'irritabilité à la sensibilité, comme l'ont fait plusieurs hommes de

génie. Mais cette idée, que ce n'est pas ici
le lieu d'examiner et de réduire à des termes
précis, ne fait rien à la question. Il ne s'agit
pas de savoir si, lorsqu'une jambe est coupée, et qu'on la cautérise, il y a douleur
dans cette jambe ; si, lorsqu'on irrite une
patte de grenouille séparée du corps, il y a
douleur dans cette patte (1): mais si l'homme
à qui appartenoit cette jambe, et si la grenouille à qui appartenoit cette patte, ont
le sentiment et la conscience de la douleur.
Or il est certain qu'ils ne l'ont pas. Aucun
malade ne ressent les irritations qu'on fait
éprouver à son bras coupé ; aucun animal
soumis vivant à la curieuse observation de

---

(1) Les découvertes microscopiques ont appris que
la vie est partout ; que, par conséquent, il y a partout
plaisir et douleur : et, dans l'organisation même de
nos fibres, il peut exister des causes innombrables de
vies particulières, dont la correspondance et l'harmonie avec le système entier, par le moyen des nerfs,
constitue le *moi*. Il ne résulteroit de là, rien de ce que
prétend le citoyen Sue ; car le *moi* n'existe que dans
la vie générale ; et la sensibilité des fibres, lorsqu'elles
en sont isolées, ne correspond pas plus avec lui, que
celle des animaux qui peuvent se développer dans
différentes parties du corps.

l'anatomie, ne donne des signes de sensibilité, quand on déchire les parties qui ne font plus un tout avec lui. Du moment où leurs communications avec les centres nerveux cessent, soit par leur amputation, soit par la paralysie, soit par la ligature de leurs nerfs, les changemens dont elles sont encore susceptibles deviennent étrangers au système; l'individu n'en est plus averti.

Le citoyen Sue à beau prendre à témoins, les douleurs que les malades s'imaginent éprouver dans la main, ou dans le pied, qu'ils ont perdu : il ne peut pas croire sérieusement qu'elles résident dans ces organes. Trente ans après l'amputation, quand il ne reste plus de vestiges ni des chairs, ni des nerfs, ni des tendons, ni peut-être même des os, ces douleurs durent encore quelquefois. Le citoyen Sue ne peut pas ignorer qu'on a prouvé, par des expériences directes, que leur siége est dans l'un des centres nerveux : il ne peut non plus ignorer que quelques malades rapportent également à la partie coupée, les irritations faites sur le trajet du nerf qui lui donnoit la vie, et surtout à son extrémité nouvelle; enfin, il sait que les sympathies nerveuses elles-mêmes

exigent la libre communication des différentes parties du système entre elles : et
Robert Whytt a prouvé , sans réplique ,
qu'elles n'ont lieu que par l'intermède du
cerveau , de la moelle épinière , ou de quelqu'autre grand rendez-vous des nerfs. J'ai
vu , comme le citoyen Sue , des paralytiques
qui faisoient de violens efforts pour se servir
de leurs jambes , ou de leurs mains immo-
biles ; j'en ai vu qui disoient y ressentir de
vives douleurs : mais je n'ai point tiré de
ces observations, les mêmes conclusions que
lui ; j'avoue que j'en ai tiré qui sont toutes
contraires : et j'ai même remarqué plusieurs
fois que ces parties, si douloureuses au dire
des malades, étoient insensibles à toutes les
irritations directes , et que les efforts pour
les mouvoir produisoient un sentiment de
fatigue et d'angoisse , étranger aux muscles
qui devoient exécuter les mouvemens, mais
que le malade rapportoit au diaphragme ,
au cerveau , à différens points de la moelle
épinière.

Ce qui précède me paroît renverser les
principes théoriques de MM. Œlsner et Sœmmering , et du citoyen Sue : ce qui suit
frappe plus directement sur les conséquences

qu'ils en ont déduites. Je ne m'attache qu'aux faits.

Les anciens savoient déjà que, pour tuer tout-à-coup et comme par la foudre, l'animal le plus furieux, il suffit de lui enfoncer un stylet entre la première et la seconde vertèbre du cou. Cette expérience répétée sur des taureaux, sur des mulets, sur des chevaux rétifs et furieux, a constamment réussi. L'animal tombe immobile, et ne donne plus aucun signe de vie.

Les personnes qui reçoivent des blessures, ou des contusions à la moelle épinière, deviennent sur-le-champ paralytiques de toutes les parties situées au-dessous de la lésion : ces parties, avec la faculté de se mouvoir, perdent aussi celle de sentir; et les malades n'y éprouvent pas la moindre douleur. Quand la lésion est très-près du cou, elle ne tarde pas d'être suivie de la mort; parce que plusieurs organes vitaux n'éprouvent plus alors l'influence nerveuse que d'une manière partielle : mais les douleurs partent encore ici, des points situés au-dessus du siége du mal, ou animés par des nerfs qui sortent de la portion supérieure de la moelle épinière, ou du cerveau.

Un simple ébranlement du cervelet, ou de la moelle alongée, un coup violent à l'occiput, ou sur les vertèbres cervicales, suffisent pour donner la mort. Si le coup ne fait qu'enlever momentanément la connoissance, le malade, en revenant à lui, n'en garde aucun souvenir; il ne l'a pas senti (1).

---

(1) Pour sentir il faut de l'attention; il faut aussi du temps. Les blessures reçues dans une bataille, ou dans une vive agitation, ne font éprouver de douleur que lorsque les sens sont rassis. On a remarqué que, non-seulement un soldat blessé ne sent rien au moment du coup, mais qu'il supporte, sans presque souffrir, les plus douloureuses opérations; et que les officiers, plus distraits par les combinaisons qu'ils sont obligés de faire, et par l'intérêt plus pressant du succès, montrent encore plus de constance, ou d'insensibilité. Dans ma première jeunesse, je fis une chute de cheval, et je me fracturai les têtes des trois os du coude gauche, dont je suis resté estropié. La contusion et le déchirement furent énormes : cependant je ne sentis rien d'abord; la douleur ne vint qu'au bout d'un gros quart-d'heure : ce fut, en quelque sorte, la pensée qui l'appela. Montagne ne souffrit point à l'instant de sa chute : il fallut plus de vingt-quatre heures pour que la fièvre et la douleur s'établissent. La nature avoit eu besoin de cet intervalle pour reprendre l'équilibre.

C'est ce que tous les praticiens peuvent vérifier chaque jour ; c'est ce qu'éprouva le célèbre Franklin, en recevant le coup d'une batterie électrique, dont il connoissoit mal encore les effets. Il tomba par terre, comme une masse ; et lorsqu'il reprit ses sens, on fut obligé de lui apprendre ce qui s'étoit passé. La même aventure arriva au docteur Ingenhouze : il en reçut les mêmes impressions ; c'est-à-dire qu'il ne sentit rien.

J'observe, à ce sujet, que les coups violens d'électricité se font sentir à la nuque, ou plutôt à la moelle alongée, centre de réunion de presque tous les grands nerfs ; ce qui prouve qu'elle est, non le siége du principe vital, qui n'a pas de siége particulier exclusif, mais du moins le rendez-vous de la plupart des sensations vives : et la pratique nous apprend d'ailleurs, que les plus foibles lésions, soit de cette partie même, soit de la moelle cervicale qui lui tient de si près, sont toujours mortelles, et le sont sans douleur.

Je passe sous silence l'hémorragie violente qui suit la décapitation, et qui prive le cerveau du sang nécessaire pour soutenir sa fonction propre, la formation de la pensée.

2

Je ne m'attache pas non plus à faire voir que, dans l'état naturel, il éprouve, par le mouvement alternatif du poumon, des oscillations, alternatives comme ce mouvement, desquelles dépendent, en grande partie, et la circulation des humeurs, et la transformation que ces derniers subissent dans l'organe cérébral ; oscillations, par conséquent nécessaires au maintien de son énergie, et qui cessent au même moment que la respiration. Enfin, je ne mets point en ligne de compte, l'influence de l'estomac, du diaphragme, et sans doute aussi de plusieurs viscères du bas-ventre, sur la perception des sensations et la production de la pensée, qui ne peuvent avoir lieu, l'une et l'autre, sans leur concours.

Chacune de ces circonstances suffiroit seule, pour produire une véritable syncope, ou perte de connoissance.

On voit que les observations précédentes répondent tour-à-tour, à M. Sœmmering et au citoyen Sue. Il en résulte qu'un homme guillotiné ne souffre, ni dans les membres, ni dans la tête ; que sa mort est rapide comme le coup qui le frappe : et si l'on remarque dans les muscles des bras, des jambes et de la face, certains mouvemens, ou réguliers, ou convulsifs, ils ne prouvent ni douleur, ni sensibilité; ils dépendent seulement d'un reste de faculté vitale, que la mort de l'individu, la destruction du *moi* n'anéantit pas sur-le-champ, dans ces muscles et dans leurs nerfs.

Mon amour pour la vérité ne me permet cependant pas de dissimuler que nous n'avons, à cet égard, qu'une certitude d'analogie et de raisonnement, et non point une certitude d'expérience. Ici, l'expérience n'est pas du moins entièrement directe. Entre la décapitation et la pendaison, l'asphyxie, ou l'emploi de certaines plantes stupéfiantes, il y a sous ce rapport une différence que je ne prétends point nier; elle est en faveur de ces derniers genres de mort. Beaucoup de personnes empoisonnées avec des narcotiques (1), asphyxiées, ou pendues, ont été rappelées à la vie; et nous savons, par leur rapport unanime, qu'on n'éprouve, dans ces cas, aucune douleur. Quelques-unes

____

(1) Alexander, médecin d'Edimbourg, a fait à ce sujet, sur lui-même, des expériences infiniment curieuses.

même prétendent avoir éprouvé des sensations agréables. Il est trop évident qu'aucun homme décapité n'a pu venir rendre ainsi compte de ce qu'il a senti. Mais les faits déjà rapportés sont si près de celui que nous voudrions mieux connoître, que les motifs de croire que cet homme n'a pas pu sentir la moindre douleur, équivalent à des démonstrations ; et les raisons qu'on allègue, pour soutenir le contraire, sont dépourvues de toute vraisemblance.

Néanmoins je vote de grand cœur, pour l'abolition du supplice de la guillotine : mais je me fonde sur des motifs plus réels. Tant que la peine de mort sera conservée, il faudroit du moins en rendre l'appareil imposant. La mort d'un homme, ordonnée pour l'intérêt public, est sans doute le plus grand acte de la puissance sociale : il faudroit que cet appareil même rendît le supplice plus rare et plus difficile; il faudroit aussi ne pas habituer le peuple à l'aspect du sang.

Quand on guillotine un homme, c'est l'affaire d'une minute. La tête disparoît, et le corps est serré sur-le-champ dans un panier. Les spectateurs ne voient rien; il n'y a pas de tragédie pour eux; ils n'ont pas le temps d'être émus. Ils ne voient que du sang couler. S'ils tirent quelque leçon de cette vue, ce n'est que pour s'endurcir à le verser eux-mêmes avec moins de répugnance, dans l'ivresse de leurs passions furieuses : tandis que le sentiment le plus précieux du cœur humain, celui qui le fait compatir aux angoisses et à la destruction de ses semblables, devroit être si soigneusement cultivé par toutes les institutions et par tous les actes publics.

D'ailleurs, ce fatal instrument rappelle trop des temps affreux, dont on doit vouloir effacer jusqu'aux dernières traces. La république, le gouvernement le plus humain de tous, parce qu'il se fonde sur le respect dû à la dignité de l'homme, et qu'il n'est pas environné des terreurs qui assiégent les despotes ; la république, objet sacré de tous nos vœux, de toutes nos espérances, doit faire disparoître, avec les signes de la royauté, ceux d'une tyrannie plus sombre et plus farouche, mais heureusement, par sa nature même, plus chancelante et plus précaire, qui sembloit avoir pris la guillotine pour étendard.

Une circonstance, dont l'histoire se ser-

vira pour caractériser avec plus de force,
l'atrocité de tant de massacres, a contribué
cependant à l'indifférence avec laquelle le
peuple avoit fini par les contempler : c'est
le courage tranquille de presque tous ceux
qui marchoient à la mort. Les cris aigus,
les supplications, les sanglots de madame
Dubarry, touchèrent profondément ceux
qui l'accompagnoient dans les rues ; et sur
la place de la Révolution, presque tout le
monde s'enfuit les larmes aux yeux. Mais
les hommes de cœur ne peuvent pas s'abais-
ser à ce lâche désespoir, pour rendre des entrailles au peuple : la vertu ne va point jusques-là.

Je ne parlerai pas de ce qu'avance le citoyen Sue, touchant la nature, l'origine,
et la fin du principe vital. Je n'ai absolument aucune idée à cet égard : et je ne vois
pas que depuis quatre mille ans, les plus
grands génies en aient eu une seule qui
puisse soutenir l'examen de la raison. Je ne
crois point, je ne nie point, je n'examine
même pas ; car ici, la nature nous a refusé
les moyens d'examiner : j'ignore absolument ; mais j'ignore, je l'avoue, en homme
qui n'a pas un grand respect pour les conjec-

tures, encore moins pour les assertions, ou pour les négations positives, dans les matières auxquelles nous ne pouvons absolument point appliquer les véritables instrumens de nos connoissances.

Je termine ici cette note. Si elle peut donner quelques consolations aux personnes dont on avoit troublé l'imagination et le cœur, sur les derniers momens de leurs proches et de leurs amis assassinés, j'aurai rempli mon but principal. Si les physiologistes que je combats, parviennent à faire substituer à la guillotine, un genre de mort aussi doux, mais plus imposant, plus capable de frapper les spectateurs, et qui conserve mieux le respect qu'on doit toujours à l'homme, dans le condamné, je bénirai leurs efforts; quoique, sous tout autre point de vue, je les regarde comme dirigés à faux. Mais je bénirai surtout nos législateurs, quand ils croiront pouvoir abolir une peine que j'ai toujours considérée comme un grand crime social, et qui, suivant moi, n'en prévient jamais aucun.

RAPPORT

FAIT

AU CONSEIL DES CINQ-CENTS.

RAPPORT

FAIT

AU CONSEIL DES CINQ-CENTS,

Sur l'Organisation des Écoles de Médecine.

Séance du 29 brumaire an 7.

Citoyens représentans,

Vos commissions d'instruction publique et des institutions républicaines réunies, ont chargé notre collègue Hardy, de vous présenter un projet d'organisation des écoles de médecine. Elles m'ont, en même temps, chargé de vous en exposer les motifs principaux. Ce projet fait partie du plan général d'enseignement qu'elles soumettent à votre discussion : il s'y lie, et doit concourir au but commun que les différentes espèces d'écoles, d'après notre manière de les concevoir et de les coordonner, sont destinées à remplir de concert.

Si la médecine n'avoit pas des principes constans, comme les autres sciences physiques d'observation, il seroit sans doute bien inutile de s'occuper de son enseignement; il ne faudroit même s'occuper de sa pratique, que pour en détromper les hommes crédules, et pour lui faire subir par degrés, le même sort qu'à d'autres superstitions qui, pendant long-temps, furent encore bien plus respectées.

Mais cette science est fondée sur l'observation d'une classe de phénomènes réguliers, sur l'étude de certains mouvemens qui se succèdent et s'appellent dans un ordre invariable, ou du moins dans un ordre dont les anomalies apparentes peuvent elles-mêmes être soumises à d'autres règles fixes : elle est fondée sur la connoissance pratique de certains effets que l'art, soit en imitant, soit en contrariant la nature, vient à bout de produire méthodiquement.

Les phénomènes de la santé et de la maladie ayant lieu suivant un ordre régulier, nous pouvons en saisir les rapports. L'application de certaines substances produisant sur les corps animés certaines suites constantes de nouveaux mouvemens, nous pouvons tracer des règles pour cette application. Et si nous voulons tirer nos raisonnemens de l'expérience, nous verrons que certaines méthodes de curation sont utiles, et d'autres nuisibles ; que certains médecins guérissent, et que d'autres ne guérissent pas. La médecine a donc des principes que l'esprit peut saisir. Ses connoissances peuvent former un ensemble méthodique ; elle est véritablement une science. Ses procédés peuvent être soumis à des loix ; elle est véritablement un art.

La certitude de cet art, telle que la nature de son objet la comporte, et telle que peuvent l'obtenir les autres arts dont les problèmes se composent, comme les siens, de données très-nombreuses et très-diverses ; sa certitude, dis-je, une fois reconnue, il n'est pas difficile de sentir combien sa pratique peut devenir utile à la société, combien il importe d'en perfectionner les méthodes et l'enseignement.

L'utilité de la médecine doit être considérée sous plusieurs points de vue, par le philosophe et par le législateur.

Le premier objet de cette science est sans

doute d'apprendre à soulager, à guérir les maux des êtres souffrans.

Mais en second lieu, c'est elle seule qui peut tracer des règles sûres d'hygiène, appropriées à tous les tempéramens, à toutes les manières de vivre, à tous les climats.

Troisièmement, sa surveillance est nécessaire pour tous les travaux publics, où la santé des citoyens peut être intéressée : ses vues doivent diriger toutes les mesures de police, dans le temps des grandes maladies contagieuses : son inspection sur les objets de subsistance que la fraude peut altérer, ou que l'avidité mercantile peut exposer en vente dans un état suspect, devient souvent indispensable ; et ses décisions doivent alors déterminer la conduite des magistrats.

Quatrièmement, dans plusieurs questions de droit civil et criminel, les jugemens ne peuvent être motivés que sur les rapports de médecins éclairés et vertueux.

Cinquièmement, la médecine a des relations très-étendues, d'une part, avec l'histoire naturelle et différentes branches de la physique ; de l'autre, avec l'étude de ce qu'on appelle le moral de l'homme, c'est-à-dire, des opérations dont résultent ses idées et ses sentimens : étude qui, seule, peut fournir les véritables principes de la philosophie rationnelle et les règles de la morale.

Comme partie importante des sciences physiques, la médecine influe donc sur leurs progrès d'une manière très-directe : et attendu qu'elle les embrasse presque toutes, ou du moins qu'elle est obligée de s'emparer de leurs vues principales, elle a toujours contribué singulièrement à l'esprit de ces sciences, et à leur direction dans les différentes époques; plus d'une fois même elle leur a imprimé ce caractère philosophique qui lui est en quelque sorte naturel, et que les études qui portent exclusivement sur un seul objet, acquièrent peut-être plus tard et plus rarement.

Dans ses rapports avec l'analyse de la pensée et avec les autres parties des sciences morales, elle emprunte sans doute des observations qui leur sont relatives, beaucoup de lumières infiniment précieuses : mais, à son tour, elle leur renvoie les plus vives clartés; elle indique, et bientôt elle fera peut-être mieux qu'indiquer, cet invisible lien qui unit les fonctions des organes avec les opérations

les plus nobles de l'intelligence et de la volonté : enfin , plus puissante que les leçons
de la sagesse, elle sait ramener quelquefois,
par l'effet immédiat de certaines impressions physiques, l'esprit égaré de l'homme
au bon sens, à la vertu, au bonheur.

Ajoutons que si notre espèce, comme on
ne peut plus, je pense, en douter maintenant, est susceptible d'un grand perfectionnement physique, c'est encore à la médecine
qu'il appartient d'en chercher les moyens
directs, de s'emparer à l'avance des races
futures, de tracer le régime du genre humain : d'où il suit que des progrès de cette
science, dépendent peut-être les destinées
étonnantes d'une époque à venir, que nous
n'osons pas même imaginer.

Quoi qu'il en soit, au reste, tous les hommes éclairés commencent à sentir aujour-
d'hui la haute importance de la médecine;
ils reconnoissent toute l'étendue de son influence sur les autres parties de la science
humaine. Pour répondre à leurs vues, pour
ne pas rester au-dessous des lumières du
siècle, son enseignement doit remplir les
différens objets que je viens d'exposer en
peu de mots. Il ne doit pas seulement as-

surer et hâter ses progrès particuliers ; il doit encore avoir pour but d'augmenter chaque jour, cette grande action qu'elle exerce sur les autres travaux de l'esprit, et notamment sur la philosophie rationnelle et sur la morale, dont le flambeau nous devient d'autant plus nécessaire, que, toutes les superstitions étant évanouies, il s'agit sérieusement d'établir, sur des bases solides, le système moral de l'homme, et de faire une science véritable de la vertu et de la liberté.

En lisant les écrits des anciens médecins, on a souvent sujet de s'étonner qu'avec si peu de connoissances exactes en physique, avec des moyens curatifs si foibles et si bornés, ils aient pu porter si loin la pratique de leur art. Mais, outre cet esprit éminent d'observation qui fait leur caractère distinctif, ils furent exempts de beaucoup de préjugés systématiques dont les modernes, malgré toute la supériorité de leur savoir, ont bien de la peine à se délivrer entièrement.

Une circonstance particulière paroît avoir influé beaucoup sur la rapidité de leurs premiers pas, et la circonstance contraire sur le désordre, l'on peut même presque dire sur le brigandage, qui s'est introduit dans la médecine, vers ces derniers temps : c'est que les anciens n'avoient point imaginé de morceler dans la science, ce qui est indivisible dans la nature, et qu'habitués à considérer les fonctions de la vie sous toutes leurs faces, les altérations dont elles sont susceptibles sous tous leurs rapports, les moyens de curation, et les effets de ces moyens sous un seul point de vue, ou dans une espèce de tableau méthodique, il s'ensuivoit que les observations de ces génies originaux, leurs expériences, leurs raisonnemens embrassoient toujours la totalité des phénomènes et l'ensemble de leur sujet.

Ce fut seulement vers la fin du quatorzième siècle, temps d'extravagance et de barbarie, que la médecine subit un partage légal : dès-lors on vit s'introduire dans son étude et dans sa pratique, tous les abus que peuvent produire, d'un côté, de vaines idées de prééminence et le mépris des connoissances les plus utiles ; de l'autre, les usurpations, toujours croissantes, de l'ignorance et l'avilissement des plus nobles fonctions.

Séparer la chirurgie et la pharmacie de la médecine proprement dite, c'est réellement mutiler l'art de guérir ; c'est le mettre hors d'état de rendre à l'humanité tous les services qu'elle doit en attendre. En effet, pour arriver à son but, je veux dire pour obtenir la guérison , l'art emploie deux espèces de moyens, dont les uns agissent en changeant l'état intime des organes, ou simplement celui de la sensibilité ; les autres n'ont pour objet que de changer la seule disposition mécanique des parties. Ces deux espèces de remèdes ont souvent besoin d'être employées à-la-fois. L'artiste qui les met en usage doit donc connoître leur nature et leur action particulière ; il doit savoir préparer ceux qui demandent quelques transformations préalables. Le traitement de l'infirmité, la plus simple en apparence, exige, pour le choix et l'application des moyens, toutes les connoissances générales et fondamentales de l'art : des études partielles ne donnent pas ces connoissances ; les plus grands abus sont donc le résultat inévitable de la division, établie chez les modernes, entre le médecin et le chirurgien.

Mais quand il seroit moins nécessaire de réunir de nouveau, des études et des fonctions qui appartiennent à une seule et même

3

science, à un seul et même art, il suffit que cela soit possible pour que vous deviez le tenter. Qui de vous, en effet, peut ignorer que ces diverses connoissances s'appellent, se fortifient, se fécondent mutuellement, et que rien n'est plus utile que d'en rassembler les objets sous un seul point de vue, quand on le peut, sans qu'il en résulte de confusion ?

Nous vous proposerons donc, citoyens représentans, de ne reconnoître qu'une seule science dans les diverses parties de la médecine, de ne légaliser l'exercice que d'un seul art de guérir.

Objecteroit-on que les campagnes manqueront de secours, si l'on exige de trop fortes études de la part des officiers de santé? Je réponds qu'il vaut mieux qu'elles en manquent réellement, que d'en recevoir qui sont presque toujours funestes. Ajouteroit-on qu'elles ont un besoin indispensable de chirurgiens, et qu'il faut que la chirurgie puisse s'y faire sans tant d'appareil? Je réplique que, dans le vrai, la chirurgie ne s'y fait pas. Pour les opérations de la taille, du trépan, des hernies, on va chercher de véritables chirurgiens dans les grandes communes voisines;

et quand on se conduit autrement, le pauvre patient s'en trouve mal. Les chirurgiens de campagne ne font pas la chirurgie que leur titre les obligeroit à savoir; et ils font la médecine qu'ils n'ont point apprise. Quelques hommes instruits, disséminés dans un département, y seront bien plus véritablement utiles que cette foule d'ignorans audacieux qui se jouent de la vie de leurs semblables, et qui moissonnent impunément la classe respectable, mais souvent crédule, des cultivateurs.

Par la loi du 14 frimaire an 3, la Convention nationale organisa les trois écoles actuelles de Paris, de Montpellier et de Strasbourg. Le plan en avoit été tracé par les meilleurs esprits, et discuté avec beaucoup de soin. Cette assemblée, dont le souvenir se rattache à celui des plus grands événemens, fut sans doute gigantesque en tout : terrible, insensée, monstrueuse dans les écarts où la précipitèrent les manœuvres de quelques brouillons, et, s'il faut le dire aussi, la difficulté des circonstances, elle fut sublime par son énergie, par sa constance invincible, par le bon sens supérieur avec lequel elle adopta souvent les vues les plus grandes et

les plus philosophiques, pour le perfectionnement des sciences et des arts.

Parmi ses bienfaits dans ce genre, je ne
crains pas de citer la création des écoles actuelles de médecine. C'étoit pour la première fois qu'on appliquoit chez nous, à
l'enseignement de cette science, des idées
dont nos voisins profitoient depuis long-
temps, mais qu'on devoit en grande partie
à la philosophie française. Le succès n'a
point trompé les espérances des fondateurs
de ces écoles : les deux qui sont en pleine
activité ont déjà produit de nombreux élèves,
dont les maîtres ont, plus d'une fois, ad-
miré la solide instruction. Déjà, dans leur
existence nouvelle, on voit sortir de leur
sein, des ouvrages dignes de marquer hono-
rablement cette époque ; et les étrangers qui
viennent de toutes parts y perfectionner
leurs études, répondent assez aux censures
dont elles ont pu devenir l'objet.

Ainsi donc, ce ne sont pas vos commissions qui vous proposeront de désorganiser
cette partie de l'enseignement, et de la livrer
encore à plusieurs années peut-être d'anar-
chie, en la recréant sur des plans nouveaux.
Nous ne vous le proposerions même pas,

quand elle présenteroit un aspect moins satisfaisant.

Il s'agit aujourd'hui de consolider et de perfectionner. Quelques savans nous restent encore pour renouer la chaîne de l'instruction, interrompue depuis long-temps : si nous voulons ne pas perdre le fruit de leurs lumières et de leur zèle, il faut les rassurer sur leur sort. De nouvelles incertitudes achèveroient facilement de les dégoûter; et l'enseignement public les perdroit pour toujours.

Ce que je dis ici n'empêche point sans doute les réformes de détail que chaque établissement d'instruction peut exiger : mais tous les hommes éclairés, tous les amis des lumières, tous ceux qui, s'intéressant à la prospérité durable de la république, savent en même temps lire dans l'avenir, sont fortement convaincus que tout nouveau bouleversement, à cet égard, comme à beaucoup d'autres, seroit véritablement fatal.

Dans le plan de vos commissions, les écoles de médecine font partie des lycées. Mais leur nombre n'est pas tout-à-fait le même; c'est-à-dire, qu'il y aura six écoles, dont quatre doivent être placées dans les mêmes com-

munes que les lycées eux-mêmes. La cinquième, ou celle de Montpellier, et la
sixième, ou celle de Strasbourg, seront seulement à côté de fortes écoles centrales ; car
il ne paroît guère possible de placer un lycée, ni dans l'une, ni dans l'autre de ces
deux communes, qui d'ailleurs n'auront
rien à envier, quand leurs écoles de médecine auront pris tout l'éclat que sont dignes
de leur donner d'illustres professeurs.

Vos commissions ont regardé cette réunion des écoles de médecine aux lycées,
comme très-favorable aux progrès de la
médecine, et de toutes les autres parties de
l'enseignement : aussi ne peuvent-elles s'empêcher de regretter que leurs vues, à cet
égard, soient dérangées par les deux exceptions ci-dessus. Et sans doute elles entrent
dans vos sentimens, en exprimant ici, par
mon organe, combien elles auroient desiré
que toutes les autres convenances se fussent
trouvées ici d'accord, avec l'intérêt bien
réel de l'instruction, et avec la juste estime
dont il vous eût été doux de pouvoir donner un témoignage indirect à des savans
distingués.

Vos commissions ne pensent pas que vous

deviez régler en détail et d'une manière fixe,
le nombre, l'objet et la formation des différentes chaires : elles ont jugé que la loi devoit se borner sur ce point, à des dispositions générales, et laisser aux écoles le soin
de faire, dans la distribution des cours,
tous les changemens qui peuvent devenir
nécessaires. En effet, les progrès journaliers
de la science peuvent rendre certains cours
inutiles ; ils peuvent, ils doivent même, de
temps en temps, exiger l'établissement de
plusieurs cours nouveaux : et il ne faut pas
que le législateur, en fixant d'une manière
invariable, ce qui, de sa nature, doit être susceptible de changement, s'oppose d'avance
à des améliorations que le cours des choses
doit rendre indispensable, qui même seront
commandées quelquefois par certaines circonstances de localités. C'est ce que l'école
de Montpellier a démontré solidement, dans
son Mémoire sur la nouvelle organisation
de l'Enseignement médical.

Nous avons également pensé qu'il n'étoit
pas digne de la loi, d'entrer dans les détails
d'un réglement relatif à la police des écoles,
à l'admission des élèves dans leur sein, aux
examens qu'ils doivent subir pour recevoir

le titre légal d'officiers de santé, à la tenue
des registres, à la forme des diplômes. Ce
sont autant d'objets d'exécution ou d'administration, qui, par conséquent, appartiennent au Directoire exécutif, et pour lesquels il a seulement besoin d'être dirigé par
les personnes à qui, naturellement, ils sont
le plus familiers. Aussi votre commission
vous proposera-t-elle de confier aux écoles,
la confection de ce réglement ; mais d'exiger qu'il ait reçu l'approbation du Directoire, avant de pouvoir être mis en exécution.

D'ailleurs, peut-être est-il déjà temps que
les loix de la république dépouillent, une
fois pour toutes, cet esprit réglementaire
et minutieux qu'elles ont présenté trop de
fois, et qui certainement en dégrade la majesté.

Les personnes qui voudroient mettre les
établissemens d'instruction publique, sur le
même pied dans les petites communes que
dans les grandes, feront sans doute un sujet
de reproche à vos commissions, d'avoir conservé entre les écoles de médecine de Paris,
de Montpellier et de Strasbourg, la gradation établie par la loi du 14 frimaire an 3 ;

et peut-être crieront-elles de nouveau contre l'aristocratie de Paris. Mais il est assez démontré que les lumières n'existent malheureusement encore que dans les grands foyers très-populeux. C'est là seulement, que les hommes avides d'instruction trouvent tous les moyens d'en acquérir ; c'est là, que les grands talens cherchent un théâtre digne de leur ambition ; c'est là, que la réunion des esprits les plus distingués dans tous les genres, celle des collections qui fournissent un aliment éternel à l'étude, et des monumens de tous les arts ; en un mot, c'est là que la réunion de tout ce qu'on entend et de tout ce qu'on voit, imprime un mouvement singulier à l'intelligence ; donne au goût une finesse et une sûreté qui rejaillissent utilement, même sur les sciences, aux progrès desquelles le goût semble avoir le moins de part. Or, pour répandre les lumières où elles ne sont pas, il faut bien nécessairement les prendre où elles sont ; pour en rallumer véritablement le flambeau, il faut le chercher dans les lieux où il fume encore, dans les lieux où toutes les circonstances peuvent lui rendre rapidement tout son éclat.

Songez en outre que des savans distingués, que de grands artistes ne se déplacent
pas facilement. Il en est peu qui se laissent
arracher à un séjour où leur esprit peut recueillir journellement de nouvelles connoissances, étendre et multiplier journellement
ses conceptions et ses vues ; où viennent se
réunir, de tous les points du monde savant,
les hommes les plus dignes de converser
avec eux et de les apprécier.

C'est donc là d'abord, qu'il faut chercher
à tirer parti des lumières existantes : c'est
là qu'il faut commencer à créer de grands
établissemens d'instruction. Bientôt des élèves nombreux viennent de toutes parts se
former dans leur sein ; et bientôt ils en rapportent le feu sacré, dont ils vont partout
disséminer les étincelles.

Mais ce qui est vrai relativement à toutes
les sciences en général, l'est surtout relativement à la médecine en particulier.

Permettez-moi d'entrer sur ce sujet, dans
quelques explications.

Il seroit à desirer, par exemple, qu'on
pût établir dans toutes les écoles, une chaire
d'anatomie pathologique ; c'est-à-dire, de
cette anatomie qui, par les lésions orga-

niques observées après la mort, cherche à deviner l'enchaînement des phénomènes de la maladie, et à déterminer sa véritable cause. L'objet de ce genre de recherches est véritablement médical et pratique : l'on n'a pas besoin d'être homme de l'art pour en sentir toute l'importance. Sans les lumières que ces recherches peuvent fournir au praticien, combien d'erreurs n'est-il pas sujet à commettre chaque jour! De combien de vues heureuses, de combien d'indications nécessaires ne se trouve-t-il pas privé! Les bons recueils dans ce genre, peuvent être regardés maintenant comme la lecture la plus solidement instructive pour les élèves qui commencent l'étude clinique des maladies. Mais ces recueils sont loin d'être complets : et ils ne peuvent le devenir que dans les immenses communes, où de vastes hôpitaux fournissent une grande quantité de sujets pour les observations; où des hommes de tous les pays, de tous les climats, de tous les tempéramens, des hommes livrés à toutes les habitudes, pliés à toutes les formes de régime, apportent, ou contractent toutes les espèces de maladies, et présentent, pour ainsi dire, à cet égard, comme à tout autre, un abrégé de l'univers. C'est donc surtout à Paris, qu'il importe de créer des cours, où les ouvertures des cadavres et l'enseignement anatomique aient l'observation et la description pathologique des organes pour objet particulier.

Il faut en dire autant de l'observation, de la description et du traitement des maladies rares. L'art de les reconnoître, les essais à tenter pour leur guérison, ne peuvent prendre un caractère méthodique, ne peuvent offrir des résultats un peu généraux, que lorsqu'on est à portée de rapprocher et de comparer un nombre considérable de cas de ces maladies. Or, ce ne sont que les très-grandes villes qui peuvent les offrir dans ce rapprochement, nécessaire pour leur étude et leur comparaison. C'est là seulement enfin, que se trouvent réunis tous les moyens pour les expériences de traitement.

Jusqu'à ce jour, à peine a-t-on pensé qu'il fût convenable d'enseigner l'art des accouchemens, comme les autres parties de la clinique, au lit même des malades. Cependant rien n'est plus nécessaire. Mais cet enseignement seroit tout-à-fait stérile, s'il portoit sur les cas ordinaires, où la nature n'a besoin d'aucun secours étranger : il ne doit sans doute avoir pour objet, que les cas rares, et même les cas très-rares, dont une vaste population peut seule offrir les différentes variétés.

Les cours ci-dessus, devenus maintenant indispensables, exigent donc que l'école de médecine de Paris conserve les dimensions que lui donne la loi du 14 frimaire an 3 : d'autres additions, dont les hommes instruits ne peuvent méconnoître l'utilité, l'exigent plus impérieusement encore.

En effet, indépendamment de celles dont je viens de parler, les progrès actuels de la chimie commencent à permettre l'application de cette science à l'économie animale. Il est temps que son application au traitement des maladies devienne l'objet d'un cours particulier : et c'est surtout dans l'école de Paris, qui possède des chimistes extrêmement distingués, que ce cours paroît devoir produire d'utiles et beaux résultats.

Observez que je n'ai point encore parlé d'une autre nouvelle chaire, dont la nécessité peut encore moins être mise en doute. Suivant le plan que votre commission vous soumet, l'enseignement de la pharmacie doit avoir lieu désormais dans les écoles de médecine. Cette branche de l'art de guérir est d'une trop haute importance; elle est trop étendue comme science, elle exige trop de manipulations délicates comme art, pour ne pas demander un cours spécial très-détaillé et très-complet. Il est donc évident qu'une chaire particulière de pharmacie est indispensable dans les nouvelles écoles de médecine que nous vous proposons.

Mais les motifs les plus impérieux vont forcer en outre l'école de Paris à diviser sa clinique en quatre cours, dont deux pour la médecine interne, et deux pour la médecine opératoire. Dans l'état actuel, il n'y a que deux cours : la multitude d'élèves qui les suivent, y rend leur instruction impossible. Comment, en effet, conduire cent cinquante, ou deux cents élèves au lit d'un malade? Comment leur permettre de l'observer et de le palper à loisir? cela ne se peut pas. Les élèves ne voient rien, n'apprennent rien; et les malades sont horriblement importunés et fatigués. Vous vous souvenez peut-être d'avoir lu dans Martial, l'histoire d'un certain Symmaque qui donnoit ses leçons au lit des malades, et qui traînoit après lui des centaines d'élèves, comme sont forcés de le faire maintenant les professeurs de clinique de Paris. Aussi le poète assure-t-il que ce médecin donnoit souvent la fièvre à ceux qui ne l'avoient pas : il en avoit, dit-il, fait lui-même la triste épreuve.

Vous voyez donc, citoyens représentans, que chaque clinique doit être divisée en deux, dans l'école de Paris. Les hospices ne manqueront point pour cette division. Un cours se feroit à celui de l'Unité, comme aujourd'hui ; l'autre au grand hospice de l'Humanité. Mais ces quatre cours exigent huit professeurs ; car ils doivent se faire sans interruption. Or, les professeurs peuvent tomber malades : et, pour l'avantage même de l'enseignement, il faut qu'ils puissent, par intervalles, suspendre leurs travaux.

Ces dernières chaires, et quelques-unes des précédentes, comme celles de chimie, de pharmacie, d'anatomie descriptive, d'anatomie pathologique, &c. qui toutes exigent de longues préparations et démonstrations, ont absolument besoin de deux professeurs chacune. Accorder aux autres le même avantage , seroit sans doute un abus : mais les adjoints , actuellement existans , seront suffisamment employés , à raison des cours additionnels , des doublemens dont je viens d'établir la nécessité , et surtout du grand nombre de réceptions que devra faire l'école de Paris.

A ces cours additionnels , peut-être seroit-il convenable d'en ajouter un dernier , auquel l'état présent des sciences philosophiques permet de donner un caractère entièrement neuf , et qui , remis en d'habiles mains , peut en effet avoir un grand but d'utilité : je veux parler d'un cours de *méthode générale* appliquée à l'étude et à l'enseignement de la médecine. Depuis quelques années , on commence à sentir combien seroit avantageux pour la rapide propagation des lumières , un enseignement normal dans tous les genres , où d'habiles professeurs pussent se former en peu de temps , et où le jeune homme pût venir puiser des règles sûres , qui lui tiendroient lieu de maîtres habiles , quand il n'auroit plus ces derniers sous la main. Il est aisé de prouver encore que c'est uniquement dans les grands foyers des sciences et des arts, que se recueillent ces observations, que se font ces rapprochemens continuels, ces comparaisons délicates, d'où naît la perfection tous les jours croissante, des *méthodes générales* et particulières : et ce n'est peut-être qu'à Paris, du moins dans le moment actuel, qu'elles peuvent être enseignées convenablement.

Enfin, l'hospice clinique, dit de perfectionnement, où se traitent les maladies rares, soit internes, soit externes, et où se font les essais des nouveaux remèdes, mérite une attention particulière. De la conservation de ce cours, paroissent dépendre aujourd'hui les découvertes les plus importantes pour les progrès de l'art. On peut espérer avec fondement, que les caractères de certaines maladies, ignorés jusqu'à ce jour, que l'effet de beaucoup de remèdes, employés encore d'une manière purement empyrique, cesseront enfin de se dérober à de plus justes appréciations.

Tels sont les motifs qui nous engagent à vous proposer de conserver aux écoles actuelles, les mêmes dimensions qui leur furent données par la loi du 14 frimaire an 3.

Une partie des argumens que je viens d'exposer s'appliquent également à toutes les écoles. Mais si j'insiste particulièrement sur celle de Paris, c'est qu'elle a souvent été l'objet d'attaques personnelles : et je suis convaincu que, dans l'état actuel des choses, et vu l'immense population au milieu de laquelle cette école se trouve placée, l'enseignement n'y peut être complet, sans un nombre plus considérable de chaires et de professeurs que dans les écoles des départemens. J'ajouterai même que, d'après la marche rapide que prennent les sciences physiques et chimiques, si étroitement liées à la médecine, et dont le véritable foyer est à Paris, les succès de l'enseignement, dans les autres points de la république, dépendront de ceux qu'il obtiendra dans ce point central.

Que, si maintenant vous jetez les yeux sur les deux autres écoles existantes, c'est-à-dire, sur celles de Montpellier et de Strasbourg, vous n'aurez point de peine à voir, d'un côté, qu'il faut bien se garder de réduire leurs dimensions actuelles, si vous voulez (et vous le voulez sans doute) que l'enseignement y soit mis au niveau de la science : de l'autre, qu'il est convenable de les conserver dans le même rapport de gradation qu'elles ont maintenant entre elles ; de sorte que les professeurs de Montpellier restent toujours plus nombreux. Car, en rendant une entière justice aux savans médecins de Strasbourg, vous serez forcés de reconnoître que l'ancienne gloire de Montpellier mérite encore bien plus d'égards. En effet, l'habitude où l'Europe entière est, depuis long-temps, de regarder cette ville comme un des temples, ou des séminaires de l'art de guérir ; les traditions d'enseignement, et les moyens d'instruction que les siècles y ont rassemblés ; enfin, cette réunion de célèbres professeurs qui sont maintenant à la tête de cette école : tout invoque en sa faveur, l'attention du Corps législatif ; et vous voudrez sans doute que les institutions nouvelles, loin de diminuer sa gloire, tendent à lui donner encore plus d'éclat.

Quant à ce qui concerne les réceptions des candidats, il est évident que leur nombre ne peut manquer de se proportionner dans chaque école, à celui des élèves : ainsi le nombre des examinateurs n'y doit pas être moindre que celui des professeurs.

Outre les six grandes écoles de médecine, vos commissions vous proposent l'établissement de plusieurs écoles secondaires, ou préparatoires. L'idée n'en est point nouvelle. Depuis qu'on s'occupe sérieusement des moyens d'améliorer l'instruction médicale, on a senti qu'il étoit important de placer partout, et le plutôt possible, les jeunes élèves au milieu des principaux objets de leurs études : et depuis que la philosophie a donné des notions plus saines de la manière dont nous acquérons nos connoissances, on a bien reconnu que la partie pratique de l'art de guérir ne peut bien s'apprendre qu'au lit des malades ; la matière médicale descriptive, la chimie, la pharmacie, qu'au milieu d'une ample collection de drogues, au sein d'un laboratoire et parmi les instrumens et les appareils. Les grands hôpitaux ont donc paru la place naturelle de ces écoles. Les médecins les plus éclairés de la France et de l'Europe ont énoncé le vœu de voir former partout des établissemens de ce genre. Le projet n'en est pas même étranger au Conseil des Cinq-Cents : notre collègue Daunou les faisoit entrer dans le plan général d'instruction qu'il présenta vers la fin de la session de l'an 4 ; et ce plan, concerté avec des commissaires de l'Institut national, comme le dit notre collègue dans son excellent rapport, appuie encore d'une grande autorité, la proposition que nous vous faisons dans ce moment.

Il est, du reste, aisé de voir que ces écoles présentent en effet plusieurs avantages essentiels.

D'abord l'instruction se trouve ainsi rapprochée des élèves : elle est surtout mise à la portée des sages-femmes, et de cette classe de jeunes gens peu favorisés de la fortune, qui peuvent bien entreprendre un voyage pour aller se faire examiner et graduer dans les grandes écoles, mais à qui le long séjour d'une commune très-populeuse causeroit des dépenses au-dessus de leurs moyens.

En second lieu, vous ferez participer un plus grand nombre de départemens et de communes à l'avantage des établissemens d'instruction.

Troisièmement enfin, comme je viens de l'indiquer, aucun genre d'école ne sauroit être plus approprié à la manière dont nos idées se forment, aux procédés naturels de l'esprit humain ; car toutes les connoissances viennent ici directement par les sensations : aucun n'est plus simple et plus économique ; car une école-pratique se trouve, en quelque sorte, formée d'avance dans tout grand hôpital, le médecin pouvant enseigner la médecine interne, le chirurgien l'anatomie et la médecine opératoire, le pharmacien la chimie pharmaceutique, ainsi que la matière médicale descriptive (1) : et l'organisation de l'établissement n'exige d'ailleurs qu'une légère augmentation dans le salaire de ces officiers de santé.

Ce plan offre de plus un double avantage qui doit sans doute être mis en ligne de compte : c'est, 1°. de diminuer les frais d'infirmiers dans les hôpitaux dont il est question, par l'utile emploi qu'on peut y faire des élèves, pour le service des malades ; 2°. d'offrir un moyen de plus de s'instruire à des jeunes gens pauvres, qui s'estimeront heureux de pouvoir acquérir de l'instruction, sans autres frais qu'une portion de leur temps et quelques soins, donnés en retour de leur nourriture et de leur logement.

---

(1) La matière médicale-pratique ne peut s'enseigner qu'au lit des malades : elle fait partie de la clinique.

Enfin ces écoles semblent avoir d'avance, en leur faveur, le suffrage de l'expérience. Celles qui sont établies dans les hôpitaux militaires, à Metz et à Lille, et dans les hôpitaux de la marine, à Toulon, à Brest, à Rochefort, ont déjà rendu de grands services : il en est sorti plusieurs médecins utiles, et même quelques médecins distingués.

Vous attacherez sans doute, représentans du peuple, la même importance que vos commissions, à l'établissement des nouvelles écoles préparatoires de médecine : car j'ose vous dire qu'en vous les proposant, nous sommes les organes de tout ce qu'il y a de plus éclairé parmi les médecins, de tout ce qui met un intérêt prévoyant au perfectionnement de l'art de guérir.

Ces écoles, où l'enseignement sera presque tout expérimental et pratique, produiront des résultats d'autant plus sûrs que les élèves, encore une fois, y recevront leurs leçons de la nature elle-même. Placés au milieu des objets de leurs études, ce seront ces objets, bien plus que les professeurs, qui feront les frais du cours. Rien n'est plus capable de bien préparer aux exercices pra-

tiques qui formeront la partie fondamentale
de l'enseignement dans les grandes écoles.
Et voilà ce qui distinguera particulièrement
la manière d'enseigner désormais la médecine, de celle qui étoit usitée avant la révolution. Les jeunes élèves apprendront l'anatomie en disséquant, la chimie en faisant
des expériences, la pharmacie en préparant
des remèdes, la médecine-pratique en voyant
soigner et soignant eux-mêmes des malades.
C'est ainsi, qu'avec la connoissance des bonnes méthodes théoriques, et de toutes les
vérités que l'art doit à l'expérience des siècles, ils se familiariseront encore avec les
méthodes plus délicates et plus mobiles qui
dirigent, dans les applications particulières,
l'artiste doué d'un tact sûr et d'un coup-
d'œil pénétrant.

Depuis quelque temps, la médecine légale
est devenue une branche très-essentielle de
la science. Des ouvrages profonds, des discussions remplies de finesse et de critique
ont été publiés sur cette matière. Ces écrits
commencent à former un corps de doctrine;
ils sont devenus le sujet d'un enseignement
particulier. Aucun de vous ne peut ignorer
qu'un grand nombre de questions relatives

à l'état civil des citoyens, et plusieurs faits importans qui servent de base à des procès criminels, ne peuvent souvent être bien éclaircis, que d'après le rapport fidèle de médecins éclairés. Vous sentez donc combien il est indispensable que cette partie de l'enseignement médical soit convenablement traitée dans nos nouvelles écoles, et que les différens cas possibles y soient examinés d'avance, ou du moins que des règles sûres, touchant la manière de les apprécier, y soient réduites en système complet, pour devenir également applicables à tous.

Mais il n'appartenoit pas à vos commissions d'instruction publique et d'institutions républicaines, de déterminer les rapports entre la médecine et l'ordre public : cet objet tient, d'une part, au code civil, de l'autre, au code criminel. C'est dans ces deux grandes loix, que toutes les circonstances où le juge a besoin des lumières du médecin, doivent être prévues ; que le genre, ou le mode de leurs communications, ainsi que la manière dont le juge en tirera les résultats, doivent être spécifiés avec beaucoup de précision et de clarté.

Ainsi donc, le projet qui va vous être soumis, se borne à indiquer les relations générales de la médecine avec la législation. Mais, par une disposition particulière, il impose aux professeurs le devoir de répondre à toutes les questions qui pourront leur être proposées par les tribunaux.

Sans doute le Gouvernement trouvera convenable de confier à ces mêmes écoles, l'examen des remèdes secrets et des découvertes nouvelles, ou prétendues telles : mais nous n'avons pas jugé que les loix dussent, à cet égard, lui lier les mains. Nous avons présumé qu'en lui laissant la liberté de former alors ses jurys d'examen, de médecins autres que les professeurs, vous iriez, autant du moins qu'il est possible, au-devant des reproches de partialité, que les inventeurs ne manquent guère d'élever contre des juges qui le sont toujours de droit, et qu'on peut croire partie intéressée dans les objets soumis à leur décision.

Mais un point sur lequel insistent particulièrement vos commissions, c'est la nécessité d'interdire sévèrement à l'avenir, toute vente de remèdes secrets. Sans doute les auteurs des découvertes utiles ont droit aux récompenses nationales : mais les per-

missions pour la vente des préparations
pharmaceutiques, dont les formules restent
ignorées, ont toujours donné naissance à
des abus sans nombre ; et quelquefois on
peut les regarder comme l'autorisation légale de l'assassinat, ou de l'empoisonne-
ment.

Quant aux autres parties de la police médicale, proprement dite, vous verrez qu'elles
se réduisent à quelques dispositions extrêmement simples. Les mesures du moment,
qu'exige la longue suspension des réceptions
régulières de médecins, chirurgiens, ou
pharmaciens, et l'état équivoque des hommes de l'art dans les nouveaux départemens
réunis, seront l'objet d'un rapport et d'un
projet particulier de résolution.

Long-temps, l'art vétérinaire fut presque
regardé comme une dégradation de la médecine. Frappé d'une sorte d'anathême par
les préjugés publics, il se traînoit, bien plus
défiguré sans doute encore, par l'ignorance
et les pratiques superstitieuses ; ou plutôt,
à proprement parler, il n'existoit pas. Mais
ces préjugés ridicules sont dissipés : on ne
croit plus que l'art de conserver les animaux utiles, de chercher dans l'étude de

leur organisation et de leurs maladies, des vues nouvelles pour la médecine, dont l'homme est plus particulièrement le sujet, puisse ravaler ceux qui le pratiquent. Cet art, né pour ainsi dire de nos jours, a fait en France de rapides progrès; il est devenu l'objet des plus importans travaux; il est maintenant celui d'un enseignement systématique; et les savans distingués auxquels il doit son nouvel éclat, occupent enfin dans l'opinion, la place qu'eût dû, dans tous les temps, leur assigner sa grande utilité.

Le moment approche où les deux médecines, humaine et vétérinaire, n'en feront plus qu'une, en quelque sorte : alors elles pourront être fondues dans un enseignement commun qui les liera par leurs rapports, en établissant toutefois les différences de détail qui les distinguent. Mais cette fusion ne paroît guère possible, dans cet instant même : malgré leurs points de contact multipliés, dont le nombre augmente chaque jour, et que je suis bien loin de méconnoître, il existe pourtant encore entre elles, beaucoup trop d'autres points de séparation.

D'ailleurs, les dispositions différentes

qu'exigent dans ces deux genres d'écoles, les amphithéâtres d'anatomie et les emplacemens destinés à l'instruction pratique des élèves, opposeroient de grands obstacles à leur réunion actuelle. Peut-être même ces obstacles seront-ils, dans tous les temps, difficiles à surmonter.

Nous avons donc pensé qu'il suffisoit aujourd'hui d'établir, entre les professeurs de médecine et d'art vétérinaire, une intime correspondance, et de leur montrer ces relations, comme une partie des travaux qui leur sont imposés par la loi.

Il ne me reste plus qu'à dire un mot de la Société nationale de Médecine, que vos commissions vous proposent de placer à côté de la nouvelle école de Paris. Le plan de cette société rentre dans le plan général de celles qu'il nous a paru convenable de créer auprès des lycées. L'utilité de ces réunions de savans, de ces combinaisons fraternelles de travaux, ne peut être mise en question. Mais on peut demander si l'Institut national ne remplit pas ce but d'une manière complète, si lui seul il ne pourvoit pas à tout. Nous n'avons pu le penser. L'Institut, placé trop loin de la plupart des départemens pour imprimer partout ce mouvement, que les sciences et les arts ont dû quelquefois, à la présence d'une académie dans telle, ou telle grande commune; l'Institut, dis-je, en est encore plus éloigné par la multitude des objets qu'il embrasse, par l'impossibilité de correspondre sur chacun, avec un nombre convenable de savans. D'ailleurs, ceux-ci, disséminés d'une manière inégale sur le territoire de la république, et surtout trop séparés du centre, manquent de moyens pour suivre journellement le progrès des lumières, et pour en créer de véritables foyers autour d'eux. Il étoit impossible que toutes les parties de la science fussent complètement représentées à l'Institut. Par exemple, les arts du dessin, et plus particulièrement encore peut-être, la médecine, ne le sont pas; et cela ne semble guère pouvoir être autrement. Ce grand et magnifique établissement couronne donc la science; il en est le faîte, ou, si l'on veut, l'abrégé : mais il n'en offre point, à tous égards, une représentation suffisante; et vous devez chercher à rendre son utilité plus entière et plus générale, par quelques établissemens inférieurs.

Vos commissions ont, en outre, jugé que

rien n'étoit plus propre à perfectionner à-la-fois, et l'enseignement, et les travaux particuliers, que ce rapprochement continuel des hommes qui enseignent, et de ceux qui cultivent, ou pratiquent les sciences et les arts. En effet, les professeurs n'ont pas toujours le loisir de se tenir bien au courant de l'état des sciences : livrés à eux-mêmes, ils ont la plus forte disposition à répéter tous les ans, les mêmes choses, à les répéter de la même manière; ils deviennent routiniers. D'un autre côté, les savans qui vivent loin du monde, et ceux qui se trouvent poussés dans de nouvelles routes, par la marche de leurs idées, ou de leurs découvertes, ne cultivent pas toujours avec assez de soin, l'art de faire passer facilement leurs connoissances dans la tête des autres. Ils se sont fait souvent certaines méthodes particulières d'invention. Or, ces méthodes elles-mêmes excluent, pour ainsi dire, quelquefois celle d'exposition et d'enseignement : du moins l'ordre qu'elles tracent n'est-il pas toujours le plus naturel, ni l'expression qu'elles amènent la plus simple et la plus claire pour les esprits entièrement neufs. Mais, placées dans un contact habituel, ces deux espèces d'hommes y gagneront beaucoup l'une et l'autre. Les savans isolés deviendront plus méthodiques, ou plus simples et plus clairs : les professeurs prendront chaque jour des idées nouvelles qui les sortiront de la routine : la science et son enseignement marcheront d'un pas égal. Si les anciennes académies eussent eu des communications directes avec nos universités, celles-ci ne seroient pas restées toujours un demi-siècle en arrière de chaque époque ; elles n'auroient pas obstinément enseigné les quiddités soixante ans après Locke, et les tourbillons quarante ans après que les ennemis de Newton avoient eux-mêmes cessé de les soutenir.

Je résume en peu de mots les principales vues dont je viens de vous rendre compte, et je les réduis à la nécessité,

1°. De réunir toutes les branches de l'art de guérir, et de n'en faire qu'un seul objet d'enseignement ;

2°. De laisser aux écoles de médecine, le soin de déterminer la nature, l'ordre et le nombre des différens cours ;

3°. De conserver aux écoles actuelles, les mêmes dimensions que leur a données la loi du 14 frimaire an 3, et de former les trois nouvelles écoles sur le modèle de celle de Strasbourg ;

4°. De placer à côté de l'école de médecine de Paris, une société nationale, chargée de perfectionner toutes les parties de l'art de guérir en général, et en particulier ses méthodes d'enseignement ;

5°. D'interdire sévèrement à l'avenir, toute vente de remèdes secrets.

Ce dernier point est un de ceux sur lesquels vos commissions insistent particulièrement.

Notre collègue Briot, en vous soumettant le projet de résolution relatif aux lycées, vous a fait sentir combien la réunion des sciences influe sur leurs progrès ; combien il est essentiel de les mettre toujours en contact, autant que le permet la nature des choses. D'ailleurs, comme certains cours entrent nécessairement dans l'instruction de presque tous les élèves d'un lycée, quel que soit d'ailleurs le genre particulier auquel ils se consacrent, on évite ainsi beaucoup de double-emplois.

Notre collègue Hardy, chargé de vous présenter l'organisation des écoles de médecine, examinera les divers plans qui ont été proposés, et vous rendra compte des raisons générales qui ont déterminé notre choix; il vous exposera plus en détail, dans la suite de la discussion, les motifs de chaque article du projet que vos commissions vous soumettent, projet qu'elles se sont attaché spécialement à réduire et simplifier.

Je termine donc, mais c'est en vous conjurant, au nom de ce que nous avons de plus cher, la Patrie, la Liberté, la République, d'organiser au plutôt cette instruction nationale, que le cri général demande depuis si long-temps en vain. Nous sommes sortis victorieux de tous les orages révolutionnaires; nous avons anéanti les armées des rois de l'Europe; les victoires et les triomphes se sont succédés pour nous, avec une rapidité qui tient de l'enchantement : mais, je vous le dis avec le sentiment d'une profonde conviction, nous n'avons rien fait pour l'avancement de la liberté, pour le développement des idées et des habitudes républicaines, pour la conservation de notre nouveau gouvernement, si des principes solides ne remplacent pas les préjugés, si le bon sens et la saine instruction ne viennent pas joindre dans tous les cœurs, à l'énergie des sentimens libres, l'amour de l'ordre et le goût des utiles travaux. Cette révolution, qu'on peut appeler celle des idées et des mœurs, c'est à vous de la préparer, de la commander, en quelque sorte, par vos loix : c'est le dernier triomphe qu'il vous reste à remporter sur les tyrans ; c'est aujourd'hui le plus sacré de vos devoirs.

Non, sans doute, il ne dépend plus d'aucune puissance d'enchaîner la marche de l'esprit humain. En vain tous les gouvernemens réunis voudroient-ils suspendre le vol rapide des sciences et de la philosophie : un mouvement, désormais invincible, entraîne toutes choses vers le plus grand perfectionnement. Mais ce que les gouvernemens, surtout les gouvernemens libres, peuvent sans doute, c'est de hâter ce mouvement bienfaiteur, de lui donner une meilleure direction. La France, par l'ébranlement général qu'elle vient de communiquer au monde politique, par l'ascendant extrême de son gouvernement, par le caractère des esprits qu'elle nourrit dans son sein, peut et doit avoir la plus grande influence sur le sort futur de l'humanité. C'est à vous, représentans du peuple, de donner et de régulariser l'impulsion. Vous pouvez attacher des souvenirs éternels à l'époque de cette législature : et la gloire d'opérer la régénération des esprits n'est pas moins digne de votre ambition, que celle d'achever la régénération des loix.

QUELQUES PRINCIPES

ET QUELQUES VUES

SUR

LES SECOURS PUBLICS.

AVERTISSEMENT.

L'écrit suivant est extrait de différens
rapports faits à la Commission des Hôpitaux de Paris, dont l'auteur étoit
membre, pendant les années 1791, 1792
et 1793. Il ne faut pas y chercher un
Traité classique et complet des Secours
publics : ce sont uniquement, comme le
titre l'annonce, *Quelques Principes et
quelques Vues* sur cet objet, qui devient chaque jour plus important. De
toutes les maladies qui minent les États
modernes, la mendicité paroît en effet la
plus redoutable. Il n'est aucun des Gouvernemens d'Europe qu'elle ne semble
menacer de prochains bouleversemens ;
et si, par des mesures sages, on ne se
hâte en tous lieux, de prévenir le choc,
la société civile elle-même peut y courir
de grands dangers. Malheureusement, autant le mal est profond et pressant, au-

tant le remède est difficile. Ici, le mal tient à presque tous les vices de la législation ; il se lie à presque toutes les mauvaises pratiques d'administration. Pour l'attaquer avec succès dans sa source, pour le combattre efficacement lui-même dans tous ses effets, on a donc besoin de recueillir soigneusement toutes les lumières, que peuvent fournir l'expérience et le raisonnement : et dans ce genre, comme dans beaucoup d'autres, les plus foibles efforts ont encore leur objet d'utilité.

Voilà ce qui peut motiver, ou excuser la publication de ce petit écrit.

QUELQUES PRINCIPES

ET QUELQUES VUES

SUR

LES SECOURS PUBLICS.

Summa sequor fastigia rerum.

CHAPITRE PREMIER.

§. Ier.

L'existence de l'homme n'est pas isolée et solitaire. La nature l'a fait *être sociable :* elle a rendu la société nécessaire au complément de sa vie; elle ne le fait naître et vivre qu'en société. La longueur de son enfance, ses besoins, si souvent hors de toute proportion avec ses forces, et plus que tout le reste, les avantages sans nombre qu'une expérience de tous les jours lui montre et lui fait sentir dans cette coexistence avec des êtres de son espèce, écartent loin de lui toute idée de s'en séparer : ils l'attachent invinciblement à l'état social qui fait son bonheur, ou du moins sans lequel il ne peut y avoir pour lui que souffrances et privations.

Mais ces besoins, qui rendent les individus si nécessaires les uns aux autres, ne sont pas les seuls ; ce ne sont pas même peut-être les plus puissans.

L'homme est un être sensible : sa sensibilité est l'instrument des impressions que font sur lui les objets extérieurs ; elle est le principe de ses besoins, la cause déterminante de ses volontés, de ses appétits : en un mot, il ne vit que parce qu'il sent.

A la faculté de sentir, se joint en lui la faculté de partager les affections des autres êtres sensibles, particulièrement celles des êtres ses semblables ; ou plutôt ces deux facultés sont identifiées et confondues dans son organisation : et leur réunion forme le caractère de sa sensibilité (1).

____

(1) Ce caractère n'est pas exclusivement propre à l'homme ; il lui est commun avec plusieurs espèces d'animaux, peut-être même avec toutes : mais il pré-

A l'aspect de la souffrance, ou de la misère, les entrailles humaines s'émeuvent :
un prompt retour sur nous-même nous
avertit par les maux dont nous sommes témoins, de ceux que nous pouvons éprouver. Un sentiment vif nous associe à ces angoisses, en quelque sorte, comme si elles
nous étoient personnelles. Nous avons le
besoin de les partager par notre compassion,
de les adoucir par nos secours.

Voilà le principe de la bienfaisance : voilà
ce qui fait que les moralistes religieux, ou
philosophes, ont toujours et partout, pu
montrer dans les vertus compatissantes, la
source des jouissances les plus douces, et
trouver dans le fond des cœurs, un moyen
de compenser les erreurs du sort et des loix.

A ce sentiment simple et direct, qu'on
pourroit appeler d'instinct, il s'en joint un
autre qui ne peut être que le fruit de la ré
flexion. Tout homme qui se rend compte de
soi-même, s'apperçoit facilement que les
hasards de la fortune ne sauroient anéantir

---

domine dans sa nature ; il constitue, ce semble, sa
véritable supériorité, ou du moins il forme un des
principaux traits qui le placent au premier rang.

l'égalité primitive ; que l'élévation des individus qu'ils favorisent , et l'abaissement de ceux qu'ils oppriment , sont le plus souvent iniques et capricieux ; qu'un mauvais régime social accumule , ou disperse les richesses , d'une manière tout-à-fait arbitraire et immorale ; qu'enfin il est du devoir du riche de soulager des maux qu'il a plus d'une fois pu concourir à produire , par la manière dont il l'est devenu. Le riche, dont la raison n'est pas obscurcie par les fumées de la fortune, dont le cœur ne s'est pas éteint par l'abus des jouissances, pourroit-il méconnoître cette espèce de justice, imposée, non par les loix, mais par un sentiment intérieur qui parle avec une grande puissance même aux hommes corrompus?

Il est certain que celui qui secourt l'indigence, ou console la douleur, cède à l'un des plus impérieux, comme des plus nobles penchans du cœur humain. Celui qui étouffe ce penchant, ou qui le brave, malheureux par la violence qu'il est souvent obligé de se faire, et par les jouissances que la nature lui montre, mais dont son cœur égaré le prive, est encore réellement coupable aux yeux de l'humanité. L'humanité lui prescrit encore des devoirs, quand la justice rigoureuse paroît satisfaite, quand les loix positives n'exigent plus rien de lui.

Ajoutons que lorsque l'inégalité des fortunes est poussée jusqu'à un certain degré; lorsque le ver rongeur de la mendicité a fait de certains progrès dans un pays, le riche, pour assurer ses jouissances, n'a d'autre parti à prendre que de secourir le pauvre. Ce n'est pas seulement un devoir; c'est encore un véritable calcul d'intérêt.

Voilà pour les individus.

§. I I.

Si nous passons aux corps politiques, aux nations, à leurs gouvernemens, nous trouverons dans les motifs de leur bienfaisance, et dans les règles d'après lesquelles doivent se répartir leurs secours, des points de vue nouveaux qui ne permettent pas de ranger sur la même ligne, la charité publique et la charité particulière.

Ce n'est pas que la morale et la politique soient contraires l'une à l'autre; ce n'est pas même qu'elles soient fondées sur des principes différens, comme ont voulu le persuader des hommes d'affaires corrompus, et comme l'ont en effet pensé quelques écrivains peu réfléchis. Mais les rapports de l'individu s'étendent à tous les autres individus qui l'entourent : ils le font correspondre, non-seulement avec la nation dont il fait partie, mais encore, en quelque sorte, avec le genre humain tout entier. Le corps social, au contraire, du moins dans l'état d'imperfection où se trouve encore la société civile, n'existe que pour lui-même, ne reconnoît pour loi que son utilité propre. Et dans ses relations, soit avec les individus qui le composent, soit avec les autres corps de nation, dont les intérêts se trouvent mêlés avec les siens, il tire toujours de cette utilité, bien, ou mal vue, les principes de sa morale, et les règles, ou le but de sa conduite.

La voix de l'humanité ne sera pas moins puissante auprès des gouvernemens établis sur des bases équitables, qu'auprès des particuliers sensibles et bons : mais la manière de l'entendre et de lui obéir, n'est pas la même pour les uns et pour les autres. Les particuliers n'existent que dans des relations purement isolées et locales : ils peuvent se livrer à des affections privées, se permettre du choix, et certain arbitraire de cœur dans leurs vertus bienfaisantes. Les gouvernemens, c'est-à-dire, les rédacteurs et les exécuteurs quelconques des loix, agissant au nom et pour l'intérêt du peuple qu'ils représentent, doivent avoir sans cesse ce peuple tout entier devant les yeux, s'interdire toute acception, toute préférence entre ses membres : ils doivent substituer, même dans les actes compatissans et charitables, la justice qui se répand sur tous, à la pitié qui se nourrit d'impressions particulières. L'humanité politique embrasse toute la société : l'aumône nationale a surtout en vue l'utilité publique qui la prescrit. Enfin, sans écarter le motif des maux individuels, dont elle doit bien sans doute vouloir adoucir l'amertume, son principal objet est le maintien de la paix, du bien être et du bon ordre en général.

Mais, si d'une part, les sentimens qui portent l'homme à voler au secours du malheur, tiennent aux traits primitifs et caractéristiques de sa nature ; s'ils se fortifient encore, et des idées de justice que toutes ses réflexions y joignent, et de la connoissance plus éclairée et plus parfaite de son propre intérêt : d'autre part, les plus pressantes considérations n'engagent pas avec moins de force les gouvernemens à combattre, par des mesures efficaces, les causes qui reproduisent la misère ; à procurer du travail au pauvre valide ; à recueillir dans des asyles, le pauvre, enfant, vieillard, ou malade ; à faire disparoître graduellement les traces hideuses de la mendicité, en attendant qu'ils aient pu la tarir dans sa source. Leur sûreté, leur tranquillité l'exigent impérieusement. S'ils négligent ce devoir, des alarmes continuelles peuvent arrêter les développemens de la prospérité particulière et publique ; elles peuvent troubler les spéculations de l'industrie. La morale, altérée déjà par le contraste du luxe extravagant et de la misère extrême, se dégrade de plus en plus chaque jour : et l'explosion de tous les crimes est le résultat inévitable de toutes les passions contraires, que cet état de choses fait fermenter.

Une autre considération non moins directe, engage encore la puissance publique à mettre le soin des pauvres délaissés au nombre de ses premiers devoirs. Sous un bon régime, tout homme en état de travailler ne manque jamais d'ouvrage : les mœurs générales flétrissent la fainéantise et sollicitent l'industrie ; elles établissent dans les familles, un esprit et des sentimens qui repoussent toute idée d'abandon d'un père, ou d'une mère infirme, ou d'un enfant au berceau ; elles inspirent à-la-fois l'horreur du métier de mendiant, et la touchante compassion qui s'empresse de secourir la misère. Quand ces sentimens et ces habitudes n'existent point, c'est toujours la faute des loix : ce sont elles seules qui, par leur influence vicieuse, peuvent porter dans la répartition des fortunes et des jouissances de tout genre, ces inégalités profondes et durables, également funestes à la morale d'un peuple et à son bonheur. Les maux qu'elles n'ont pas prévenus dans leur source, et ceux qu'elles ont maladroitement produits, elles doivent du moins chercher à les réparer : et jusqu'au moment où, dirigées par des principes plus sages, plus équitables, plus prévoyans, elles auront ramené dans l'organisation sociale, la véritable égalité de la nature, le devoir est plus pressant encore pour les gouvernemens, de pourvoir au soulagement de tant de calamités,

puisqu'elles sont en grande partie leur ouvrage.

Mais la charité, soit particulière, soit publique, est une vertu qu'il faut raisonner;
c'est un art qu'il faut étudier. En secourant
le pauvre, on n'est pas toujours bienfaisant. L'aumône mal dispensée devient une
nouvelle cause de désordre; son premier
effet est d'aggraver toutes celles de la mendicité. Un particulier, dans le cercle étroit
qui l'environne, a besoin de lumières pour
régler ses secours sur les vrais besoins,
pour ne pas encourager l'oisiveté dans celui qu'il soulage, pour ne pas flétrir en
lui la pudeur délicate et la fierté d'ame con-
servatrices de la vertu. Ces sentimens peuvent bien, sans doute, se rencontrer au sein
de la plus sévère infortune, mais non s'al-
lier avec la dégradation des habitudes men-
diantes, avec le dégoût du travail, avec le
mépris de l'heureuse indépendance dont lui
seul est le sûr garant.

Les loix, dans le cercle plus étendu qu'elles
embrassent, ont des écueils plus dangereux
encore à éviter : il s'agit, pour elles, moins
d'adoucir le sort de quelques pauvres, que
de secourir la pauvreté générale; et leur

bienfaisance seroit corruptrice et meurtrière, si des vues politiques et des calculs sages n'en régloient l'exercice. Les gouvernemens, les exécuteurs quelconques des loix, ne sauroient donc employer, dans la dispensation des secours publics, une trop grande circonspection. Comme leurs vues, sur cet objet, s'appliquent à la classe de la société la moins éclairée et la plus mécontente, ils doivent moins aspirer aux bénédictions des personnes secourues, qu'à la diminution réelle et durable de la misère elle-même : et comme cette administration porte, en même temps, sur la source véritable de l'industrie et des productions sociales ; comme elle influe sur les mœurs du peuple, de la manière la plus puissante et la plus directe, tout ce qui s'y rapporte ne peut être manié que par des mains habiles. Les inconvéniens les plus graves y résultent souvent de l'excès même du zèle, ou de ce qu'on seroit tenté de prendre pour de légères erreurs.

§. I I I.

Des écrivains qui ont porté l'esprit philosophique dans l'examen de la plupart des questions relatives à la mendicité, nous ont présenté quelques résultats généraux de faits, bien propres à mettre en garde contre les mouvemens d'une sensibilité peu réfléchie. A mesure que les secours augmentent dans un arrondissement, le nombre des pauvres y augmente dans la même proportion. Ce n'est pas à l'affluence seule des pauvres étrangers qu'il faut attribuer cet effet nuisible (cette cause y contribue sans doute) : mais il est prouvé, par des observations très – exactes, faites en différens temps, qu'une ville, un hameau, dont tous les habitans sont connus, voit, par les secours de l'aumône, s'accroître constamment parmi eux, le nombre des mendians. Les habitudes viles du vagabondage et de l'oisiveté s'établissent peu à peu ; elles deviennent bientôt, pour ainsi dire, les mœurs générales ; et la reproduction propre aux différens travaux diminue dans le même rapport. Ainsi donc, toutes les vraies sources de la richesse publique se trouvent taries par un moyen qui sembloit devoir la mieux distribuer, et la morale se dégrade encore, par le remède qu'on vouloit opposer aux principes même de la corruption.

Nous avons dit que les observations faites

sur ce sujet, en différens pays, donnent des résultats parfaitement semblables. Lorsqu'il y a des secours pour deux pauvres, quatre viennent bientôt les réclamer; si la charité double ses secours, le nombre des demandeurs double encore très-promptement : de sorte que partout, les mendians et les moyens de les faire subsister, sont à-peu-près, dans le rapport de deux à un.

Les individus inconsidérés dans leur bienfaisance font du mal ; mais ils le font en petit. Les gouvernemens égarés par les maximes d'une charité fausse, ou par une vaine soif de popularité, font le mal très en grand. Ce qu'il en coûte en finances n'est rien : ce sont les pertes en esprit de famille, en amour du travail, en sentimens libres et fiers ; ce sont, en un mot, l'abrutissement et la corruption, où la mendicité plonge ses malheureuses victimes, qu'on doit véritablement compter pour beaucoup.

§. I V.

Les gouvernemens n'ont guère que deux manières de secourir le pauvre : les hôpitaux de valides, ou de malades, et les ateliers de travail, autre espèce d'hôpitaux de valides.

Les infirmeries publiques, quelque bien tenues qu'on les suppose, soulagent l'indigence et la maladie d'une manière nécessairement imparfaite ; elles tendent à briser, ou à relâcher presque tous les liens domestiques ; elles détruisent la prévoyance dans la classe manouvrière ; elles font une consommation considérable d'hommes : souvent même elles renvoient dans la société, avec les malades guéris, des vices qui semblent ne pouvoir naître que dans leur sein.

Les hôpitaux de valides, quand ils ne sont pas des ateliers de travail, ne peuvent être regardés que comme des moyens lâches et coupables d'avilir le peuple : ces établissemens ne conviennent qu'aux gouvernemens qui veulent l'endormir et l'enchaîner. Chaque homme, dans l'intérêt même de son bonheur, doit faire tout le travail dont il est capable. Celui qui ne peut lui-même pourvoir à sa subsistance, et qui vient réclamer la charité particulière, ou publique, aliène, par cet acte même, l'usage de ses forces ; il s'engage à les employer au gré de son bienfaiteur : et c'est ainsi qu'il peut conserver encore sa dignité d'homme, jusques dans l'abaissement de la mendicité.

Il faut donc toujours occuper le pauvre suivant la mesure de ses forces ; il faut que les hôpitaux de valides soient de vrais ateliers de travail ; que l'enfance, la vieillesse, les infirmités même ne dispensent de toute tâche quelconque, que lorsqu'elles mettent absolument dans l'impuissance de la remplir.

Mais cet entassement d'individus qu'aucun lien naturel n'unit les uns aux autres ; dont aucune espérance n'éveille l'activité ; qu'une sécurité stupide endort sur l'avenir ; qui n'ont, avec les objets environnans, et avec les personnes dont ils dépendent, que des rapports faux et corrupteurs : cet entassement, dis-je, n'est-il pas capable de dégrader jusqu'au dernier point, l'intelligence et les mœurs ?

Les ateliers de secours ont le grand inconvénient de tous les établissemens publics ; celui d'être nécessairement mal surveillés, par des chefs dont ils ne sont pas l'affaire propre. Mais ils ont encore d'autres inconvéniens plus graves : ils engourdissent l'industrie ; ils favorisent la paresse ; ils font souvent hausser le prix de la main-d'œuvre, dans des progressions qui s'écartent beaucoup du cours naturel des choses, effet passager de sa nature, et qui ne sauroit être véritablement utile au pauvre industrieux et diligent : enfin ils développent et répandent une corruption meurtrière, qui, semblable aux contagions physiques, se forme particulièrement dans les grandes réunions.

§. V.

On n'a pas encore mis en exécution sur un plan assez étendu, les secours *à domicile*, pour qu'on puisse déterminer avec quelque exactitude, quels sont leurs avantages et leurs inconvéniens (1). Je suis porté cependant à croire que ce genre d'aumône, surveillé soigneusement, est préférable à presque tous ceux qu'on a tentés jusqu'à ce jour. Mais je conviens qu'il offre de grandes difficultés, et qu'il peut entraîner beaucoup d'abus dans la pratique. Le choix des hommes auxquels doivent être confiées sa surveillance et sa direction ; la manière d'employer ces hommes et de les surveiller

---

(1) Le citoyen Dupont (de Nemours), membre de l'Institut national, a publié un excellent traité sur cette matière. -

eux-mêmes ; l'organisation des autorités auxquelles ils doivent ressortir ; enfin les rapports de ces autorités avec l'administration générale, offrent autant de questions importantes qui ne peuvent être résolues qu'après mûre réflexion.

Ce n'est pas tout. Dans un état social très-compliqué, et particulièrement au sein des grandes capitales de nos sociétés modernes, tous les pouvoirs publics ont sans doute besoin d'être organisés avec beaucoup de précaution. Or, s'il en est qui soient dangereux de leur nature, ce sont assurément ceux qui agissent sur une grande quantité d'individus, rabaissés par leur situation à des habitudes de dépendance. Combien ne le seroient pas davantage des magistratures qui s'exerceroient partout et à chaque instant, dans les asyles secrets et délaissés, où sous prétexte de porter des consolations et des secours, elles pourroient porter aussi très-souvent le despotisme, la corruption, et quelquefois l'esprit de révolte !

§. VI.

Quand on a dit que *pour extirper la mendicité, il faut détruire les hôpitaux et faire*

cesser l'aumône, on a sans doute plutôt
montré le but vers lequel il faut tendre,
qu'indiqué le moyen d'y parvenir. Le jour
où les hôpitaux et l'aumône ne seront plus
des maux nécessaires, la mendicité pourra
être en effet entièrement détruite ; rien n'est
plus certain. Mais la destruction subite des
maisons de secours, et le refroidissement
raisonné de la bienfaisance individuelle, bien
loin d'anéantir les causes nombreuses de la
misère, en aggraveroient assurément plusieurs. Aussi, ne faut-il pas prendre à la lettre,
ce mot profond d'un homme qui, doué de
ce genre d'esprit dont le propre est de mar-
cher toujours aux grands résultats, s'est
pourtant attaché d'une manière particulière,
à la recherche et à l'examen des faits.

Il est hors de doute que les hôpitaux et
les autres secours publics sont, par leur
mauvaise organisation, plutôt de nouvelles
causes de misère, que des bienfaits véritables ; plutôt un principe de démoralisation,
que le modèle, ou l'aliment des vertus bienfaisantes. Il est également incontestable que
l'aumône particulière, pour quelques maux
réels qu'elle peut soulager, en produit presque toujours bien davantage, par les habi-

tudes d'incurie et de fainéantise qu'elle répand.

Mais assurément, quand des malheureux
manquent du plus indispensable nécessaire,
il faut le leur fournir ; quand des malades
sont privés chez eux de tout secours, il faut
leur en donner : toutes les théories et tous
les calculs cèdent au cri de la nature, au devoir de l'humanité. La nécessité de l'aumône
publique est donc trop évidente.

Aussi les formes les plus avantageuses pour
sa distribution, sont-elles uniquement aujourd'hui ce qu'il s'agit de rechercher : il
s'agit de bien voir quel doit être l'esprit des
loix relatives à la mendicité ; quelles vues
générales doivent diriger les magistrats chargés de leur exécution.

Cette tâche est encore difficile à remplir.
Malgré beaucoup de travaux et de tentatives, les expériences faites jusqu'à ce jour,
ne résolvent pas toutes les questions ; on ne
connoît pas bien encore les effets éloignés des
différens moyens mis en usage. Au reste, il
paroît que ce n'est pas aux gouvernemens à
diriger ces expériences : elles se font presque
toujours mal en son nom. On trouve rarement des Rumfort dont le courage ne se

rebute point, dont l'unique passion soit
l'enthousiasme de l'humanité.

§. VII.

QUAND tous les faits essentiels auront été
recueillis et discutés, on devra vraisemblablement soumettre à un nouvel examen,
quelques principes établis par les écrivains
les plus estimables dans ce genre. Quoique
ces principes soient, en quelque sorte, convenus en théorie, pour les admettre comme
évidens et sûrs dans la pratique, il faut que
la pratique elle-même en ait suffisamment
confirmé la certitude (1). Lorsqu'on aura
sous les yeux, et le tableau complet des faits
rassemblés dans les divers pays, et le résultat des tentatives faites jusqu'à présent par
les hommes les plus bienfaisans et les plus
sages, on pourra, sans doute, former des
plans de secours publics mieux entendus :
peut-être aussi verra-t-on plus clairement
quelles sont les causes des désordres qui s'in-

---

(1) Voilà ce qui donne un grand but d'utilité, au
recueil composé par les soins du ci-devant Ministre
de l'Intérieur, François-de-Neufchâteau, aujourd'hui
mon collègue au Sénat.

troduisent partout dans la distribution des richesses.

Pour indiquer toutes ces causes dont dépend la mendicité, nous voyons déjà maintenant qu'il faudroit parcourir presque toutes les mauvaises loix, qu'il faudroit noter presque toutes les erreurs des gouvernemens. La nature produit des inégalités; mais celles-là, contenues dans des bornes constantes, se réparent d'elles-mêmes : le législateur ne doit point s'en inquiéter; il doit même les respecter à tous égards.

Ce sont les inégalités factices de l'état social qui, seules, sont cruelles, tyranniques, désastreuses : or, comme elles dépendent uniquement des mauvaises institutions, elles disparoissent avec elles; et, par-là, les inégalités de la nature se trouvent ramenées à ce qu'elles doivent être; elles deviennent utiles et justes : et la société, plus équitable alors que la nature elle-même, en efface sans secousses, tout ce qui pourroit établir des relations fixes de pouvoir et de dépendance.

§. VIII.

Les loix qui gênent l'industrie, ou qui la

rendent tributaire de l'avarice et du despotisme; celles qui dénaturent la transmission
des propriétés, c'est-à-dire, qui tendent à
les concentrer vicieusement dans un petit
nombre de mains; celles qui favorisent, par
des préférences injustes, les travaux de quelques citoyens aux dépens des travaux de
tous; celles, plus absurdes encore, qui consacrent les priviléges de naissance; enfin
toutes les formes d'administration qui se
prêtent aux déprédations, aux gaspillages :
telles sont les principales sources de l'inégalité, considérée sous le rapport des fortunes, laquelle, par conséquent, peut avec
raison s'appeler *sociale*, puisqu'elle tient
immédiatement aux vices de la société.

Les loix qui d'une manière plus ou moins
directe, avilissent la classe manouvrière, qui
l'environnent de piéges, qui corrompent ses
mœurs, qui la découragent dans ses habitudes vertueuses de travail, et lui font prendre celles de la paresse et du vagabondage;
toutes ces loix, dis-je, ont encore une part
plus ou moins considérable dans l'accroissement progressif de la mendicité : leur abolition est l'une des premières aumônes dues
aux indigens par le législateur.

§. I X.

INDÉPENDAMMENT de ces causes générales, pour ainsi dire identifiées avec la législation même, et qui agissent uniformément et sans interruption, il en est d'autres qui dépendent du cours des événemens politiques. Celles-ci prennent une énergie particulière au milieu des changemens imprévus que les grandes révolutions entraînent. La patience des peuples va presque toujours, jusqu'au point de fatiguer *la tyrannie;* la patience de la classe pauvre, en particulier, est encore plus grande : et voilà ce qui rend ses malheurs plus sacrés.

Mais, tôt ou tard, le moment de son réveil arrive; et ce réveil est terrible. Ignorante et passionnée, comment pourra-t-elle se servir convenablement de sa force? En l'exerçant aveuglément contre tout ce qui l'entoure, elle la tourne nécessairement contre elle-même. Ses chefs, quelque sages et éclairés qu'on les suppose, sont presque toujours forcés de se plier à ses passions. Sa précipitation à faire valoir des droits nouvellement reconquis, change tout-à-coup la distribution des emplois publics et des salaires qui

leur sont attachés. Les propriétés passent
brusquement de main en main ; elles sont
quelquefois enlevées par des violences , à
leurs anciens possesseurs ; l'ordre des consommations est interverti ; les consomma-
teurs effrayés cachent et resserrent leurs
jouissances ; l'industrie languit ; ou si par
hasard elle cherche et se fraye de nouvelles
routes, ses efforts , découragés à chaque pas,
restent long-temps foibles et incomplets.

De toutes ces circonstances , il résulte un
changement nécessaire dans la nature et dans
l'ordre des travaux ; changement dont les
effets se font sentir partout à-la-fois. Il en
résulte encore une diminution considérable
et subite de toutes les reproductions , et
même un anéantissement total de quelques-
unes. Car , non-seulement le travail diminue , ou se porte ailleurs ; mais il cesse
totalement à certains égards : et cette perte,
la plus grande et la plus véritable de toutes,
pèse principalement sur ceux dont le travail
est le seul héritage.

Ainsi, les désordres, pour la réparation desquels se fait toute révolution, sont presque
toujours passagèrement aggravés par elle :
ainsi , plus ou se hâte de faire disparoître

tous les vestiges des anciennes inégalités, et plus la classe indigente sentira, durant le choc, redoubler sa misère. Enfin, si d'insensés démagogues épouvantent les propriétaires par des menaces et par des doctrines subversives de tout ordre, alors les causes de la mendicité s'accroissent d'une manière encore plus effrayante; et les moyens même par lesquels on pourroit la combattre, échappent des mains du gouvernement.

§. X.

Pour remédier aux maux que produit l'accumulation des richesses, il ne faut donc pas bouleverser violemment toutes les propriétés : il ne faut pas surtout que le maintien et la sécurité de la propriété même soient menacés, ou mis en péril. Les moyens de subsistance en deviennent toujours plus difficiles pour le pauvre; sa misère plus cruelle et plus profonde. Les loix qui peuvent prévenir ces inconvéniens, les mesures qui peuvent réprimer ces tentatives sans être des secours publics, les rendent d'avance moins nécessaires.

Si les révolutions se bornoient à donner de nouvelles directions à l'industrie, à créer d'autres genres de travaux, en même temps qu'elles anéantissent et déprécient ceux dont le produit sembloit le plus assuré, elles feroient ce que tout changement doit faire ; et les pertes seroient appréciables et bornées. Mais la chose n'en reste jamais là. Toute révolution marque son passage, par beaucoup de ruines : à plus forte raison une révolution qui s'opère dans un pays vaste et populeux, déjà respectable par ses rapports commerciaux et par l'activité de ses arts ; une révolution dont le premier effet doit être inévitablement d'anéantir tant de fortunes particulières, identifiées avec les abus ; qui rencontre à chaque pas, des résistances multipliées, et dont la durée se prolonge dans de violentes et continuelles secousses. Une pareille révolution pourroit-elle se terminer sans laisser après elle des vestiges très-douloureux ? Quelle quantité de forces et de richesses n'a-t-elle pas besoin d'employer pour son accomplissement ? ni ces richesses, ni ces forces, ne peuvent alors s'appliquer à des objets directement reproductifs. Aucun sacrifice ne peut sans doute coûter à des ames énergiques qui veulent conquérir la liberté : mais il est nécessaire de prévoir et d'évaluer les effets des diverses circonstances nouvelles où se trouve placée la Nation. Or, n'est-ce pas à la classe qui vit au jour le jour, et du fruit d'un travail souvent précaire, que les pertes générales se font d'abord sentir? N'est-ce pas sur elle que les maux publics, durables, ou passagers, tombent avec le plus de poids?

D'ailleurs, les temps d'orages et de bouleversemens appellent, de tous les pays voisins, les hommes actifs, entreprenans, sans ressources industrielles. Ces hommes qui ne peuvent exister dans un état civilisé, que par la tolérance d'une police peu sévère; qui, marqués souvent des empreintes du crime, ne trouvent de sécurité qu'au milieu du trouble, viendront bientôt fondre comme des bandes de corbeaux affamés, sur un champ de bataille. Ils viennent vivre de rapines, et mettre à l'encan leur audace, leurs brigandages, leurs poignards.

Ce concours dangereux, mais inévitable, suffit pour aggraver alors la mendicité, par la seule augmentation du nombre des individus oisifs et dépourvus de ressources honnêtes. Il l'aggraveroit encore beaucoup, quand même on viendroit à bout de contenir tous ces hôtes malfaisans et furieux. Mais il est évident qu'on ne le peut pas. Toute révolution ne se fait qu'en brisant les ressorts de la police ; et pour créer une force publique nouvelle, il faut du temps. Ordinairement, on ne peut le tenter avec quelque apparence de succès, que lorsqu'il ne reste plus de traces de l'ordre de choses ancien.

Que sera-ce donc si à l'anéantissement des travaux, à la multiplication des besoins, à la destruction, ou à la dilapidation des richesses existantes, se joignent certaines mesures fausses et désastreuses, telles, par exemple, que la création d'un *papier-monnaie*, des loix de *maximum*, des réquisitions forcées, et toute autre espèce de loix bursales arbitraires? Quel terme peut-on assigner alors aux progrès de la mendicité?

C'est donc dans le temps des grandes révolutions, que les secours publics sont le plus indispensables ; c'est alors qu'ils doivent être le plus abondans ; c'est alors, surtout, qu'ils doivent être organisés avec le plus de sagesse. Il est impossible de se reposer sur la bienfaisance individuelle, du soin de pourvoir à des besoins extraordinaires, et croissans de jour en jour ; il est également impossible de compter sur l'industrie abandonnée à elle-même, pour l'emploi de tant de bras désœuvrés et menaçans.

Cette impossibilité devient peut-être encore plus grande quand l'agitation commence à diminuer ; quand tout le monde commence à sentir le besoin du repos ; quand chacun revient par degrés, à ses anciennes occupations, et que de coupables largesses, cessant d'alimenter des bandits à gages, ceux-ci se trouvent comme forcés de reprendre, pour vivre, leur ancien métier de filoux et de voleurs de grands chemins. Le seul moyen de les en détourner, est de leur assurer des secours abondans, de leur offrir des travaux faciles, et de les contenir en même temps avec vigilance et sévérité.

§. X I.

Mais il est un inconvénient particulier qui peut résulter du défaut de prévoyance à cet égard, ou d'un système de secours mal raisonné : j'entends la nécessité prochaine d'une taxe des pauvres. L'accroissement du nombre des mendians n'est pas l'unique circonstance qui puisse nous y conduire : la mauvaise administration des fonds actuellement affectés aux hôpitaux et aux diverses institutions de charité, et les mesures fausses qu'on peut adopter pour subvenir aux nouveaux besoins, pourroient seules rendre cette taxe en quelque sorte inévitable. Il en est des gouvernemens comme des particuliers : ils se laissent souvent entraîner à des impressions peu réfléchies, soit par une humanité vraie, soit par une dangereuse manie de popularité. En général, on n'a fondé que trop d'établissemens prétendus charitables : cela ne suffit pas pour qu'on puisse se croire réellement bienfaisant. Ce sont les maux soulagés et les désordres prévenus, qui distinguent la vraie bienfaisance de l'aveugle charité. Encore une fois, de grandes aumônes placées mal-à-propos, sont un nouveau principe de misère et de dégradation des mœurs et de l'industrie. C'est un funeste encouragement donné à la vie mendiante et vagabonde.

Il faut que les secours se proportionnent aux besoins, et surtout qu'ils soient distribués avec discernement. Trop foibles, ils ne font, en quelque sorte, qu'irriter le besoin ; ils prolongent ses langueurs, plutôt qu'ils ne les soulagent ; ils contristent et glacent la main qui les répand. Trop considérables, ou mal appliqués, ils créent bientôt de nouveaux besoins. Il faut donc les bien ordonner. Par une sage répartition, les moyens se multiplient et prospèrent : sans elle, les trésors s'évanouissent, et ne laissent aucune trace utile de leur emploi.

Si la masse croissante des mendians vient à alarmer la sûreté générale; si la subsistance des vrais pauvres n'est plus garantie par les ressources actuelles; si la classe indigente, dont les travaux devenus précaires, rendent le sort incertain, commence à s'agiter dans une sombre inquiétude : alors, par enthousiasme, par précipitation, par crainte peut-être, on veut le plus souvent donner un caractère stable aux secours publics. Il s'offre un parti qui paroît très-simple ; c'est d'astreindre chaque canton à pourvoir aux besoins de son arrondissement. On prend pour l'ordinaire ce parti : et quelque mesure qu'on adopte d'ailleurs pour tirer des citoyens qui vivent dans l'aisance, les moyens de soulager l'indigent, voilà dès-lors la taxe des pauvres. Quelquefois cette taxe est amenée par le temps, par une suite d'essais malheureux qui ont trompé les vues de la charité publique. Elle peut être aussi l'ouvrage d'une espèce de nécessité : elle a paru long-temps parmi nous, devoir être celui de la pénurie et des désordres du trésor public.

On a dit souvent, en faveur de cette forme de secours, qu'un gouvernement célèbre semble l'avoir consacré par l'expérience. Mais rien n'est plus inexact. En Angleterre même, elle est généralement regardée comme un fléau. Non - seulement les besoins toujours croissans ont forcé de l'augmenter sans cesse ; mais avec elle, et par l'effet immédiat de cette augmentation, on a vu croître dans le même rapport, le nombre des pauvres. Cette progression n'a point de bornes assignables : chaque jour elle continue à transformer la classe manouvrière en classe mendiante, à miner sourdement les bases de la morale et du bonheur public (1). Perçue avec beaucoup de vexations, elle produit par là même, et directement, une grande quantité de nouveaux pauvres : distribuée avec beaucoup de négligence, elle déna-

----

(1) Voyez l'ouvrage de Colqhoun sur la police de Londres (on Policy of Metropolis), vous pourrez vous faire une idée des mœurs si vantées du peuple anglais.

ture entièrement l'aumône, quelquefois même elle en fait une espèce de ressource de luxe. Il n'est pas rare de voir en Angleterre, dans le fond des comtés, des individus jouissant de vingt-cinq, ou trente guinées de rente, inscrits sur les registres des secours. On y donne, aux familles secourues, de quoi se procurer du thé, du sucre, &c.

La taxe des pauvres, en Angleterre, est portée, dans le moment actuel, à plus de quatre-vingts millions de francs; elle a considérablement augmenté dans les dernières années : elle n'en restera pas là. En y joignant les aumônes distribuées par les ministres du culte, les souscriptions annuelles, les ateliers, en un mot, toutes les fondations charitables, la mendicité coûte annuellement à l'Angleterre, plus de cent cinquante millions de francs (1). Ainsi donc, en pre-

----

(1) Voyez l'ouvrage de Morton Eden, intitulé : — On the state of the poor, etc. L'auteur va plus loin dans ses calculs : il porte la totalité de ces différens revenus, qui sont tous dépensés pour des objets de charité publique, à cent soixante millions de livres tournois.

nant pour base, les rapports proportionnels du territoire et de la population, la France devroit finir par dépenser, pour le même objet, plus de quatre cents millions de francs.

Des secours publics très-étendus et très-complets n'exigeront pas assurément le tiers, ni même le quart de cette somme : et j'observe que cela seul répond victorieusement au parallèle injurieux que les mécontens établissent encore tous les jours, entre la France et l'Angleterre. Non, malgré les désordres inséparables d'une grande révolution, le peuple n'est point en France dans cette situation violente ; situation qui ne peut, au reste, manquer de produire tôt ou tard, un embrasement général.

Je termine : toute taxe des pauvres est une véritable loi agraire. C'est, à la vérité, celle d'un peuple qui n'est plus dans la barbarie des anciennes républiques : mais elle a presque toute l'immoralité, et elle entraîne presque tous les inconvéniens de ce brigandage absurde, auquel certaines personnes ont encore eu, dans ces derniers temps, la bonté de conserver le nom de loi.

CHAPITRE II.

§. Ier.

La mendicité et les grandes richesses ont la même source : elles ne sont, à proprement parler, relativement au corps social, qu'un seul et même fait. Le nombre des misérables, dans chaque pays, dépend du nombre des fortunes colossales, surtout de celles qui ne sont pas le fruit d'une utile industrie (1) : car ces fortunes ne peuvent se former sans réduire à l'indigence, une quantité proportionnelle d'individus. En un mot, ce sont les richesses, ou trop immenses, ou ramassées par de faux moyens, qui produisent et qui aggravent la mendicité.

La nature, en nous donnant des facultés

---

(1) Les richesses accumulées par le moyen des grandes entreprises industrielles et commerciales, bien loin d'augmenter, en se formant, la misère du pauvre, la soulagent au contraire de la manière la plus convenable et la plus efficace. Celles qui servent d'aliment à des entreprises nouvelles, ressemblent à ces canaux où l'art a rassemblé des eaux qui seroient perdues sans leur secours, et qui répandent autour d'eux, la vie et l'abondance.

inégales, a rejeté d'avance, comme une chimère, l'égalité parfaite des fortunes. Il paroît même que leur inégalité qui, lorsqu'elle passe certaines limites, produit de grands désordres, est le mobile le plus puissant, le ressort le plus utile de l'état social.

Il suffit que les loix contiennent dans de justes bornes, l'action de ce ressort; ou plutôt qu'elles l'abandonnent à lui-même, en n'ajoutant point à l'ouvrage de la nature. Rien de plus juste que de laisser et d'assurer à l'homme plus fort, plus adroit, plus laborieux, plus économe que les autres, la jouissance paisible de tous les biens que l'exercice de ses facultés lui procure : il est même très-utile, à tous égards, que cela soit ainsi. Sans l'espoir d'améliorer son sort, qui voudroit former les entreprises, et exécuter les travaux dont la société recueille le plus d'avantages? Et l'aspect de l'abondance d'un homme devenu riche par l'emploi légitime de ses moyens naturels, n'est-il pas le plus utile encouragement qui puisse être offert à l'industrie? car il n'est personne autour de lui, qui ne sente qu'avec le même courage, il peut accroître aussi lui-même considérablement son aisance.

C'est sous ce point de vue, que les loix de la propriété peuvent être regardées comme également bienfaisantes, pour celui qui possède beaucoup, pour celui qui possède peu, pour celui même qui ne possède rien ; comme également protectrices et de la tranquillité du riche, et des espérances du pauvre. Si elles veillent aux jouissances actuelles de l'un, elles assurent à l'autre, dans l'avenir, le juste fruit de ses efforts. En l'encourageant au travail, elles le rendent heureux dès aujourd'hui, de ce travail même, de la considération attachée à la probité industrieuse, de l'aisance future qu'elle lui promet.

La nature n'a donc véritablement rien, ou presque rien fait qui puisse mettre obstacle au bonheur social. Ses erreurs se corrigent d'elles-mêmes ; leurs effets ne sont jamais, ni généraux, ni durables ; et pourvu que les mauvaises institutions ne les aggravent point, tout reprend bientôt l'espèce d'équilibre qui convient au véritable but de la société, au plus grand bonheur des individus. Mais les mauvaises organisations politiques, les mauvaises loix de détail, la manière non moins vicieuse de les mettre en action et de les interpréter, ont défiguré chez tous les peuples, et dans tous les siècles, l'ouvrage de la nature. Ce sont partout les plus forts, les plus habiles, et les plus riches qui ont institué les gouvernemens, promulgué les loix. Le plus fort a voulu augmenter sa force ; le plus riche sa richesse ; le plus habile l'influence de son habileté : et comme l'ignorance du peuple ne lui permettoit pas de voir son intérêt où il étoit véritablement, et d'employer ses cent mille bras à se défendre convenablement lui-même, l'intérêt du petit nombre a prévalu ; les petites inégalités de la nature, les seules équitables, les seules exemptes de grands inconvéniens, ont été remplacées par d'autres inégalités factices, injustes, monstrueuses : toutes les forces, toutes les richesses de la société se sont concentrées dans un petit nombre de mains ; tous les avantages politiques et toute l'influence morale ont suivi la même pente. C'est-là ce qui peut excuser quelques imaginations ardentes et mélancoliques, d'avoir mis en question, si la société n'est pas, au fond, plus nuisible qu'utile ; si elle n'aggrave pas plutôt qu'elle n'adoucit les maux des individus qui la composent.

§. II.

Mais, il faut le dire, on n'a vu presque nulle part encore, ni l'homme, ni la société ; j'entends l'homme et la société tels qu'ils peuvent et doivent être : on n'a guère vu que l'homme dépravé par les mauvaises législations ; on n'a vu que des sociétés sacrifiées à l'intérêt des gouvernemens, à l'avidité de leurs agens, de leurs flatteurs, ou d'un petit nombre d'hommes favorisés, chez qui l'habitude d'une supériorité consacrée par les loix elles-mêmes, égare toutes les pensées et tous les sentimens.

Ainsi, la misère profonde de celui qui ne peut fournir à ses premiers besoins, et l'opulence insultante du riche, dont il faut que la faim et le désespoir respectent les moindres jouissances, ne sont point l'ouvrage de la nature : elles sont uniquement l'ouvrage de l'homme, le résultat des mauvaises institutions. Le mal est produit par art : il suffiroit d'écarter les causes accidentelles qui l'enfantent. L'abolition de tous les priviléges de naissance, l'établissement d'un bon mode de répartition et de perception de l'impôt, l'influence de ces loix fraternelles, qui appellent également tous les hommes à tous les emplois ; celle de ces autres loix qui nous touchent de plus près encore, et qui règlent, d'après les mêmes principes d'égalité, la forme des testamens, des donations, des partages : toutes ces loix, dis-je, rendroient très‑difficile l'accumulation durable des grandes richesses : les moyens par lesquels elles s'accumulent devroient diminuer chaque jour : les causes qui les dispersent devroient acquérir tous les jours, et dans le même rapport, plus d'influence : et généralement parlant, il deviendroit à-peu-près impossible que les mêmes familles restassent long-temps, ou très-riches, ou très-pauvres.

Une bonne constitution, de bonnes loix, un bon gouvernement, voilà donc le véritable partage des terres ; voilà le seul qu'avouent la justice, la raison, et même la nature. N'est‑ce pas elle‑même en effet qui, dans l'inégale distribution des forces, donne à chacun le droit d'user librement des siennes, de jouir en paix des biens qu'elles peuvent lui procurer ? C'est donc ici, ce qu'on pourroit appeler la première *aumône* du législateur ; puisque tels sont les moyens de prévenir les désordres qui, dans la suite, rendent la mendicité si redoutable.

Quand les circonstances auront permis de porter la règle dans toutes les parties de la législation, il n'est pas douteux que l'heureuse influence de la liberté ne puisse finir par délivrer, presque entièrement, le législateur du soin de pourvoir à la subsistance de ce grand nombre d'indigens. A mesure que ce nombre diminue par l'action lente d'une sage administration, l'économie, l'activité, le juste sentiment de l'indépendance naturelle, la pudeur du besoin, ou plutôt celle du rôle de mendiant, agissent de leur côté d'une manière plus intime sur toutes les ames : elles leur font prendre des habitudes plus conformes à la dignité originelle de l'homme. D'autre part, la valeur plus réelle des bras, une plus grande facilité de vivre moyennant un travail modéré, l'esprit de famille qui répand l'aisance de chaque individu sur tout ce qui l'entoure ; enfin la bienfaisance particulière qui s'accroît des bons sentimens que l'ordre développe : toutes ces dispositions morales, et toutes ces circonstances réunies, exercent un tel empire, que le gouvernement semble alors n'avoir presque rien à faire pour la mendicité. A

peine même a-t-il à craindre, de la part des
individus, les erreurs d'une aveugle compassion. Les lumières, fruit de la liberté,
de l'aisance et du bonheur, apprennent à
l'homme sensible, à régler les élans de l'humanité : chacun sait alors qu'il ne doit de
secours gratuits, qu'à celui qui est absolument hors d'état de gagner sa vie par le travail ; et que le travail, ou les encouragemens,
et les avances nécessaires pour l'entreprendre, sont les seuls secours qui puissent être
légitimement offerts.

§. I I I.

Malheureusement cette époque est encore
éloignée. Dans la situation présente des fortunes, même en supposant que le système
entier de la législation fût complètement et
parfaitement organisé, la loi devroit long-
temps encore pourvoir à des besoins que les
anciennes mauvaises loix ont créés, et que
les désordres inséparables d'une grande révolution ont momentanément aggravés (1).

____

(1) Surtout dans les grandes villes ; car, dans les
campagnes, le sort de la classe indigente est en général amélioré.

Sous l'ancien gouvernement, la pente naturelle des choses avoit été si complètement
intervertie, que sur vingt - cinq millions
d'hommes, à peine y en avoit-il six ou sept
vrais propriétaires : et parmi ceux-là même,
à peine la moitié pouvoit-elle pourvoir suffisamment à ses besoins. Les dix-huit millions
sans propriété menoient, pour la plupart,
une vie incertaine et précaire ; sans cesse
ils manquoient, ou ils étoient à la veille de
manquer. Les individus dont le sort étoit le
moins à plaindre, enchaînés souvent à celui
des riches, en dépendoient, même pour
leur subsistance journalière. Dégradés par
cette dépendance, par le sentiment de leurs
besoins, ils l'étoient plus encore quelquefois
par le genre des travaux auxquels ils devoient se livrer pour y pourvoir. Et quant
à la très-petite classe qui s'étoit fait le centre
de tout, elle n'étoit peut-être pas moins
malheureuse de l'abus de ses jouissances,
de l'habitude qui les lui rendoit également
nécessaires et insipides, de l'incurable ennui qu'elles laissent après elles. Ainsi, le
grand nombre mourant de faim, le très-
petit nombre d'excès, la classe intermé-
diaire, presque toujours forcée de partager

la bassesse de l'un, ou près de contracter les vices et l'insolence de l'autre : tel étoit, en abrégé, le tableau de ce qu'on appeloit parmi nous l'état social.

Malgré la manière courageuse dont les assemblées nationales ont attaqué presque tous les abus, malgré la destruction de tous les priviléges iniques, le mal, je le répète, est loin d'être réparé. Les bouleversemens sanglans, le désordre des finances, les brigandages de toute espèce, dont nous avons été témoins durant le cours de la révolution, peuvent encore aujourd'hui faire prendre à la mendicité des caractères plus effrayans. La quantité des pauvres paroît être plus nombreuse, du moins dans plusieurs grandes communes, et surtout dans celles dont le commerce n'a pu reprendre d'activité : il est devenu presqu'impossible d'y pourvoir à tous les besoins.

Cependant l'homme n'aime et ne respecte les loix de son pays, qu'autant qu'il trouve dans leur sein la paix et le bonheur ; c'est-à-dire, une subsistance facile, et les doux sentimens qui ne sont pas moins nécessaires à l'ame la plus simple, qu'à l'ame la plus cultivée. Nous ne devons donc pas nous flatter que cette classe indigente de la nation, puisse, dès ce moment, prendre un intérêt senti, un intérêt de cœur à la renovation des choses ; que nos plus belles espérances lui soient chères ; qu'elle ait véritablement une patrie. Nous devons encore moins penser que ceux qui se sont vu dépouiller de leurs usurpations, même les plus iniques, aient tous renoncé bien sincèrement à la tentation de troubler des réformes, dont ils se regardent comme les victimes. Ces deux classes peuvent être également dangereuses pour l'ordre public. Mais quand la dernière le devient, ce n'est qu'en se servant de la première, qui, par son inquiétude naturelle, et par l'espérance d'améliorer sa situation, est si facilement livrée à tous les projets factieux.

En jetant les yeux sur cette foule d'indigens, pour qui les loix et même l'état social n'ont jamais été des bienfaits, masse turbulente qui forme une armée toujours aux ordres des ennemis de la tranquillité publique ; comment donc se défendre d'un certain effroi ? Ici, la charité nationale, ne fût-elle considérée que comme moyen de police, seroit un pressant besoin du gouvernement ; et jamais il ne fut plus nécessaire de bien organiser les secours, pour les faire concourir au maintien de la paix et de l'ordre nouveau.

Nous allons parcourir rapidement les objets de discussion que le législateur nous paroît devoir se proposer, en cherchant les moyens de remédier à des maux si menaçans. Nous présenterons sur chacun de ces objets, quelques vues principales, que son examen nous semble devoir faire naître ; nous tâcherons de rassembler les données les plus essentielles de chaque question, et nous indiquerons du moins la manière dont elle peut être posée, pour que sa solution offre d'utiles résultats.

CHAPITRE III.

Des ateliers de charité, ou des secours en travail.

§. Ier.

LE travail des individus est nécessaire à la société. L'avantage de la réunion des hommes tient à l'emploi simultané de leurs efforts. L'oisiveté du sauvage ne peut nuire qu'à lui seul : celle de l'homme social nuit à tous les citoyens. Quand il y a, dans un pays, des gens tout-à-fait oisifs, nécessairement il y en a d'autres surchargés de travail; et le principe du bonheur public se trouve plus ou moins altéré, suivant le nombre plus ou moins grand, de ces deux classes de citoyens également à plaindre.

Mais le travail n'est pas moins nécessaire à l'individu pour son propre bonheur, que pour la conservation de tous les sentimens qui le lui font goûter. En n'offrant à l'indigent des secours qu'à ce prix, on lui conserve toute sa dignité d'homme, toute son indépendance. Cette manière d'exercer la bienfaisance publique, suffiroit peut-être pour ranimer, chez le pauvre peuple, la honte salutaire de la mendicité. Car on doit bien se garder de croire qu'en ôtant aux dons de la charité publique, le caractère avilissant que l'aumône avoit dans nos mœurs, il faille en faire une ressource desirable : il faut, au contraire, faire sentir toujours à l'homme, ses propres forces; l'exciter à se créer lui-même son existence; le pénétrer peu à peu, des douceurs de la propriété conquise sans secours étrangers; le ramener enfin, par ceux même qu'on lui fournit, au desir de s'en passer, et à des habitudes qui les lui rendent superflus. Combien ne sera-t-il pas plus heureux et meilleur, en travaillant pour son compte et d'un mouvement spontané !

L'intérêt personnel, ses libres calculs, ses entreprises livrées à la plus entière indépendance, sont ce qu'il y a de plus propre à développer les talens, à perfectionner les moyens, à mettre en action toute l'énergie humaine : non - seulement ils centuplent l'existence; ils augmentent encore dans la même proportion, les avantages que la société doit recueillir de tous les travaux.

Celui donc qui est en état de travailler, et qui ne manque pas de travail, ne doit point obtenir de secours : celui qui manque de pain et qui demande du travail, doit trouver l'un et l'autre : celui qui refuse de travailler, quoique en état de le faire, non-seulement ne mérite aucuns secours publics, mais il doit encore être sévèrement surveillé par les magistrats.

§. I I.

Ici, se présente cependant une question qu'il est essentiel d'éclaircir.

Dans un pays libre, le gouvernement peut-il, sans léser les droits individuels, forcer le mendiant robuste au travail, lui interdire, s'il s'y refuse, la faculté de continuer ce rôle fainéant et vil?

Certainement tout homme a le droit d'exciter en sa faveur la commisération; il a le droit d'exposer ses besoins, de demander des secours; et nulle loi ne peut empêcher les ames sensibles d'accueillir sa demande. Ainsi donc, à ne considérer l'art d'émouvoir ces ames sensibles et charitables, que comme un don de la nature, dont l'habitude et la réflexion peuvent perfectionner l'emploi, l'on ne voit encore là, rien qui puisse être soumis à l'action réprimante de la police : c'est, en quelque sorte, un acteur qui joue sa scène, avec plus ou moins de talent; c'est un orateur qui remue, avec plus ou moins de succès, les passions dont il veut tirer parti : des métiers non moins vils sans doute sont accueillis dans le monde, et souvent ils y sont richement salariés.

Mais il est des professions qui portent en elles-mêmes, les germes des plus grands abus, et qui, non surveillées par les loix, doivent produire tôt ou tard, beaucoup de désordres. Nul doute que la puissance publique ne doive, tantôt les interdire absolument, tantôt les assujettir à certaines formes, ou mesures de sûreté. Or, c'est assurément une cause très-active de dépravation et de malheurs de tout genre pour le peuple, que le vagabondage, la paresse, la mendicité. Le métier de mendiant est presque toujours le premier pas vers celui de voleur ; celui de voleur vers celui d'assassin : et, mettant à part les pertes de travail qu'entraîne la mendicité, quand on se borneroit à la considérer comme une profession analogue à toutes les autres, elle est assurément une profession très-dangereuse (1), dont la société a bien le droit de restreindre la pratique, qui peut même être

***

(1) Macfarland, auteur d'un excellent ouvrage sur cette matière (*Researches on the poors*), établit comme règle générale, que les inconvéniens attachés à la mendicité, sont en raison directe de la grandeur et de la population des communes où elle se pratique. Cette règle peut souffrir des exceptions. Les mendians deviennent quelquefois aussi dangereux pour les campagnes que pour les villes : par exemple, dans quelques-uns de nos départemens, ils ont eu de tout temps, l'habitude de faire la loi aux fermiers; et souvent ils y brûlent les fermes, quand ils n'obtiennent pas ce qu'ils ont exigé.

punie comme un délit, lorsqu'elle sort des limites et viole les règles que lui trace la loi.

Le législateur ne violera donc point lui-même les droits individuels et les principes de la justice, en déterminant dans quel cas et comment on pourra mendier : il peut sans doute, ou retenir dans des maisons de travail, ou rejeter du sein de la nation, tous les pauvres évidemment en état de travailler, et qui, demandant des secours, refuseroient en échange l'usage de leurs bras : le séjour de certains cantons, ou de certains endroits, peut être interdit à ces mendians, si leur présence y devient un sujet de trouble, ou même simplement, s'ils ont la prétention coupable d'y vivre sans rien faire. Il n'est pas injuste alors de les regarder comme des êtres malfaisans qu'on écarte, ou qu'on enchaîne, pour les empêcher de nuire : et rien n'est plus légitime, rien même n'est plus véritablement humain, que d'employer la force, pour les ramener à la vraie condition de l'homme ; c'est-à-dire, de les contraindre au travail, soit dans des ateliers sévèrement contenus, soit même dans des maisons de réclusion et de correction.

§. III.

QUAND on recherche les moyens de secourir la classe nécessiteuse qui demande
de l'ouvrage, la première idée qui vient
s'offrir à l'esprit, est de former de grands
ateliers, où tout individu puisse être admis, et trouver, à chaque instant, un travail facile. On sent que ce travail doit être
de nature à ne demander que des bras :
c'est, par exemple, un canal à creuser,
une montagne à couper, des terres à transporter, un sol à niveler, toutes choses qui
n'exigent aucun exercice préliminaire, du
moins de la part des ouvriers inférieurs.
Pour les sujets foibles, on sent encore que
l'ouvrage doit, tout-à-la-fois, être facile, et
n'avoir pas besoin de grands efforts. De ce
dernier genre, sont des laines à carder, des
cotons à filer, au moyen de machines dont
il suffit d'entretenir le mouvement; ou des
denrées et des marchandises à trier, à mettre
en paquets, etc. Mais l'humanité des administrateurs est quelquefois allée plus loin,
et trop loin, il faut bien le dire : elle les a
portés à recevoir des hommes foibles pour
des ouvrages qui demandoient de la force ;

ils ont fait plus; ils ont haussé le prix des journées, ils les ont portées beaucoup au-dessus des journées ordinaires du lieu : enfin, dans certains endroits, on a construit de grands bâtimens pour des travaux séden-taires ; et l'on a fait d'énormes dépenses inutiles, en voulant et croyant ne faire que des aumônes.

Avouons-le donc sans détour, tous ces éta-blissemens sont vicieux : ils produisent tou-jours des effets directement contraires à leur but. 1°. Toute grande réunion d'hommes est une chose mauvaise en soi, surtout lorsque ces hommes ne sont point soumis à la sur-veillance active de l'intérêt personnel : car sans doute l'autorité que donne à des chefs d'ateliers, un marché conclu librement, dans lequel ils se sont engagés à fournir telle somme d'argent, moyennant telle somme de travail, est bien plus efficace pour y main-tenir l'ordre, que tout l'appareil de la force publique. 2°. Dans les ateliers de bienfai-sance, la vigilance des inspecteurs est sans activité, leur ascendant sur les ouvriers presque nul. Ils remplissent presque tous leur devoir lâchement et mal; ils n'y met-tent qu'un foible intérêt, leur tâche étant tout-à-la-fois dégoûtante et pénible. 3°. Les ouvriers n'ont aucun intérêt à presser l'ouvrage ; ils en ont même dans certains cas, ou ils pensent en avoir un tout contraire. Bien loin de tenir compte des secours qu'ils reçoivent, ils regardent en général, ce bienfait comme une dette ; et ceux même d'entre eux qui ne sont pas sans quelque morale, ne balancent point à se croire tout-à-fait dispensés du travail dont ils reçoivent le salaire. 4°. Enfin, plus les ouvriers sont réunis en grand nombre, moins ils font de besogne. Les plus mauvais gâtent les bons ; et souvent, afin de cacher leur paresse dans l'inaction générale, ils les empêchent avec menaces de travailler.

Il résulte de là, plusieurs inconvéniens. Les ouvrages projetés ne se font pas : le patrimoine des pauvres se dissipe sans fruit : des hommes, auparavant utiles, prennent toutes les habitudes de la fainéantise ; ils peuvent même devenir dangereux pour la société. D'ailleurs, ces grands ateliers, où l'on gagne sa vie à ne rien faire, enlèvent à la culture des bras que les propriétaires auroient utilement employés. Celui qui gagne vingt sols en dormant, ou jouant toute la journée, en refuse trente pour remplir une tâche véritable. Ainsi, la main-d'œuvre renchérit, et les travaux nourriciers languissent.

§. I V.

Ces inconvéniens sont bien plus graves, si l'humanité mal-entendue des administrateurs élève le prix des journées de cha-rité. Alors, les ouvriers accourent de toutes parts, souvent de très-loin ; ils abandonnent les pays auxquels ils étoient nécessaires, où le prix plus bas des denrées permettoit de donner à moins de frais, des secours aussi réels, et où, par conséquent, il seroit le plus avantageux de fixer les hommes, et de former des manufactures, ou d'autres entreprises industrielles. Il arrive enfin que les lieux dans lesquels on établit ces ateliers, pour l'emploi des ouvriers surabondans, s'en surchargent encore davantage ; que les vagabonds des départemens les plus lointains et des pays étrangers venant s'y réunir en foule, la police a besoin, pour maintenir la sûreté publique, de prendre une activité extraordinaire, toujours dangereuse, et quelquefois funeste à la liberté.

2

J'ai dit ailleurs (1) que les travaux fournis par le public, pourroient servir, s'ils étoient bien dirigés, à maintenir sur un pied convenable, le prix de la main-d'œuvre. Cela est vrai, surtout pour les pays où les bras abondent, et où l'industrie est dans la langueur. Mais il ne s'ensuit pas que les administrateurs d'ateliers de bienfaisance doivent élever ce prix au-dessus du taux commun, dans la vue de favoriser les manouvriers. Il est évident que les propriétaires, par lesquels doit passer presque toujours le bien qu'on veut faire à ceux qui ne le sont pas, en éprouveroient de grands dommages; et la reproduction y feroit de grandes pertes. Des travaux qui sont toujours ouverts, et qui présentent, dans les saisons les moins favorables, un sûr moyen de subsistance à tous les nécessiteux, ne doivent pas être salariés comme ceux que fournissent les particuliers, dans le temps où l'agriculture emploie beaucoup de bras. En donnant un peu moins, le public donne effectivement davantage. En effet, nous avons vu que le public ne peut jamais faire surveiller les

____

(1) Observations sur les Hôpitaux.

travaux commandés en son nom, comme le font des particuliers actifs : il ne choisit pas, comme eux, les saisons ; il ne choisit pas non plus les ouvriers, puisqu'il les reçoit tous indistinctement, qu'il les reçoit inégaux en force, en industrie, en bonne volonté.

Tant que les ateliers publics resteront dans l'état où les présente encore presque toute l'Europe, il ne sera donc ni juste, ni convenable, que le prix des journées y soit le même que celui des travaux particuliers.

§. V.

Mais les désordres qu'on a vu résulter d'une conduite contraire ne sont point les seuls ; ils ne sont pas même les plus funestes.

Presque tous les établissemens publics, formés en grand, sont vicieux par leur grandeur même. Beaucoup d'hommes ne s'entassent pas impunément dans un même lieu. La multitude des détails lasse le zèle des supérieurs, même de ceux qui ont de la probité : elle fournit de dangereuses occasions à ceux qui se respectent moins.

Les grands bâtimens destinés à des travaux de charité, sont peut-être ce qu'il y a

de plus mauvais en administration publique. Les dépenses qu'ils exigent ; la facilité
avec laquelle les hommes qu'on y réunit s'y
corrompent ; l'impossibilité de rendre cette
multitude, prise au hasard, propre au même
genre de travaux, et par conséquent la perte
considérable de temps et de travail ; l'inconvénient dont j'ai parlé plus haut, d'attirer
un trop grand nombre d'ouvriers , par le
double appât du gain et de la paresse ; l'in-
salubrité de ces lieux clos, où l'on rassemble
beaucoup d'êtres vivans ; les contagions dont
ces mêmes lieux deviennent le foyer, et qui
se répandent avec plus ou moins de fureur
dans les environs : toutes ces considérations,
dis-je, et plusieurs autres qui s'offrent d'elles-
mêmes , semblent proscrire de si dangereux
établissemens.

Il n'est cependant peut-être pas absolument impossible d'en prévenir, ou d'en diminuer les abus : mais, pour cela, le législ-
lateur et l'administrateur ont besoin de se
dépouiller de certains préjugés, que nourrit
et propage, comme nous l'avons remarqué
plusieurs fois, l'instinct même de la commisération. Le temps et l'expérience nous
feront connoître des pratiques de détail aux-

quelles on ne songe même pas aujourd'hui. En attendant, on peut indiquer certains moyens généraux, et surtout le genre d'esprit qui doit en diriger l'emploi.

§. VI.

Mais il faut d'abord rappeler un principe fondamental, dont beaucoup de loix et de mesures d'administration ne doivent être que des applications pratiques.

L'homme, quoiqu'essentiellement sociable, est cependant fait, avant tout, pour exister individuellement. Son existence individuelle précède son existence civile et politique ; elle doit lui servir de base, et même, en quelque sorte, de modèle. Celle-ci doit, à son tour, tendre à perfectionner la première : tel est le véritable but de l'état social. Il faut donc faire d'abord agir l'homme individuel, en employant des mobiles qui lui soient propres : c'est sur le point d'appui du *moi*, que doivent porter tous les leviers sociaux. Les mouvemens imprimés aux nations résultent toujours de ceux dont les individus sont animés ; et l'intérêt particulier peut seul garantir avec certitude, la prospérité publique. Ainsi, plus cet intérêt est immédia-

tement consulté, plus aussi les choses mar-
chent avec l'ordre, l'aisance et la simplicité
qui caractérisent tous les phénomènes ré-
sultans des véritables loix de la nature.

C'est un grand vice de la plupart des institutions publiques, d'avoir beaucoup trop
besoin des qualités particulières de leurs
agens. Il faut le dire et le répéter sans cesse,
il n'est qu'un surveillant qui ne s'endorme
point; un seul ressort dont l'action soit toujours également active, un seul aiguillon
qui ne s'émousse jamais; c'est l'*intérêt particulier*, ce principe qu'une philosophie bornée et fausse regarde comme celui de tout
mal. C'est au contraire par lui que tout
va bien. Si quelquefois il s'égare, c'est par
ignorance; et quand on a su le lier étroite-
ment à l'intérêt public, il suffit de l'éclairer
pour l'y ramener, et le forcer à s'y confondre.

Mais l'action de ce principe n'est complète
et bien ordonnée, que lorsque chacun se
trouve placé dans sa sphère propre; lorsque
chacun peut n'obéir qu'à des impulsions personnelles, s'isoler dans le but de ses travaux,
et disposer à son gré de leurs fruits.

Quoique les forces de l'homme augmentent prodigieusement par leur réunion et par

leur combinaison avec celles de ses semblables, cette réunion et cette combinaison doivent exister, plutôt dans des rapports inapperçus, que dans un rapprochement maté-
riel, ou dans une confusion chimérique
d'intérêts. Toutes les fois qu'on peut diviser
.et individualiser ces forces dans leur emploi,
en se bornant à les diriger vers un terme
commun, il en résulte de grands avantages
économiques et moraux. Il s'agit donc d'unir
les hommes entre eux, mais non de les enchaîner au même joug ; de les placer assez
près les uns des autres, pour s'assister mutuellement, mais non de les entasser pour
se heurter et se corrompre. C'est du sein de
la vie privée, où d'ailleurs ils sont le plus
heureux, qu'ils concourent encore le plus
efficacement au bonheur public.

§. VII.

DE ce qui précède, on peut donc tirer ces
deux conséquences générales : 1°. que la
meilleure manière d'occuper les pauvres, est
de les laisser isolés, en leur fournissant du
travail à la tâche, dont ils rendent compte
et reçoivent le salaire, à mesure que le travail se trouve fait ; 2°. que lorsqu'on ne

peut éviter de former de grands ateliers, il faut, autant qu'il est possible, en charger, par entreprise, des hommes industrieux qui en fassent leur affaire propre, et qui, soumis seulement à la surveillance continuelle des magistrats, puissent se considérer comme des entrepreneurs spéculans sur les produits d'une manufacture.

Tant qu'il est possible de donner du travail au pauvre, sans le tirer de chez lui, sans le sortir de cette espèce de solitude qui conserve les mœurs, et du sein d'une famille où tous les rapports le perfectionnent, c'est un bien véritable qu'on opère, un bien sans mélange. On doit donc chercher à rendre générale, autant qu'il est possible, cette forme de bienfaisance, en diversifiant les travaux à l'infini, suivant les lieux, les saisons, le sexe, l'âge, ou les forces des personnes qui les réclament. Il est évident qu'on pourroit créer partout, des travaux dont les produits seroient d'un débit facile. D'ailleurs, comme les établissemens de bienfaisance devront souvent eux-mêmes faire des achats de matières fabriquées, pourquoi cette fabrication ne serviroit-elle point directement à occuper, et son prix évalué raisonnablement, à nourrir les ouvriers sans travail ? Enfin, des administrateurs actifs et zélés pourroient quelquefois acheter les ouvrages des artisans dans la détresse ; par exemple , les souliers du cordonnier , les chapeaux du chapelier, la toile, ou l'étoffe du tisserand , etc. Du moins faut-il tâcher d'employer chacun dans le métier qu'il sait le mieux : car vouloir réduire tous les pauvres à des occupations uniformes, c'est perdre à-la-fois le temps de l'ouvrier, et le travail dont on le charge ; c'est se priver d'une production qui s'obtiendroit promptement et bien , pour en avoir une qui s'obtient lentement et mal.

Tel est le but auquel devroit tendre l'administration : procurer au fabricant dans le besoin, le débit des objets déjà manufacturés ; faire manufacturer de préférence ceux dont l'administration peut elle-même faire usage, soit pour les hôpitaux, soit pour tout autre établissement public ; fournir à chaque individu, le genre de travail auquel il est propre ; payer le travail réel qui se fait, et non les journées qui s'y emploient ; enfin, ne jamais réunir un grand nombre d'hommes, lorsqu'on peut les laisser isolés.

§. VIII.

L'impossibilité de tirer véritablement un bon parti des grands ateliers publics, paroît suffisamment démontrée par la connoissance réfléchie du cours naturel des choses, et surtout par les expériences faites dans différens pays. Mais lorsque l'isolement des travaux et l'excitation directe de l'intérêt personnel dans l'ouvrier lui-même, ne peuvent avoir lieu, le devoir du gouvernement est de chercher un remède à des inconvéniens inévitables : or, ce remède, on peut le trouver, jusqu'à un certain point, dans la mesure très-simple de faire de chaque atelier, une entreprise à forfait. Il y a, par exemple, un canal à creuser dans un département : les experts feroient l'estimation des travaux ; l'administration en concluroit le marché avec un entrepreneur ; et celui-ci s'engageroit à recevoir tous les ouvriers pauvres des différentes communes du département, sur le pied convenu pour chaque journée, sauf à régler d'avance, dans son marché même, l'augmentation de prix convenable, pour couvrir ses pertes éventuelles. D'après ce plan, on n'enverroit aux ateliers que des hommes en état de faire un véritable travail. Les femmes, les vieillards, les enfans, les géns foibles, seroient réservés pour d'autres ouvrages sédentaires et particuliers. Et si, malgré leur bonne volonté reconnue, certains individus valétudinaires ne pouvoient évidemment gagner leur vie, il faudroit bien les regarder, à peu de choses près, comme des malades, et les aider d'une charité gratuite : mais on ne leur accorderoit jamais comme salaire, que le prix exact d'un travail actif.

Et quant aux hôpitaux, où l'on reçoit des pauvres valides, hommes, femmes, ou enfans, ces asyles ne devraient jamais être considérés que comme de vrais ateliers de charité. Quiconque vient s'y réfugier, et solliciter le pain de l'aumône, renonce, par cela même, à faire usage pour son compte de ses facultés; il donne à la puissance publique, le droit de les employer comme elle le juge à propos. Il ne s'agit donc plus que de trouver le moyen d'occuper tous ces nécessiteux sans ressources, chacun suivant son âge, ses forces et ses talens.

D'après les mêmes motifs, c'est-à-dire, dans la vue de substituer la vigilance active de l'intérêt particulier à la vigilance trop souvent refroidie du zèle, on pourra quelque jour, et moyennant les précautions convenables, donner également à forfait, l'entretien des hôpitaux de pauvres valides, ainsi que le débit des objets manufacturés, ou le salaire des bras employés dans leur sein (1); mais toujours sous la surveillance des administrations centrales et municipales, à l'instar des autres ateliers publics.

On sent combien il seroit facile, avec un peu d'intelligence et d'activité, de créer par là, dans chaque canton, de nouveaux genres d'industrie, appropriés aux circonstances locales, et même d'y seconder les travaux des manufactures actuellement existantes. En effet, pourquoi des manufacturiers ne de—

---

(1) En déterminant d'une manière précise, la nature et la quantité de tous les objets reçus ou livrés; en réglant comment chaque pauvre sera nourri, vêtu, couché, etc.; en convenant de la nature et de la quantité du travail, ce système ne peut avoir aucun inconvénient. Cependant il ne doit être adopté qu'avec beaucoup de réserve dans les grandes communes : les hospices des malades sont ceux où son exécution présente le plus de difficultés, et peut éprouver le plus de résistance.

viendroient-ils pas les entrepreneurs de ces différens ateliers? Pourquoi ne serviroient-ils pas encore à débiter les productions de tous les travaux isolés, qui seroient exécutés, çà et là, par les indigens? La bienfaisance sociale, exercée de cette manière, ou dans cet esprit, n'est pas seulement un grand devoir, rempli généreusement et avec sagesse; elle devient encore une utile mesure politique, propre à compenser l'immoralité de l'ancienne aumône, et faite surtout pour hâter le moment où l'aumône elle-même doit cesser d'être indispensable.

§. I X.

Parmi les moyens généraux proposés par plusieurs écrivains qui traitent des secours publics, il en est un qui mérite une attention particulière : je veux parler du projet d'emprunts à tontine, où les manouvriers pourroient porter chaque semaine, chaque mois, ou chaque année, le fruit de leurs petites économies, et par là, s'assurer un asyle et des ressources pour leur vieillesse. Aucun établissement de bienfaisance ne semble plus conforme aux principes d'ordre social. Car s'il faut aider le foible, c'est sur-

tout en l'encourageant à se servir de ses
moyens personnels ; en prévenant la dissi-
pation des petites épargnes qu'il peut faire
chaque jour ; en transformant un nécessiteux
en petit propriétaire, ou en petit rentier
(ce qui revient au même) ; en ranimant
ainsi, dans toutes les classes, l'esprit d'indépendance, d'activité, de parcimonie, unique
source de l'aisance particulière et publique.

Cependant, en y réfléchissant davantage,
on trouvera que ce moyen n'est bon, que
parce qu'il est, en quelque sorte, inévitable.
Il faut partir de l'état présent des choses. Or,
dans cet état, l'industrie de la classe indigente s'élève à peine au-dessus des plus in-
formes essais. Les petits gains sont presque
nuls entre les mains du menu peuple. L'art
de faire fructifier un petit pécule lui est entièrement inconnu ; et ses épargnes, lorsqu'elles ne vont pas au cabaret, restent oi-
sives au fond du coffre. Mais quand le pauvre
saura faire, pour son compte, de petites entreprises, ou s'associer à celles d'un voisin
industrieux, on ne tardera pas à s'appercevoir qu'il est beaucoup plus utile de laisser,
même les plus modiques fonds, suivre cette
route. Alors les emprunts tontiniers se trou-

veront avoir, pour la classe pauvre, les mêmes inconvéniens qu'ont aujourd'hui les emprunts viagers pour les classes plus riches. On a beau faire, en effet, ce genre de ressource isole toujours l'homme, engourdit l'industrie, et fait prendre une fausse route aux capitaux.

§. X.

PLEINS d'égards pour le malheur, et de respect pour la liberté individuelle, quelques philosophes ont mis en question si la société pouvoit forcer au travail, le pauvre qui mendie. Supposons un homme qui ne trouve point à tirer parti de ses bras dans le pays qu'il habite : sa profession n'y peut être exercée; les matériaux qu'elle exige ne s'y recueillent pas, ou ses productions n'y sont recherchées de personne. Cet homme veut aller dans un autre endroit, où son travail pourra devenir une ressource véritable. N'est-il pas juste de le laisser passer librement et de l'assister? N'est-ce point ici, l'un de ces cas rares, où le rôle de mendiant tient à l'exercice même de la liberté naturelle, et par conséquent, où la loi ne peut lui refuser son autorisation?

Un étranger demande l'aumône et refuse de l'ouvrage : il préfère de retourner dans son pays natal. D'après ces mêmes principes, ne doit-on pas lui fournir des secours, ou du moins le laisser mendier sans trouble, jusqu'à la frontière? Le législateur, descendant jusqu'aux soins les plus délicats envers le pauvre, et se prêtant avec indulgence à toutes les misères de l'humanité, ne se présenteroit-il pas ainsi, sous l'image la plus touchante?

Quoi qu'il en soit, au reste, de la justesse et de l'équité de ces vues, ce sont des cas bien rares, que ceux où l'on peut s'écarter du principe général qui proscrit absolument la mendicité. La faculté de mendier sembleroit du moins devoir être presque toujours bornée à l'arrondissement du territoire dans lequel l'individu a reçu la naissance, ou fixé depuis long-temps son domicile. Il y a plus : celui qui sort d'un pays, en refusant d'y gagner le pain qu'il demande, ne doit certainement avoir la faculté d'y rentrer que sous certaines conditions, qui répondent de sa conduite à venir.

Quant aux permissions expresses de mendier, leur effet ne doit jamais s'étendre au-delà d'un espace de temps très-court : et pour rendre les permissions moins abusives, il conviendroit peut-être que, dans chaque département, les administrations municipales et centrales tinssent des notes fidelles de tous les mendians tolérés sur leur territoire, ainsi que de ceux qui passent avec la recommandation de quelque autre département : car, encore une fois, le mendiant ne cesse pas sans doute de mériter les égards dûs au caractère d'homme malheureux ; mais il mérite en même temps la surveillance soupçonneuse du magistrat, et même, on peut le dire, la sévérité particulière du législateur.

CHAPITRE IV.

Des Prisons (1).

§. Ier.

EN parlant des ateliers publics et des hôpitaux de pauvres valides, on ne peut se dis-

____

(1) Thouret, mon ancien collègue à la commission des hôpitaux, maintenant tribun et directeur de

penser de jeter un coup-d'œil sur les travaux qui pourroient s'exécuter dans les prisons. D'ailleurs, les prisons renferment, pour l'ordinaire, des individus qui ne sont devenus malfaiteurs, qu'après avoir été mendians. Les considérations d'après lesquelles elles doivent être organisées et surveillées; le but que doit se proposer le législateur dans leur organisation, je veux dire celui d'en faire des *hospices de correction*, et, si l'on peut s'exprimer ainsi, des *maisons de traitement pour le vice;* enfin, l'état de dénuement et de misère où sont plongés presque toujours les prisonniers : tous ces motifs, dis-je, et plusieurs autres qu'il est inutile de rappeler maintenant, lient de la manière la plus étroite, ces établissemens à ceux des secours publics.

On connoît les essais faits depuis quelque temps en Angleterre et dans les États-Unis de l'Amérique, pour opérer la *cure du crime,* comme on opère, dans certains hospices, celle des autres espèces de folie. Le moyen le plus efficace paroît être d'isoler les pri-

---

l'École de Médecine de Paris, a fait, sur le régime des prisons, un travail très-beau et très-complet.

sonniers; de leur imposer un travail, fixe ;
de ne les rendre à la société de leurs cama-
rades *convalescens*, qu'autant qu'ils donnent des preuves d'un amendement notable. Il seroit sans doute superflu d'ajouter
que tout cela doit se pratiquer, en traitant
toujours avec l'humanité la plus attentive,
des êtres infortunés, qui, le plus souvent,
n'ont été corrompus que par les vices même
des loix. Les succès déjà obtenus en font
espérer de plus grands; et l'utilité de cette
vie solitaire et laborieuse, pour ramener les
hommes à des habitudes d'ordre, de bon
sens et de vertu, se trouve constatée par
beaucoup de faits curieux.

Ainsi donc, les avantages d'économie qui
résultent directement de cette pratique, se
joignent à d'autres avantages moraux bien
plus importans. Pourrions-nous dédaigner
plus long-temps un si bel exemple? Nos prisons infectes font reculer d'effroi : trop souvent les malheureux prisonniers ont à peine
pour lit, un peu de paille malpropre, répandue sur un sol humide : leurs vêtemens
tombent en lambeaux; une nourriture in-
suffisante, ou malsaine, un air que l'homme
le plus robuste ne supporte pas sans danger,

durant le court intervalle d'une simple visite, viennent bientôt mettre le comble à
tant de calamités, en développant d'affreuses
maladies inconnues partout ailleurs : enfin,
ces maladies sont traitées dans des infirmeries, presque toujours plus malsaines encore, et qui augmentent l'activité de toutes
les contagions.

Le génie bienfaisant du législateur sup-
primera ces peines inutiles; car la prison
ne doit être un châtiment que par la réclusion qui forme, en quelque sorte, son essence. Les alimens qu'on y distribue seront
suffisans et sains. Les maladies pestilentielles
et contagieuses qui désolent ces funestes
asyles, prévenues par le bon air, par la
propreté, par des soins bien entendus,
n'existeront plus chez nous, que dans les
ouvrages des observateurs. Et cette réforme
se complètera par l'usage du *remède moral*
que nous venons d'indiquer. Nos prisonniers
travaillant, le produit de leur travail en-
tretiendra leurs gardiens et eux-mêmes; il
fournira peut-être, quelquefois, de quoi
réparer les dommages dont ils auront été la
cause : et sans doute les prisons pourront
aussi, en France, rendre à la société des

citoyens redevenus bons et dignes de la servir utilement.

De cette manière, elles seront transformées, sous les rapports économiques, en de véritables ateliers, en espèces de manufactures; et, sous le point de vue moral, en maisons publiques d'amendement, dont l'aspect pourra faire oublier enfin au philosophe ami de l'humanité, la barbarie des anciens usages et des anciennes loix (1).

---

(1) Les loix nouvelles exigent différens genres de prisons, qui ne sont point encore organisées : il faut espérer qu'on pourra s'occuper enfin de tout ce qui tient à cette intéressante partie du système social. Mais dans l'état même où sont les choses, il est possible de commencer beaucoup de bien.

Une grande difficulté qui se présente quand on veut fournir du travail aux prisonniers, est la nature des outils que ce travail exige. Les travaux les plus communs et les plus simples s'exécutent avec des instrumens de fer, ou de bois, presque toujours assez forts pour servir d'armes. Il est absolument nécessaire de proscrire ces instrumens. On doit donc préférer les travaux qui ne demandent que de foibles outils, ou du moins que des outils peu propres à être tranformés en armes dangereuses. Il faut cependant faire en sorte que le travail puisse contribuer, par un exercice convenable, à la conservation de la santé; et il ne faut

§. I I.

LE public connoît, et les penseurs ont
apprécié, l'excellent écrit de Montlinot sur
la déportation. Je ne dirai rien ici, de l'utilité
dont pourroit devenir ce genre de peine,
plus régulièrement et plus légalement organisé : ces avantages paroissent aujourd'hui
généralement reconnus. Nos malfaiteurs,
transportés sur un sol lointain, environnés
de forces suffisantes pour les contenir,
pourvus d'instrumens aratoires pour établir
une culture, de vivres pour exister tran-
quillement, durant un espace de temps déterminé, pourroient devenir bientôt des
citoyens honnêtes et laborieux ; apprendre
à se gouverner eux-mêmes ; en un mot, former une véritable colonie : et leur *patrie-
mère*, après avoir été forcée de les bannir
de son sein, ne tarderoit peut-être pas à
lier avec eux, des relations profitables de
commerce et d'amitié.

C'est une vue également humaine et sage
que de chercher à régénérer ainsi les malfai-

---

occuper les hommes à des métiers de femmes, que
lorsqu'on ne peut faire mieux.

teurs par une nouvelle vie sociale, surtout par un régime dont ils soient eux-mêmes les surveillans. Le projet de créer une colonie de vagabonds, de bandits, de criminels même, n'est point aussi absurde qu'il pourroit le paroître au premier coup-d'œil ; et l'espoir d'en faire des citoyens, en les contenant les uns par les autres, en les mettant dans une situation qui leur fasse sentir à tous la *nécessité de la morale*, nécessité non moins pressante pour des êtres réunis, que celle des premiers objets de subsistance ; cet espoir, dis-je, n'est pas moins fondé sur la connoissance du cœur humain, que digne des vues paternelles qui doivent toujours animer le législateur.

On ne peut nier cependant qu'il se présente ici, dans l'exécution, des difficultés et des inconvéniens sans nombre (1). Jusqu'à ce que les idées soient bien mûries à

______

(1) Quand on crée des colonies de déportation, le premier soin doit être de les éloigner de toute peuplade civilisée. Ce seroit un bien mauvais voisinage pour des hommes paisibles. « Si vous nous envoyez des » voleurs et des brigands dans notre Amérique, disoit » Franklin au ministère anglais, nous vous enverrons » des cargaisons de serpens à sonnettes ».

cet égard , peut-être vaut-il mieux, et dans l'intérêt de la société, et dans celui des coupables eux-mêmes, se borner à des établissemens tels que ceux que présentent certaines maisons de force d'Angleterre et des États-Unis (1).

CHAPITRE V.

Des Enfans-trouvés.

§. Ier.

LE nombre des enfans-trouvés est toujours dans un pays, en raison directe des mauvaises mœurs et de la misère. Or, la misère et les mauvaises mœurs tiennent en grande partie à la même cause, à cette grande disproportion des forces sociales, que nous avons dit être le ver rongeur des états. Ainsi

(1) La relation de Collin, ou l'histoire de l'Établissement de Botany-Bay, depuis le moment de sa formation en 1787, jusqu'au retour de l'auteur dans son pays en 1796, donne une idée complète des obstacles, ou des inconvéniens que les établissemens de ce genre rencontrent, et des moyens de les surmonter.

donc, à mesure que, par l'effet de meilleures loix, et par celui d'un bon système de finances, que la paix seule peut amener, ces forces reprendroient doucement leur équilibre naturel, l'on pourra voir, avec les fortunes excessives, disparoître l'excessive pauvreté. C'est alors que les hommes se trouveroient enfin placés dans cet état d'indépendance mutuelle, qui les rendant également nécessaires les uns aux autres, n'établit entr'eux que des rapports de bienveillance, ou du moins d'égards réciproques, et qui, cependant, faisant sentir à chacun sa propre dignité, ne laisse aucune prise à l'insolence et à la domination. Dans cet état, tous les sentimens de la nature, toutes les vertus, privées et publiques, prendroient une élévation et une énergie qui nous sont encore peut-être entièrement inconnues. Et pense-t-on qu'alors les pères et les mères, qu'un penchant si doux attache à leurs enfans, ne rejetassent pas avec horreur l'idée de s'en séparer. D'un côté, la subsistance seroit si facile pour tout individu laborieux, pour toute famille bien réglée! de l'autre, l'influence des habitudes nationales et celle de l'opinion, qui devient, à la longue, toute-puissante sur des hommes égaux entr'eux, auroient tant de moyens de ramener, d'abord les actes extérieurs, et, par degrés, les sentimens eux-mêmes à la règle bienfaisante du devoir! Et tout ce qu'il y a de bon dans le cœur humain, ne pourroit manquer de se développer également dans toutes les classes de la société.

Ajoutez encore que la flétrissure, beaucoup trop sévère, attachée à l'erreur d'un moment, feroit bientôt place à des opinions plus justes, c'est-à-dire, plus humaines et plus utiles au bonheur de la société; et qu'en rendant le mariage dissoluble, le législateur a rendu ce lien beaucoup moins redoutable. Ainsi, non-seulement aucun prétexte plausible ne pourroit excuser une mère, qui délaisseroit son enfant né hors du mariage; mais, en outre, le mariage n'étant plus un joug tyrannique, les commerces secrets deviendroient de jour en jour plus rares, et toutes les ames apprendroient à mieux goûter un bonheur avoué par les loix, et couvert du respect public. Dès lors, la subsistance et l'éducation d'une foule de créatures humaines ne sont plus abandonnées, soit aux rigueurs presque inévitables de la charité nationale, soit au hasard des secours particuliers.

§. I I.

CES causes devroient, dis-je, nécessairement diminuer bientôt le nombre des enfans-trouvés. Une bonne législation des secours publics peut concourir efficacement à cet heureux résultat, amener l'époque où ce désordre, qui ne pourra de long-temps encore, être radicalement détruit, ne sera plus du moins que l'ouvrage immédiat et nécessaire de la nature même des choses. Il ne faut pas d'ailleurs, regarder comme si difficile de faire des changemens avantageux dans les habitudes les plus intimes de la classe pauvre. Les hommes simples sont énergiques dans leurs vertus comme dans leurs vices; ils peuvent se pénétrer aussi fortement que les classes plus cultivées, du sentiment de la dignité humaine : plus heureux et mieux élevés, ils se familiariseroient bientôt avec les vraies idées de la liberté. Or, assurément ils ne deviendront pas meilleurs citoyens, sans devenir parens plus tendres ; et si leurs enfans étoient encore alors délaissés quelquefois, ce seroit seulement par la plus dure nécessité, que des cœurs paternels pourroient être poussés à ce sacrifice douloureux.

Au reste, en attendant ces jours prospères, la société doit principalement ses secours à des êtres foibles et délaissés, dont tous les moyens d'existence sont dans la pitié qu'ils inspirent. Mais avant tout, s'il se présente quelque mesure d'administration propre à diminuer leur nombre, on doit la saisir avec empressement : car, quoi qu'on fasse, l'éducation de la charité laissera toujours des traces fatales dans leurs ames; et les soins les moins vigilans d'un père, ou d'une mère, seront difficilement remplacés.

C'est uniquement pour cet objet particulier, qu'il paroît convenable de tirer les secours du local où l'enfant a été délaissé, et de les considérer comme une dépense spécialement imposée à ses habitans. Quoique persuadé que ce système d'aumône est en général vicieux, il me paroît néanmoins avantageux de laisser directement à la charge des cantons, l'éducation de tous les enfans exposés sur leur territoire. L'intérêt commun, plus directement senti, produiroit une surveillance qu'on n'obtient pas aisément d'une administration lointaine : l'opinion de déshonneur qui poursuit les parens dénaturés, tirant une force nouvelle du surcroît de dépenses et de soins imposés à la commune, feroit redouter ses flétrissures jusques dans les chaumières les plus indigentes; et vraisemblablement cette seule précaution réduiroit de beaucoup, et dans assez peu de temps, le nombre des enfans-trouvés.

Quant à ceux qui sont déjà dans les hôpitaux, on ne peut se dissimuler combien il est urgent de réformer, à tous égards, l'administration des secours, et l'éducation qu'ils reçoivent. Les secours ne sont ni économiques, ni bien entendus; l'éducation est très-mauvaise, surtout très-impropre à former des citoyens.

Il est inutile d'entrer dans le détail des abus dont ces établissemens fourmillent : ces abus ont été déjà retracés dans plusieurs écrits pleins d'un zèle éclairé pour les vrais intérêts du pauvre. On sait que, malgré des dépenses énormes, sur quinze, ou même dix-huit enfans exposés dans les deux premières années de la vie, à peine en reste-t-il *un*, dix ans après, c'est-à-dire, à l'âge de dix, onze, ou douze ans. Et pour peu qu'on observe le langage et les manières de ces malheureuses victimes, on s'apperçoit bientôt que ce sont des êtres tout-à-fait à part, pour qui les idées les plus simples du bon sens, les sentimens les plus directs de la morale, n'existent véritablement point. Étrangers aux doux rapports qui les font naître et qui les développent, est-il étonnant que ces sentimens et ces idées, qui caractérisent la supériorité de notre nature, n'aient point germé dans leur cœur ?

§. I I I.

Ainsi donc, sans nous arrêter aux motifs des réformes qu'exige cette partie de la bienfaisance publique (1), voyons, en peu de

---

(1) Les maisons des enfans-trouvés, que nous devons à Vincent de Paule, ont été, jusqu'à ces derniers temps, desservies par les ci-devant Sœurs de la Charité, dont cet homme respectable fut également le fondateur et le père. Le régime intérieur de ces maisons ressembloit beaucoup à celui d'une grande famille : c'étoit une gestion de confiance. Un système d'administration régulière ne sauroit tolérer des formes dont je crois, qu'en général, la probité de ces filles n'abusoit pas ; mais qui peuvent couvrir des dilapidations sans nombre, et des désordres de tout genre.

mots, quels seroient les moyens de remédier promptement aux plus graves abus (1).

Et d'abord, est-il bon de conserver de grands hôpitaux d'enfans-trouvés?

Aujourd'hui l'esprit de la république doit pénétrer partout : il faut que celui de réforme et d'ordre y marche à sa suite; il faut que tout cède et se conforme aux vues régénératrices, dont les circonstances actuelles rendent l'exécution si facile. Replacées dans la vie commune et sociale, les ci-devant Sœurs de la Charité doivent, suivant mon opinion, être employées de préférence pour soigner les malades et les enfans; une longue habitude et leur zèle charitable, que je regarde comme vrai, les en ont rendues dignes : mais elles doivent songer, qu'avant tout, elles appartiennent à la chose publique, et que la bienfaisance est leur première religion.

(1) Par la manière dont les registres se tiennent, et dont on place les enfans au loin dans les campagnes, leur nombre véritable est difficile à constater; il y a nécessairement, à cet égard, de graves erreurs. La rectification de ces erreurs, qui peut-être seroit impossible aujourd'hui sans beaucoup de dépenses, est cependant le préliminaire indispensable de tout plan d'économie, et de comptabilité régulière. Quand Montlinot fut chargé de vérifier, sous l'ancien régime, le nombre des enfans trouvés répandus dans la généralité de Soissons, ses recherches lui découvrirent des fraudes qu'il étoit impossible de soupçonner. Les résultats d'un

Tous les grands hôpitaux, sans exception, sont vicieux; ils le sont tous, par le seul effet de leur étendue : mais les plus vicieux doivent nécessairement être ceux où l'on élève des enfans. La raison en est très-simple. Si des hommes faits, sains ou malades, qui peuvent se plaindre et souvent s'aider eux-mêmes, sont pourtant si mal soignés lorsqu'ils se trouvent réunis en grand nombre, qu'espérer pour des enfans, dont les premières années exigent les soins de la propreté la plus attentive ; qui sont incapables de se passer un seul moment de la vigilance de leur nourrice, ou de leur garde, et qui n'expriment leurs besoins, que par des larmes et des cris, dont la tendresse apprend seule à deviner le sens ?

En second lieu, des asyles destinés exclusivement aux enfans trouvés, sont-ils nécessaires ?

J'avoue que je penche encore pour la négative. Tant que l'on croira devoir con-

---

semblable relevé, fait en grand et pour toutes les parties de la république, seroient fort utiles sous plusieurs points de vue : mais peut-être faut-il des temps plus calmes et plus de fonds disponibles pour le faire exécuter.

server des hôpitaux de pauvres valides, il seroit bien facile d'y placer un dépôt pour recevoir ces enfans : mais peut-être est-il encore plus convenable de les faire transporter directement dans un *hôpital-infirmerie*, où les officiers de santé seroient tenus de les recevoir, de les examiner avec attention, et de les garder tout le temps qu'ils jugeroient convenable, soit pour ce premier examen, soit pour les traitemens dont ils auroient pu reconnoître la nécessité. L'état de ces enfans étant constaté, l'on en feroit la séparation et le choix. Ils seroient divisés en trois classes. La première comprendroit les enfans évidemment infectés de vices vénériens, de gales, dartres, teignes, etc.; toutes maladies qui sont plus ou moins contagieuses. Dans la seconde seroient placés tous ceux qui présenteroient seulement quelques apparences suspectes. Enfin, les enfans parfaitement sains composeroient la troisième. La première classe seroit, sans aucun retard, soumise à un traitement approprié. On nourriroit ces enfans avec du lait de vache, de chèvre, de brebis, ou bien on les confieroit à des nourrices infectées elles-mêmes, et qui, traitées méthodiquement, au moyen des frictions, ou des sels mercuriels, se guériroient à-la-fois, et guériroient encore leurs nourrissons. Après le temps nécessaire pour constater la cure, ceux-ci seroient mis dans la troisième classe; c'est-à-dire, qu'il n'en resteroit plus alors que deux, sur lesquelles on prendroit les arrangemens suivans.

Les enfans sains et les enfans suspects seroient, les uns et les autres, confiés à des particuliers, et de préférence à des habitans de la campagne, pour être élevés sous leurs yeux, jusqu'à l'âge de sept ans. Mais on ne négligeroit pas de prévenir ces bonnes gens du danger qu'il pourroit y avoir à faire nourrir par leurs femmes, ceux de ces enfans sur lesquels il resteroit des doutes. On les engageroit à les nourrir avec le lait de leurs animaux, en y joignant les autres alimens simples appropriés à cet âge tendre; et s'il venoit à paroître quelques symptômes plus caractéristiques, on se hâteroit de mettre en usage le traitement requis. Quant aux autres, on se contenteroit d'exiger qu'il en fût rendu compte au magistrat, deux ou trois fois par an. La pension qu'on payeroit pour eux seroit proportionnée au prix des denrées dans le pays. Il paroîtroit juste qu'elle fût un peu plus forte pour les enfans dont la santé seroit mauvaise ; car, indépendamment des risques, à la vérité bien légers, que peut courir une famille en vivant tous les jours avec des personnes attaquées, ou menacées de certaines maladies, les enfans mal portans demandent plus de soins, et leur éducation devient plus dispendieuse.

A sept ans révolus, on retireroit les enfans des mains qui auroient veillé sur leur premier âge ; on les transporteroit dans un hôpital de pauvres valides, pour y recevoir l'éducation analogue à leur situation malheureuse ; et dès ce moment, ils seroient assujettis au travail que leur âge et leurs forces pourroient comporter.

Les voilà donc dans le cas des autres nécessiteux : sains, ils travailleront dans l'atelier ; malades, on les soignera dans l'infirmerie de l'hôpital. Si les personnes qui les ont élevés veulent les garder auprès d'elles, pour s'en faire des aides dans leurs travaux particuliers, on pourroit, après s'être bien assuré qu'ils ne recevront entre leurs mains aucun mauvais traitement, les leur confier pour tout le temps de la première jeunesse, et leur accorder sur eux, tous les droits paternels, jusqu'à l'âge de vingt-un ans.

A cette dernière époque, tout Français devient membre de la société. Il est inscrit sur le registre civique; il est majeur; il ne peut plus dépendre que de lui-même. A cette époque donc, si les enfans vouloient quitter la famille à laquelle ils ont donné leurs premiers travaux, ils en seroient les maîtres : et dans ce cas, la famille seroit tenue de leur rendre en dot, tout ce qu'elle auroit reçu pour l'éducation de leur première enfance, ou l'équivalent, s'ils n'en avoient pas été chargés eux-mêmes d'abord. Supposé que les enfans préférassent de rester, ils en seroient également les maîtres : mais une convention quelconque entre eux et toute autre personne, ne pourroit plus avoir lieu, sans leur consentement libre et formel.

Les engagemens et les devoirs de l'administration hospitalière seroient les mêmes envers les enfans trouvés, lorsqu'ils resteroient soumis à sa vigilance ; c'est-à-dire, qu'à l'âge de vingt-un ans, la plus entière liberté leur seroit rendue, avec une dot égale au prix qu'auroit coûté leur éducation jusqu'à la fin de leur septième année.

Toutes ces vues sont simples : elles ne paroissent pas offrir de grandes difficultés dans l'exécution.

§. I V.

L E s hommes éclairés avoient reconnu depuis long-temps la grande utilité de l'adoption (1); ils avoient senti quelle heureuse

____

(1) C'est-là sans doute un article de législation bien important. L'adoption peut et doit être considérée sous plusieurs points de vue nouveaux. Mais l'amélioration des mœurs domestiques est le but vers lequel elle devoit tendre particulièrement. On ne reproduira plus sans doute, l'idée de l'adoption nationale, mise en avant par les démagogues de 1793. La nation donnera des secours et de l'instruction aux enfans délaissés ; mais elle ne les adoptera point. On ne voudra pas créer un nouveau genre d'aristocratie, une récompense honorifique qui s'obtiendroit avant d'avoir pu être méritée par des services personnels. Que si la patrie vouloit s'attribuer ce droit si touchant de l'adoption, ce ne pourroit être qu'en faveur des grands talens, des grandes vertus, des grands services. C'est dans la vieillesse, ou lorsque les forces décroissantes condamnent au repos, l'homme long-temps utile, que cette honorable consolation pourroit venir dignement répandre encore des douceurs sur une vie qui s'échappe, et

influence cette institution pourroit exercer dans un gouvernement libre, sur l'ensemble des habitudes nationales. Quoique la loi qui la consacre ait été rédigée presque au hasard, elle a déjà fait quelque bien (1) : elle peut en faire dans la suite bien davantage. Elle a déjà rendu plusieurs fois, à des enfans délaissés, leurs véritables pères ; elle a donné des pères à ceux qui n'en avoient pas. Mais cette loi semble être encore inconnue aux classes indigentes. Or, elle peut sans doute y faire autant de bien que dans les autres classes : et, pour rentrer dans l'objet parti-

---

dont trop souvent d'affligeantes privations flétrissent le déclin.

Mais la rigueur de ces principes n'empêche pas qu'on ne pût choisir, parmi les enfans trouvés, ceux qui montreraient des dispositions plus heureuses, et les faire élever avec soin aux frais et pour le service de la république. Il y auroit au contraire à cela plusieurs avantages : mais il sembleroit juste que ces enfans de prédilection appartînssent plus particulièrement à la patrie, et que, sans lui faire le sacrifice de leur liberté, ils lui fissent du moins celui de leurs talens et de leurs travaux, durant un temps proportionné à la nature et aux avances de leur éducation.

(1) On parle ici de l'ancienne loi, non de celle qui fait partie du nouveau code civil (an XI).

culier qui nous occupe, l'expérience a déjà prouvé que les ouvriers et les habitans des campagnes, après avoir élevé, dès son bas âge, un enfant dans lequel ils auront rencontré les sentimens d'un fils, voudront souvent lui en donner le titre, et qu'ils le lui donneront en effet presque toujours, quand ils le pourront, sans faire aucun tort à leur famille. Il faut même observer que, soit qu'ils aient d'autres enfans, soit qu'ils n'en aient pas, cette adoption seroit ordinairement, pour les familles laborieuses, une acquisition lucrative plutôt qu'une charge nouvelle.

Les motifs et le but d'un plan si simple se manifestent encore assez d'eux-mêmes.

Il s'agit d'économiser les secours de la charité publique, de prévenir les désordres des grands hôpitaux : il s'agit de former des hommes sains et vigoureux, de donner d'utiles citoyens à la patrie, de fondre par degrés, la classe indigente dans celle des propriétaires : il s'agit enfin de se servir, pour la régénération des mœurs du peuple, de ces mêmes circonstances d'infortune, qui sont maintenant tout-à-la-fois, et la cause, et l'effet de leur dégradation.

CHAPITRE VI.

Des secours à donner aux pauvres malades.

§. Ier.

Parmi les malades qui réclament les secours publics, il en est qui, sans être en état de se faire soigner chez eux, ont pourtant une demeure, ou même une famille ; il en est qui n'ont qu'une demeure, et qui sont d'ailleurs tout-à-fait isolés ; enfin, les plus malheureux de tous, sont privés à-la-fois de parens qui veillent à leurs besoins, et d'asyle où la bienfaisance puisse venir les consoler et les soulager.

Ces derniers doivent nécessairement être envoyés dans les hôpitaux dont il sera question ci-après : et c'est pour eux seuls que les infirmeries publiques deviennent nécessaires.

Quant aux deux autres classes de malades, l'esprit de la vraie bienfaisance, la conservation de la morale, la saine politique paroissent exiger également qu'on les secoure chez eux, par le ministère de leur famille elle-même, ou par celui des gardes-malades, prises parmi les ouvrières à la charité des communes. On rempliroit de la sorte, plusieurs objets qui méritent tous une grande attention.

D'abord, plus on fait soigner de malades en particulier, et moins on a besoin de grands hôpitaux : or, il est assez prouvé que les grands hôpitaux sont vicieux à tous égards.

En second lieu, c'est par les soins mutuels que l'esprit de famille se conserve, que la bonté se cultive, que les mœurs se perfectionnent. Un malade à garder, à servir, est un spectacle utile, une leçon vivante d'humanité : c'est le moyen de réveiller efficacement, dans le cœur ; une foule de sentimens précieux. Quand ce malade est un père, une mère, un frère, une sœur, un fils, une fille, combien les soins qu'on lui rend ne resserrent-ils pas les liens naturels ! Presque toutes les vertus humaines sont fondées sur la bienveillance réciproque : et c'est par le malheur surtout que les hommes se rapprochent ; c'est en recevant, ou en donnant des secours, qu'ils apprennent à se chérir. Une créature aussi foible devoit trouver dans sa foiblesse même et dans les maux qui en découlent, la source de sa principale force et de ses plus douces affections.

En troisième lieu, la honte et le dégoût que l'indigent éprouve la première fois qu'on lui parle d'aller à l'hôpital, sont des impressions bonnes en elles-mêmes, salutaires dans leurs effets. Il faut éviter le plus qu'on peut, de les affoiblir par l'exemple et par l'habitude. L'activité dans les travaux, et l'économie dans les dépenses, tiennent presque également l'une et l'autre au desir de se soustraire soi - même et les siens, pour le temps de la vieillesse et des infirmités, à l'humiliation de l'aumône publique. Sans ce desir, et sans les inclinations indépendantes et laborieuses qu'il fait naître, point de bonheur pour les individus, point de prospérité générale. Toutes les institutions devroient donc tendre à rendre ce mobile plus énergique : elles doivent, à plus forte raison, se bien garder d'en affoiblir le ressort, en offrant au peuple un moyen banal et facile de pourvoir à tous ses besoins.

Enfin, et sans parler de plusieurs autres considérations moins importantes, quand on ne feroit que dérober un certain nombre de pauvres malades au mauvais air d'un hôpital, à la médecine trop souvent précipitée et négligente qui s'y pratique, à l'état d'isolement et de mélancolie qui les assiége, à la corruption morale qu'ils y respirent trop souvent dans leur convalescence, les sacrifices faits pour perfectionner les secours à domicile seroient loin d'être perdus.

Pour les individus qui auroient une famille, la famille serviroit donc de garde, administreroit les remèdes, donneroit le bouillon, et profiteroit de la viande que le malade ne consommeroit pas. Pour les malheureux tout-à-fait isolés, mais qui pourtant auroient une demeure, on emploieroit les femmes auxquelles la commune fourniroit des travaux sédentaires et portatifs, tels que les filatures à la quenouille, ou au rouet, les tricots, etc. D'autres femmes charitables, nommées par l'administration, s'informeroient partout des besoins, inspecteroient les gardes. Des chirurgiens feroient les saignées, panseroient les plaies, les vésicatoires, etc. distribueroient les secours et les remèdes : le tout sous la double surveillance des administrations municipales, et des médecins remplissant, dans chaque arrondissement, les fonctions d'officiers publics de santé.

Il ne seroit peut-être pas impossible que les femmes charitables, établies dans chaque commune, pour le soin des malades, fussent en même temps chargées de l'instruction des jeunes filles, à qui elles enseigneroient à lire, écrire, calculer, coudre, filer, tricoter, etc. Avec cette double destination, bien loin d'être à charge, leur établissement dans les campagnes, ne seroit pas moins économique que bienfaisant.

§. I I.

J'EXPOSE dans mes Observations sur les Hôpitaux, une partie des raisons qui doivent faire préférer les femmes aux hommes pour le service et le soin des malades : j'y rends justice au zèle et aux vertus hospitalières des ci-devant Sœurs de la Charité : je dis combien il peut être encore utile de les employer dans toutes les infirmeries publiques. Mais, je le répète, il faut absolument que ces filles, d'ailleurs si respectables, en quittant leur costume, dépouillent aussi leur esprit de confrairie, et qu'elles apprennent à voir, dans le règne de l'égalité, celui des maximes les plus pures de cette même religion, qu'osent invoquer, dans leur révolte, les chefs hypocrites des mécontens.

Quant à l'organisation intérieure des infirmeries nationales, je n'entrerai point maintenant dans de grands détails à ce sujet. Ces détails sont étrangers aux vues qui doivent diriger le législateur, et aux règles générales que la loi doit tracer. Je m'en tiens donc à ce que j'ai dit sur ce sujet, dans l'écrit déjà cité.

Réduire à de petits hospices, tous les grands hospices de malades; séparer leur régime économique de ce qui tient au traitement médical; donner les fournitures en adjudication, sous l'inspection des magistrats, et sauf expertise; confier l'administration de leurs revenus (1) à des hommes

---

(1) On a proposé plusieurs fois la vente des biens des hôpitaux. Leur administration, si mauvaise sous tous les rapports, et si peu susceptible de devenir meilleure; l'intérêt public qui sollicite puissamment, et la division des propriétés et leur transmission de main en main; enfin les avantages qui résulteroient pour les surveillans supérieurs, d'une comptabilité simple et non morcelée : tant de considérations, dis-je, ont fait desirer à beaucoup de bons esprits, cette vente qui leur paroissoit d'ailleurs devoir doubler sur-le-champ, les

d'affaires salariés et responsables ; donner l'autorité la plus absolue aux officiers de santé dans tout ce qui concerne le régime

---

fonds de l'aumône nationale. Mais des craintes non moins fondées et des ménagemens non moins nécessaires, n'ont pas tardé à faire sentir qu'il falloit encore en reculer l'exécution. D'abord la dépréciation des différens papiers-monnoie a réduit à rien le produit des ventes effectuées, en vertu des loix relatives aux différens domaines nationaux. En second lieu, le désordre du Trésor public, qui, sans doute, est loin d'être entièrement réparé, n'a plus permis, ni d'y faire des placemens, ni de compter sur ceux qui s'y trouvoient faits. Et même, en général, quelle espèce de placemens substituer à des fonds de terre, à des bois, à des maisons ? Comment leur donner la même solidité réelle ? D'ailleurs, quand cela ne seroit pas impossible, comment le persuader au pauvre, que son ignorance rend si susceptible de prévention et de terreur, et qui regarde, avec raison, les propriétés hospitalières comme son patrimoine ? N'a-t-il pas toujours vu les gouvernemens engloutir toutes les richesses, sur lesquelles ils mettoient la main ?

Il reste donc à chercher si l'on ne pourroit pas combiner les mesures que l'économie impose, avec les précautions que les craintes, malheureusement trop fondées, du peuple commandent. Voici peut-être une manière de résoudre ce problème. 1°. Vendre ces biens par petites portions, et moyennant une redevance en

des malades; exiger d'eux les histoires exactes, tant des maladies individuelles, que des
constitutions générales et de leurs traitemens; créer, autant qu'il sera possible, dans
tous les hôpitaux, des écoles cliniques (1),
les seules que rien ne supplée, et les seules
qui puissent former des médecins capables
de guérir; enfin, par l'influence de l'intérêt
particulier et de l'opinion publique, par des
formes habiles de gestion et de comptabilité, forcer tous les employés quelconques
à se surveiller mutuellement, et à remplir
leur devoir avec ferveur.

---

nature; 2°. en étendre l'hypothèque sur une partie
plus ou moins considérable des autres biens de l'ac-
quéreur, dans le cas où l'on pourroit le juger nécessaire; 3°. déclarer que cette redevance ne seroit rache-
table que sur un acte particulier du Corps législatif, qui détermincroit en même temps l'emploi des
fonds.

(1) Ce n'est pas ici le lieu de parler des hôpitaux
militaires ambulans, ou fixes, ni de ceux de la marine. Malgré leur nom d'hôpitaux, ils ne rentrent
point dans les secours publics; ils font partie de la
dépense, ou de la dette, et non de la bienfaisance nationale. Cependant un bon système d'infirmeries publiques leur seroit également applicable.

Tels sont les objets principaux que les réformateurs devront avoir particulièrement en vue : tel est le but vers lequel devront se diriger tous leurs efforts.

Mon intention n'a pu être d'exposer ici, les vues médicales, ni les méthodes d'enseignement, au moyen desquelles on pourroit voir sortir tout-à-la-fois du sein des écoles cliniques, le système complet de la science, et beaucoup d'élèves dignes d'en rendre la pratique véritablement utile à l'humanité. Mais avant de finir, je crois devoir entrer dans quelques détails particuliers, relatifs aux maisons publiques de fous.

CHAPITRE VII.

Des maisons publiques et charitables de fous.

§. Ier.

La forme d'admission des pauvres dans les différens hôpitaux, particulièrement dans ceux de la commune de Paris (1), est une des

______

(1) Je n'ignore pas que quelques-unes des observations

causes directes de l'engorgement que ces établissemens éprouvent; elle est la cause éloignée de leur défaut de police; elle est l'occasion, ou le prétexte de beaucoup de gaspillages. Pour pouvoir porter l'ordre dans les maisons de bienfaisance, il faut d'abord que la
pauvreté véritable, la pauvreté sans ressources, sans moyen de subsistance, soit le seul
titre pour y être admis. En recevant, presque
au hasard, les individus qui se présentent, on
se met hors d'état de secourir tous ceux qui
sont dans un besoin réel. L'examen de ces
maisons prouve que le salut même des personnes qu'on y reçoit, indépendamment
de toute vue économique, exige des réglemens propres à limiter leur nombre, et
qu'une humanité plus éclairée, ordonne
d'écarter pour leur propre intérêt, la plupart de ceux qui viennent y solliciter un
asyle et du pain.

Ce principe, applicable à toutes les maisons d'indigens et d'infirmes délaissés, sem-

---

consignées dans cet écrit, ne sont plus applicables aux
hôpitaux du département de la Seine; et c'est un témoignage que j'ai besoin de rendre à l'administration
qui les régit maintenant.

ble acquérir une nouvelle force, quand on
l'applique aux établissemens charitables pour
le traitement des fous. Les formes de ré-
ception, si peu sévères en général, se relâchent encore d'une manière étonnante, à
l'égard de cette classe d'infortunés. Les portes des hôpitaux s'ouvrent pour eux, en
quelque sorte, à la première réquisition des
parens, des amis, des voisins. On ne s'avise
presque jamais, de prendre des renseigne-
mens un peu circonstanciés sur les familles,
qui, souvent, sont en état de fournir du moins
à leur subsistance. Or, rien n'est plus absurde et plus odieux, que de priver la classe
évidemment pauvre d'une portion des secours qui lui appartiennent, pour la transporter à la classe qui vit dans l'aisance, et
pour laquelle certainement ils n'ont jamais
été destinés.

Les administrations départementales peuvent remédier, en partie, à ces inconvéniens. Sans doute elles sont armées d'une
force suffisante pour établir, dans l'étendue
de leurs territoires respectifs, les formes
qu'elles croient les plus convenables pour
constater les vrais besoins ; elles sont très en
droit d'exiger tel genre d'attestation qu'elles

jugent à propos, de tous ceux qui réclament, ou pour qui l'on vient réclamer les
secours publics; elles peuvent leur imposer
les conditions sans lesquelles ils ne seront
point inscrits sur les registres de l'aumône
nationale. Les réglemens à faire, sur cet
objet, seroient simples et d'une facile exécution.

§. I I.

Mais une autre considération bien plus
importante encore, appelle ici l'attention
du législateur; car, c'est à la liberté, c'est
à la sûreté des personnes, qu'il faut pourvoir avant tout. En exerçant la bienfaisance,
il ne faut pas violer les règles de la justice.
Les hôpitaux sont faits pour soulager la misère, et non pour la créer. L'asyle qu'on y
donne à l'infortune, s'il n'est pas une récompense, ne doit point être un châtiment.
Les *départemens de force*, qui se rencontrent dans quelques-uns (1), sont absolu-

---

(1) Bicêtre, que je prends pour exemple, renferme
des pauvres libres et des prisonniers : la bienfaisance
et le châtiment, le malheur et le crime, y sont placés
à côté l'un de l'autre.

ment contraires à l'esprit de ces établissemens; ils ne leur sont associés que par un
abus qui ne sauroit être plus long-temps
toléré.

Mais, indépendamment de ces lieux de
détention, dont l'aspect contraste si cruel-
lement avec celui de l'indigence secourue,
ou de l'infirmité soulagée, nous avons trouvé, au sein même des asyles charitables, un
autre genre de prison, d'autant plus odieux
qu'on y a trop souvent renfermé et retenu
des individus, sans aucune forme régulière;
qu'il fournit tous les prétextes, ou qu'il offre
toute l'apparence de l'utilité publique; et
que ses inconvéniens tombent sur des infortunés qui, lors même qu'ils ne peuvent être
confiés à leur propre direction, n'ont mérité
que la protection plus spéciale de la loi.

Quand les hommes ont atteint l'âge où
leurs facultés suffisent à leur conservation,
la nature a voulu qu'ils ne fussent plus soumis à aucune autorité coërcitive : la société
doit respecter et remplir cette sage disposition. Quand les hommes jouissent de leurs
facultés rationnelles, c'est-à-dire, tant
qu'elles ne sont pas altérées au point de compromettre la sûreté et la tranquillité d'au-

trui, ou de les exposer eux-mêmes à des dangers véritables, nul n'a le droit, pas même la société toute entière, de porter la moindre atteinte à leur indépendance ; et ses forces doivent, au contraire, si les circonstances l'exigent, se déployer avec appareil, pour en protéger l'exercice.

Mais, si-tôt qu'un homme est dans un état de démence, qui le rend, non-seulement impropre aux offices de la vie, mais capable de porter le désordre, ou l'alarme autour de lui, il n'y a pas de doute que la famille, les amis, les voisins, sont en droit de requérir l'autorisation de la puissance publique, pour s'assurer de sa personne, et le mettre dans l'impossibilité de nuire ; ou les secours de la même puissance, pour le faire admettre dans les lieux entretenus pour cet objet, aux frais de la nation. Que cet homme reste entre les mains de sa famille, ou qu'il soit remis en d'autres mains particulières pour être soigné, surveillé, traité ; dans les deux cas, on ne peut le priver de son indépendance, qu'en suivant certaines formes légales : il est du devoir du magistrat de ne pas le perdre un instant de vue, et de se tenir toujours prêt

4

à révoquer cette suspension de l'état civil et
politique, au moment où les médecins, seuls
juges compétens en ce cas, ne la trouvent
plus nécessaire. Voilà pourquoi les lieux où
les fous sont retenus, doivent être sans cesse
soumis à l'inspection des différentes magistratures, et à la surveillance spéciale de la
police : car, sans cela, des cachots pourroient
s'ouvrir encore au gré des vengeances domestiques, remplacer, sous une forme plus ré-
voltante, les dongeons du pouvoir arbitraire,
ou prolonger des détentions, peut-être ori-
ginairement motivées, au gré du despotisme
et de l'avidité des familles.

Mais les fous n'appartiennent pas toujours à
des personnes assez riches, pour qu'elles puissent les faire soigner convenablement sous
leurs yeux; et, parmi nous, les établissemens
particuliers, pour la garde et le traitement de
cette espèce de malades, sont encore assez
rares. Pauvres, on les envoie sur-le-champ
dans les hôpitaux qui leur sont affectés; plus
riches, après quelques essais infructueux,
c'est aussi presque toujours là, qu'en définitif, on les dérobe aux regards. Moyennant
une modique pension, les familles s'imaginent être quittes envers l'humanité; elles

croyent avoir rempli les obligations qu'imposent les liens du sang ; et souvent leur dure vanité s'empresse d'ensevelir, dans ces abîmes, de pénibles souvenirs, et d'y cacher des spectacles importuns et douloureux.

Ici, commencent les devoirs des administrateurs d'hôpital. Celui des tribunaux est de faire constater l'état de démence, avant d'accorder, sur la réquisition des familles, le moindre de ces actes judiciaires qui la supposent, et qui lui donnent une existence légale. Lorsqu'aux interdictions, qui sont les premiers de ces actes, se trouvent joints des ordres de détention, ces ordres ne peuvent être considérés que comme des mesures provisoires, exigées pour la conservation d'un individu, pour la paix d'une maison, pour la sûreté publique. Ils sont essentiellement révocables de leur nature ; ils le sont, pour ainsi dire, à chaque instant, parce qu'à chaque instant la raison qui les motive peut cesser. En général, la folie n'est pas plus une maladie à termes fixes, qu'une maladie incurable : en conséquence, ces ordres ne peuvent pas plus avoir leur effet pour des intervalles de temps déterminés, qu'un effet perpétuel.

Je suppose donc qu'un fou soit conduit dans un hôpital : je viens de dire que là commence le devoir des administrateurs de cette maison. Que feront-ils? que doivent-ils faire? le cas peut se présenter sous deux aspects très-différens : il est indispensable de le considérer dans les deux hypothèses. La première, peut-être la plus ordinaire, est en même temps environnée d'incertitudes; elle exige la plus sévère attention. Le malade arrive, conduit par sa famille, par des amis, par des voisins, ou par des personnes charitables : ces personnes attestent qu'il est véritablement fou. En outre, elles sont, ou ne sont pas munies de certificats de médecins : les apparences confirment, ou semblent contredire leur récit.

Quelque opinion qu'on puisse avoir alors, touchant l'état du malade, si d'ailleurs les preuves de sa pauvreté sont authentiques, il faut toujours le recevoir provisoirement : il faut le soumettre au régime et aux précautions coërcitives, que les faits allégués par ses conducteurs doivent naturellement prescrire. Mais, sans perdre de temps, on l'observera sous tous les rapports; on le fera observer par les officiers de santé; on le fera surveil-

ler par les gens de service les plus intelligens, et les plus habitués à observer la folie
dans toutes ses variétés, à la reconnoître
dans toutes ses nuances. S'il en donne des
signes manifestes, toute incertitude s'éva-
nouit : on peut le retenir sans scrupule ; on
doit le soigner, le mettre à l'abri de ses
propres erreurs, et continuer courageuse-
ment l'usage des remèdes indiqués. Si, au
contraire, après un temps convenable, on
ne découvre aucun symptôme de folie ; si
des perquisitions faites avec prudence, n'apprennent rien qui laisse soupçonner que ce
temps de calme n'a été qu'un intervalle lu-
cide ; enfin, si le malade demande à sortir
de l'hôpital, il seroit inique et barbare de
le retenir de force : il faut, sans retard, le
rendre à lui-même et à la société. Que, s'il
demandoit alors un asyle dans quelque maison de pauvres valides, il se trouveroit dans
le cas de tous ces infortunés ; il resteroit
soumis aux mêmes règles pour son admission.

Dans la seconde hypothèse, un tribunal a
prononcé l'interdiction du malade, et donné
l'ordre de sa détention dans une maison
publique de fous. L'interdiction sert, pour

ainsi dire, de base à l'ordre; elle lui imprime un caractère légal. Dans le premier
moment, son exécution doit être religieuse.
Il faut donc recevoir le malade sans balan-
cer, et se servir même, pour le retenir, si
cela devient nécessaire, de tous les moyens
d'empire et de force. Mais l'emploi de ces
moyens ne peut être autorisé que pour un
temps. Au moment où les administrateurs
ont pu s'assurer, par des recherches faites
avec soin, du véritable état du malade, leur
conduite, à son égard, ne peut plus être
tracée par une autorité étrangère. Si cet état
se trouve tel que le jugement du tribunal
l'indique, ce jugement doit avoir son effet
dans toute sa teneur : le malade ne sauroit
être remis à sa propre garde. Si le malade,
au contraire, ne présente aucune apparence
de folie, on doit supposer qu'après avoir
eu lieu pendant l'instruction de l'affaire, la
maladie s'est dissipée dans la suite : et l'on
peut, l'on doit même le mettre en liberté,
nonobstant toute considération relative au
mode de son entrée à l'hôpital, et sans être
tenu de remplir aucune nouvelle formalité
judiciaire. Dans un instant on va voir pourquoi.

Maintenant, on pourroit demander si le droit de retenir de force un insensé dans une maison de traitement, ou de détention, ne suppose pas toujours un ordre du magistrat, et tous les préliminaires sur lesquels cet ordre doit être fondé.

On peut se demander encore si, ayant été reçu suivant des formes légales, les portes peuvent se rouvrir pour lui autrement qu'en vertu d'un jugement régulier? En un mot, la loi, ou celui qui l'applique, n'est-il pas la seule autorité compétente, soit pour enlever, soit pour restituer à un individu, la portion la plus précieuse de ses droits d'homme et de son existence civile, la liberté?

Mais, en y réfléchissant, on trouve 1°. qu'il y a de grands inconvéniens à transformer, en prisons judiciaires, les hôpitaux de fous, qui, dans le fait, doivent être de simples infirmeries. Les moyens coërcitifs y sont absolument du même genre, et ont uniquement le même objet que les liens, les menaces, ou les bras des serviteurs employés à contenir les malades, pendant le cours des fièvres avec délire furieux. A l'égard d'un frénétique, c'est au médecin qui le traite, c'est à l'infirmier qui le sur-

veille, d'estimer la nécessité de ces moyens,
la durée de leur emploi, le moment précis
où le malade peut être renvoyé sans crainte.
2°. Les interdictions juridiques sont des
actes conservatoires des propriétés, et ne
peuvent être rien de plus : la détention des
fous n'est point une exécution de sentence,
mais une pure précaution de police ; et les
administrations départementales étant chargées à-la-fois, et de la haute police, et de la
grande administration des hôpitaux, c'est
bien véritablement à elles, ou aux administrations particulières qui les remplacent
pour cet objet, de prononcer sur tout ce
qui est relatif au régime de ces maisons.
3°. Il pourroit quelquefois résulter d'assez
grands abus d'un conflict de jurisdiction,
établi entre des tribunaux, souvent prêts
à empiéter sur les droits de toute autorité
publique quelconque (1), et une administration qu'ils fatigueroient de leurs entreprises,
qui seroit forcée de se défendre contre eux,
et qui, dans cette lutte, se laisseroit dé-

____

(1) On sent que je parle ici, en général; car assurément une pareille assertion seroit bien peu applicable au moment actuel.

tourner, ou désintéresser de ses travaux.
D'ailleurs, ce seroit confondre, sans le moindre avantage réel, des fonctions absolument distinctes, et séparer d'autres fonctions qui, par leur essence, doivent rester réunies dans les mêmes mains. 4°. La folie n'étant, comme nous l'avons déjà dit, nullement permanente de sa nature, elle ne peut être constatée que pour l'instant même où se fait l'examen du malade. Un insensé, d'un moment à l'autre, recouvre souvent l'usage de sa raison; et il doit rentrer, dès-lors, dans toute la plénitude de son existence civile. Si les personnes auxquelles il est confié ne croyent pas devoir le rendre sur-le-champ à lui même, ce ne peut être que par un reste de crainte qu'une longue expérience a trop motivée. Mais il arrive un instant où son desir, formellement prononcé, et l'opinion réfléchie des gens de l'art, joint au jugement unanime des personnes qui l'approchent, ne permettent plus de le retenir de force. On sent bien qu'alors les lenteurs des formalités judiciaires pourroient prolonger des détentions arbitraires (1).

---

(1) Un fou doit être considéré sous trois rapports :

. Ainsi donc, aucun tribunal, aucun juge ne peut avoir d'influence durable sur la détention des fous dans les hôpitaux : l'administration de ces établissemens doit pouvoir prononcer dans cette matière, et déterminer les formalités qu'exigent, pour ses décisions, la justice et l'utilité. Elle doit pouvoir admettre, retenir, renvoyer, qui, et comment il lui semble juste, nécessaire et convenable. Mais comme, en recevant un individu à titre d'insensé, elle n'exerce, par cet acte, aucune jurisdiction sur son droit de propriété, lequel est uniquement du ressort des tribunaux ; de même, en lui rouvrant les portes de l'hôpital, elle n'annulle point par là, les interdictions juridiques qui peuvent avoir été prononcées : c'est à lui de recourir, pour les faire révoquer, aux moyens ordinaires prescrits par la loi.

---

comme malade, comme capable de nuire, et comme interdit. Les deux premiers rapports sont, relativement aux soins et aux précautions qu'ils indiquent, du ressort de la médecine, ou de la police ; c'est le dernier seulement qui est du ressort des tribunaux.

§. I I I.

Les questions les plus épineuses, et touchant lesquelles il peut, en même temps, résulter, de la plus légère erreur, les plus fâcheuses conséquences, sont assurément celles qui se rapportent à la liberté individuelle. Le droit d'user de ses forces, d'en user comme il plaît, de les diriger vers le but quelconque, qui peut promettre de nouvelles jouissances, est tellement inhérent à la nature humaine, que c'est principalement pour en assurer l'exercice que la société s'est formée ; c'est pour l'étendre, par cette sécurité, que la vie sociale s'est perfectionnée peu à peu, par la suite des âges. Ce premier motif de l'association doit toujours être présent au législateur. Toutes les institutions doivent en montrer le respect, en faire sentir l'importance, et sans cesse ramener l'opinion publique au culte sacré de la première loi, de la loi qui sert de base à toutes les autres. Mais, quoique la liberté et la sûreté de chacun, soit incontestablement l'objet qui le détermine à réunir ses volontés et ses forces à la masse commune, il n'en est pas moins vrai que la sûreté, que la liberté de tous,

sont le suprême devoir des loix et des gouvernemens. Ainsi, toutes les fois que l'exercice des droits particuliers met en péril ceux
sur lesquels repose l'existence publique, la
société peut restreindre les uns pour la conservation des autres ; elle peut, non-seulement punir la violation des loix par les châtimens, par les mesures réparatoires, par
les précautions que la nécessité suggère ;
mais encore enchaîner les forces des individus qui menacent la tranquillité générale,
réprimer tous les actes qui pourroient lui
porter de graves atteintes ; c'est-à-dire, en
d'autres termes, mettre le plus grand nombre de libertés individuelles, au-dessus du
plus petit, et ne pas asservir tous les citoyens,
ou plusieurs, aux caprices ignorans de quelques-uns, ou d'un seul.

Mais si l'on veut fixer le terme précis,
en deçà duquel il seroit injuste d'arrêter
l'essor des individus, au-delà duquel il seroit
dangereux de lui permettre de se déployer :
si l'on veut déterminer, à la rigueur, ce qui
distingue une action coupable, ou menaçante pour l'ordre public, d'une action indifférente, dont la surveillance nationale n'a
pas droit de s'occuper ; une action raison-

nable, ou qui du moins rentre dans l'ordre commun, d'une action évidemment folle, évidemment produite par un esprit égaré, faite pour exciter l'attention d'une police vigilante, et pour justifier des mesures répressives : alors, on sera souvent peut-être assez embarrassé; et l'on voit bien clairement qu'en ce point, comme en beaucoup d'autres, la loi doit laisser quelque chose à la sagesse et à la conscience de ceux qui l'exécutent. C'est aussi pour cela qu'il faut exiger d'eux, des talens et des vertus.

Les formes relatives à l'admission des fous dans les établissemens publics, sont donc d'une grande importance, et les questions qui y sont relatives, méritent d'être discutées très-sérieusement. Le point le plus essentiel est de savoir, non pas quelles mesures générales seront tracées et prescrites pour s'assurer de l'existence de la folie, car là-dessus, il ne peut y avoir beaucoup de doutes; mais à quel pouvoir, ou à quel genre de fonctionnaires sera confié le soin d'exécuter ces mesures, de constater cette existence, et surtout de donner les ordres, en vertu desquels un individu pourra momentanément être privé, sur ce motif, de sa liberté et de l'exercice de tous ses droits.

Les imputations de folie ont plus d'une fois, servi de prétexte à de cruelles vexations : nous en avons trouvé quelques exemples aux loges de la Salpétrière (1). L'administration nouvelle fit promptement réparer ces injustices ; mais d'infortunées victimes avoient long-temps gémi dans la plus désolante captivité.

Voici un autre abus moins grave, mais qui tient encore au despotisme et à l'avarice des familles. Parmi les folles que ce même hôpital renferme, plusieurs tiennent à des parens riches, ou qui du moins vivent dans l'aisance : quelques-unes leur ont laissé même des biens, auxquels, dans cet état déplorable, leurs droits ne restent pas moins étendus et moins sacrés. Il s'en manque beaucoup que toutes payent une pension proportionnée à leur fortune : il en est même peu pour qui les parens se soient engagés à payer une pension quelconque : enfin, et c'est une chose plus odieuse encore, il en

____

(1) En 1791 : c'étoient, à la vérité, des restes du système royal.

est très-peu qui reçoivent pour elles-mêmes quelques foibles secours.

A cela, je vois une double injustice. D'abord, il est injuste qu'un accident qui rend des soins assidus plus nécessaires, serve de motif pour dépouiller un individu des moyens de se les procurer. Il est, en second lieu, bien injuste encore, bien scandaleux, bien contraire à toute bonne administration, de souffrir que les revenus affectés à l'entretien des pauvres, soient employés à celui des riches, et qu'un grand nombre des premiers reste dans l'abandon, parce qu'un grand nombre des autres, par l'impudeur des parens, vient partager leur patrimoine. L'administration des hôpitaux, en 1791 et 1792, a fait de vains efforts pour réformer ces abus (1) : ils paroissent même ne pouvoir être attaqués d'une manière efficace, que par une administration générale, revêtue d'une grande autorité.

---

(1) Les fous enfermés dans les hôpitaux de Paris, appartiennent, ou peuvent appartenir à tous les départemens de la république : il faut donc, pour la réforme dont nous parlons ici, une autorité qui puisse atteindre partout également, ces familles dénaturées.

3

Jusqu'ici, nous n'avons parlé que des vexations auxquelles les détentions forcées, dans
les maisons de fous, peuvent donner lieu :
c'étoit l'objet le plus important ; il falloit
d'abord faire sentir combien il mérite d'attention.

Mais si, d'un côté, l'indigent et l'infirme
se trouvent souvent, par une inique distribution, privés des secours que la munifi-
cence publique leur assigne ; si, plus souvent encore, par l'effet même de ces secours, ils se trouvent accablés de nouvelles
calamités : d'un autre côté, l'on ne voit pas
moins fréquemment la bassesse et la fainéantise feindre l'indigence, ou la maladie.
Combien de faux pauvres dans les infirmeries de charité !

Partout, et chaque jour, des vagabonds
jouent l'épilepsie, et les autres maladies nerveuses convulsives. Dans les temps d'ignorance, ils se prétendoient possédés du dé-
mon ; ils provoquoient des exorcismes, ac-
crédités par l'avidité des prêtres ; ils donnoient au peuple, un spectacle dont la terreur et la pitié rendoient l'effet irrésistible : et dans cet état factice qu'ils se procuroient à plaisir, ils finissoient quelquefois

par se fasciner eux-mêmes, et par croire
sérieusement à leurs propres impostures.
Mais un effet assez commun est l'altération
qu'occasionne, dans le système nerveux, la
répétition fréquente de ces mouvemens dé-
sordonnés. J'ai vu, chez nos campagnards,
plusieurs de ces fainéans, qui, d'abord,
avoient commencé par jouer les plus horribles convulsions, et dont bientôt les accès,
en se répétant, étoient devenus involon-
taires et totalement incoërcibles. Aujour-
d'hui, principalement dans les grandes villes,
ces misérables ne se disent plus possédés :
mais ils feignent encore différens genres de
mouvemens convulsifs, qu'ils attribuent,
tantôt à des coliques, tantôt à l'épilepsie. Il
n'est pas, jusqu'à la folie, qu'ils n'aient
jouée quelquefois pour exciter la commisération, et tâcher d'obtenir de plus abondans
secours. Quoique ce soit une bien déplorable ressource, et d'autant plus déplorable
que la perte de la liberté et la réclusion
dans les asyles les plus hideux, est toujours
le résultat inévitable de ce manége, des faits
constans apprennent qu'il a, plus d'une
fois, été mis en pratique. Plusieurs femmes
enfermées à la Salpétrière, nous parurent

en offrir des exemples évidens (1). Après un séjour peu long, elles s'étoient trouvé guéries ; elles jouissoient, en effet, de toute leur raison : mais, disoient-elles, quel moyen de subsistance leur resteroit-il, si elles étoient renvoyées? Elles avoient perdu leurs familles de vue ; elles étoient devenues étrangères à tout : à qui pouvoient-elles recourir? Par quel genre de travail pouvoient-elles gagner leur pain ? En conséquence, elles demandoient à rester dans la maison, en qualité de ce qu'on appelle *bons pauvres*, et avec la liberté dont y jouit cette dernière classe d'infortunés. On ne peut guère douter que l'espoir d'obtenir une si triste faveur, n'eût été la véritable cause de cette folie passagère.

Sans doute la fraude est alors difficile à reconnoître, et toute erreur encore plus difficile à éviter : il faut bien s'en rapporter là dessus, à la sagacité des surveillans, des gens de service, et beaucoup à celle des officiers de santé.

____

(1) En 1791.

§. IV.

Mais ce qui remédie à presque tous ces inconvéniens, ou prévient toutes ces erreurs, c'est le travail. Un travail (1) convenable bien dirigé, bien approprié aux forces et aux dispositions présumées de chaque individu, non-seulement diminuera sur-le-champ, et d'une manière directe, la dépense des hôpitaux, mais, de plus, les délivrera par degrés, d'une manière paisible, de ce surcroît de faux pauvres qui les surcharge. A l'égard des fous, le travail offre même des avantages particuliers : il fera partie de leur traitement. Pour les guérir de leur maladie, il faut souvent commencer par les guérir de leur oisiveté; c'est-à-dire ceux qui sont capables d'une occupation quelconque (2).

---

(1) L'observation faite ci-dessus, relativement aux prisonniers, s'applique également aux fous : on ne doit mettre, entre les mains des uns et des autres, que des instrumens dont ils ne puissent abuser en aucune manière.

(2) En France, il n'existe point encore de véritables maisons de traitement pour la folie chronique. Dans plusieurs hôpitaux, tels que l'Hôtel-Dieu de Paris,

En effet, tant que des fous peuvent travailler, il faut leur fournir du travail. Toutes

---

on traite les fous par les moyens généraux, par les
bains tièdes ou froids, par les saignées, les purgatifs
drastiques : mais au bout de quelque temps, si ces
moyens n'ont produit aucun effet utile, les malades
sont abandonnés à leur destinée malheureuse; on les
enferme dans des hôpitaux de fous ; ou, quand les
parens consentent à les garder chez eux, on les remet
entre leurs mains.

La Commission des hôpitaux de Paris, voulant réparer la négligence de l'ancien Gouvernement sur cet
important objet, avoit formé le plan d'une grande infirmerie d'insensés des deux sexes. Mais il falloit des
essais pour juger de ce qui étoit possible ; il falloit,
surtout, faire sur-le-champ, ce que les circonstances
permettoient, et ne pas remettre à des époques éloignées, les petites améliorations dont cette branche de
la charité nationale étoit susceptible. Les premiers
essais ont été commencés à la Salpétrière, sur les femmes qu'elle renferme : les désordres révolutionnaires
empêchèrent d'y mettre la suite convenable.

C'est une belle partie de la médecine que l'histoire
et le traitement de la folie : des faits bien choisis sur
cette matière, éclaireroient singulièrement l'étude de
l'homme (1).

(1) Depuis le temps où l'auteur écrivoit ceci, Pinel a publié ses belles observations, et celles du respectable Pussin,
son digne collaborateur. *Voyez* le Traité de la Manie, et les
Mémoires de la Société médicale d'Émulation.

les bizarreries de l'imagination prennent une force singulière dans l'oisiveté; et même, par cette seule circonstance, elles peuvent se transformer en véritable folie. Une occupation soutenue, en fournissant une pâture à l'activité de tous les organes, de ceux de l'esprit, autant que de tous les autres, maintient les facultés dans un état d'équilibre : or, cet état constitue la santé du cerveau, comme celle des autres parties du système vivant. Ainsi donc, on occupera les fous dans tous les lieux publics destinés à les traiter, ou à les garder ; on employera même, s'il est nécessaire, un certain degré de terreur, pour forcer au travail ceux qui s'y refuseroient, et qu'on en jugeroit capables.

Parmi les personnes tombées en démence, toutes ne le sont pas au même degré. Il en est qui sont très-paisibles, et qu'on peut, sans inconvénient, laisser libres au sein de la société, ou du moins dans l'intérieur de leurs familles : plusieurs même sont en état de remplir certains offices de la vie. L'humanité, la justice, et les vues de la bonne médecine, ordonnent de ne renfermer que les fous qui peuvent nuire véritablement à autrui ; de ne resserrer dans des liens que

ceux qui, sans cela, se nuiroient à eux-
mêmes. Les violences inutiles aggravent singulièrement la folie : la difficulté de la guérison augmente singulièrement, quand les
malades sont enfermés à part et garrottés.

En Angleterre, toutes les fois qu'on est
forcé d'employer la force pour les contenir,
on le fait, non par le moyen des cordes qui
meurtrissent toujours les parties qu'elles
pressent, encore moins par celui des chaînes
avec lesquelles ces malheureux se frappent
d'une manière effrayante, se blessent, se
disloquent, et souvent se cassent les os des
bras et des jambes (1) : on se contente de les

____

(1) Dans les loges de Bicêtre, on a vu souvent les
fous furieux s'arracher les testicules ; et, ce qui est
digne de remarque, on a vu qu'il ne survenoit ni hémorragie, ni aucun autre accident grave. Au bout de
quelques jours, cette plaie violente est guérie ; il n'y
paroît plus. Cette circonstance n'influe d'ailleurs en
rien sur la marche de la maladie. Ainsi donc, on peut
assurer, d'une part, que la castration, quand les testicules et le cordon spermatique sont sains, est en soi
peu dangereuse pour l'ordinaire ; et de l'autre, que
certains praticiens, en la conseillant comme un moyen
curatif dans le traitement de la folie, ne se sont ap-
puyés que sur de vaines hypothèses.

nfermer dans un gilet étroit de coutil, ou de toile forte, qui serre et contient les bras. L'expérience a prouvé que nul moyen coërcitif n'est plus efficace. Après s'être débattus en vain pendant quelque temps, ces malades restent bientôt calmes. Cette pratique prévient tous les inconvéniens, tous les dangers; et l'administration des autres remèdes en devient, à-la-fois plus commode et plus utile (1).

Dans nos hôpitaux, et même dans les hôpitaux anglais beaucoup mieux tenus, les fous sont placés trop près les uns des autres. Il y en a toujours plusieurs qui ne dorment pas, et qui, troublant le sommeil de leurs voisins, mettent le plus grand obstacle à la guérison de ces derniers. D'ailleurs, quoique les maladies des nerfs ne soient pas contagieuses, dans le sens qu'on attache ordinairement à ce mot, il est sûr que rien n'est plus dangereux, pour tous les sujets dont le système cérébral est foible, que l'aspect des personnes en démence; à plus forte raison, cet aspect l'est-il infiniment pour des ma-

____

(1) La Commission des hôpitaux a fait introduire cet usage dans ceux de Paris.

lades, dont la moindre secousse peut réveiller les maux, et qui, particulièrement enclins aux excitations vicieuses, se livrent d'autant plus facilement à celle des états convulsifs dont ils sont témoins, que ces états ont toujours quelques traits d'analogie avec leurs propres accidens. Les cris, le voisinage d'un fou, son idée seule que ce voisinage rappelle, empêche, ou retarde beaucoup leur rétablissement : et rien n'est plus nécessaire que de dérober ces tableaux aux regards d'un infortuné, qui peut y reconnoître sa propre image, et qui, dans ses premiers intervalles lucides, en gémira doublement sur son malheur.

§. V.

Nous avons observé qu'une constitution politique, fondée sur la nature de l'homme et sur les règles éternelles de la justice, doit, à la longue, effacer presqu'entièrement les traces de la misère, et distribuer sans secousses, d'une manière plus égale, tous les moyens de jouissances. Faisant disparoître, et les richesses colossales, et l'extrême pauvreté, cette constitution peut beaucoup diminuer le nombre des crimes qui se commettent.

Dans un régime véritablement libre, le nombre des pauvres auxquels il faut fournir du
travail, des pauvres à nourrir, des malfaiteurs qu'il faut châtier, des enfans orphelins
qu'il faut élever aux frais du public, doit
nécessairement aussi diminuer d'année en
année : et le nouvel ordre de choses, en
supposant la législation toute entière digne
des grands principes établis parmi nous,
doit rendre, par degrés, l'aumône publique
moins indispensable, et même laisser moins
de choses à faire à la bienfaisance des particuliers.

J'oserai ajouter que, par l'effet des institutions sages qui constituent une véritable
république, la démence et tous les désordres
de l'esprit, doivent également devenir plus
rares. La société n'y dégrade plus l'homme; elle n'enchaîne plus son activité; elle
n'étouffe plus en lui, les passions de la nature, pour y substituer des passions factices
et misérables, propres seulement à corrompre la raison et les habitudes, à produire
des désordres et des malheurs. Les autorités
révoltantes, les préjugés tyranniques cessent de lui faire la guerre; les mœurs de
l'ignorance, de la déraison, de la misère,

ne l'environnent plus de leur contagion, dès le berceau. Soumis aux seules douleurs qui sont inséparables de sa nature, il ignorera toutes les altérations de l'esprit, que produisent directement les désordres d'un mauvais état social, et par suite, les funestes penchans que développe son influence. Enfin, le moment viendra peut-être, où la folie n'aura d'autre source que le dérangement primitif de l'organisation, ou ces accidens singuliers de la vie humaine, qu'aucune sagesse ne peut prévenir.

CONCLUSION.

EN rassemblant ces idées je n'ai point, encore une fois, la prétention de faire un traité complet des secours publics. Il faudroit pour cela, remonter à toutes les causes qui peuvent produire, aggraver et perpétuer la mendicité ; il faudroit exposer en détail, et discuter tous les moyens propres à l'empêcher de naître, ou qui peuvent arrêter ses progrès, et réparer ses funestes suites.

Or, la mendicité, comme les autres grands désordres politiques, a des rapports nécessaires avec toutes les parties de l'institution sociale : elle naît, croît et se développe sous l'influence, non d'une seule mauvaise loi, mais d'un ensemble d'erreurs législatives; non par l'effet d'une, ou de quelques mauvaises pratiques d'administration, mais par une suite de fautes qui se rapportent à tous les vices du système administratif, considéré dans son ensemble : elle est subordonnée à l'état de l'opinion, et à toutes les habitudes publiques, lesquelles résultent, à leur tour, de l'action des loix et du Gouvernement. On ne peut détruire la mendicité que par des remèdes qui frappent à-la-fois, et sur les causes qui la produisent, et sur les circonstances qui l'accompagnent; c'est-à-dire qu'il faut, pour atteindre ce but, une entière régénération du système législatif. L'histoire de la mendicité n'est en effet que l'histoire de l'*inégalité*, en prenant ce mot dans son sens le plus étendu.

L'égalité politique et civile, fondée sur des bases solides, et maintenue par tous les actes législatifs et administratifs, amène bientôt, par degrés, l'égalité des jouissances, autant du moins que la nature le comporte, et que l'intérêt social l'exige. Etablie et protégée par les loix, bientôt cette dernière égalité peut concourir efficacement, avec elles, à la régénération des mœurs.

S'il est d'autres causes de la mendicité, que celles qui tiennent aux vices des loix et aux erreurs des gouvernemens, ces dernières seules exercent une action étendue et puissante. Celles qui sont liées aux fléaux de la nature sont ordinairement passagères, et ne laissent pas de profondes traces. Indépendantes de la volonté des hommes, leurs effets se réparent presque sans secours étrangers; et les remèdes qu'elles exigent ne doivent être que passagers comme elles – mêmes. Quant aux calamités qui dépendent des erreurs et des vices des individus, le législateur ne pouvant les prévenir que par des moyens généraux, il ne doit s'en occuper qu'autant que ces vices et ces erreurs seroient un effet immédiat de certaines mauvaises loix. Enfin, tout ce qui change brusquement l'ordre, la distribution et la valeur des travaux; tout ce qui établit des proportions nouvelles et soudaines, entre les valeurs représentatives et les différens objets de consommation; tout ce qui fait tomber inopinément le prix de certaines marchandises, et par conséquent aussi celui des travaux qui concourent à leur fabrication ; tout ce qui peut entraver les communications du commerce et l'échange des denrées les plus nécessaires à la vie : toutes ces circonstances, dis-je, aggravent le sort des pauvres manouvriers, et leur enlèvent souvent tout moyen de subsistance.

Parmi ce dernier genre de causes, quelques écrivains ont cru pouvoir compter certaines découvertes qui, cependant, sont presque toujours elles-mêmes le fruit et le signe de la prospérité publique ; puisqu'elles ne peuvent naître que du progrès de l'industrie et des connoissances humaines. Il y a des machines qui simplifient tellement le travail, que le nombre des mains qu'il exige en est extrêmement diminué. Ainsi donc, disent-ils, si par exemple, dans un pays de petite culture, où la terre occupe presque tous les habitans, quelques propriétaires trouvoient une machine qui fît exécuter à peu d'hommes, l'ouvrage de plusieurs, il en résulteroit, dans le prix des journées, une réduction funeste aux manouvriers cultivateurs ; et les suites de cette réduction seroient d'autant plus graves, que la quantité des bras, rendus tout-à-coup oisifs, seroit plus considérable, ou leur emploi plus difficile, par la diminution de la quantité proportionnelle des travaux, relativement à la masse de la population.

Mais d'abord, de telles découvertes sont rares ; et elles doivent être considérées comme un de ces cas fortuits, dont les calculs politiques ne peuvent point tenir compte d'avance. En second lieu, c'est ordinairement lorsque les journées ont une grande valeur, lorsque le prix des bras employés absorbe les profits des différentes entreprises, lorsque l'industrie prospère et se signale dans tous les genres, que le génie, cherchant à remplacer des instrumens ruineux par des agens purement mécaniques, devient capable de bien diriger ses efforts pour cet objet, et de s'assurer d'avance qu'ils ne seront pas infructueux. Enfin, tout nouveau moyen de richesse établit bientôt, à côté de lui, de nouveaux courans de consommations et de besoins : des routes nouvelles s'ouvrent à l'industrie ; et les bras qui sollicitent du travail ne restent pas long-temps dans l'inaction.

Il est donc encore inutile de s'occuper des inconvéniens passagers que ces découvertes pourroient produire dans un canton.

Au reste, comme nous l'avons déjà dit plusieurs fois, les causes générales et fixes de la mendicité, doivent être combattues par la législation même : les causes particulières, locales et fugitives, doivent l'être par une administration active, vigilante et sage.

Mais il ne suffiroit pas que le législateur tarît les sources de la mendicité, s'il ne remédioit en même temps, aux désordres qu'elle peut avoir occasionnés ; s'il ne réparoit les maux qui en sont la suite, et qui deviennent à leur tour, un nouveau ferment corrupteur. L'humanité le demande, une sage politique l'ordonne. Ce devoir, sacré pour tout gouvernement, l'est encore plus, je le répète, pour celui de la France libre et républicaine. Le négliger, ce seroit compromettre la sûreté publique ; ce seroit abandonner au hasard l'un des résultats les plus précieux qu'on puisse attendre de notre liberté, le perfectionnement et le bonheur domestique de la classe indigente.

Dans l'état où se trouvoit l'Amérique du Nord, lors de sa révolution, les secousses intérieures n'étoient pas beaucoup à craindre.

Les contre-révolutionnaires et les démagogues manquoient également du grand levier
avec lequel, tantôt on renverse violemment
et tumultueusement, mais tantôt aussi, l'on
crée, ou l'on relève le despotisme : j'entends
que là, n'existoit point une grande masse
d'hommes sans propriété, sans instruction,
prêts à se livrer au premier acheteur, ou au
premier charlatan. Chez ce peuple encore
neuf, la terre avoit moins de valeur que les
bras ; chacun étoit, ou devenoit facilement
propriétaire ; des bras étoient une propriété.
Les hommes qui vivoient de leur travail,
pouvoient tous vivre dans l'aisance ; par conséquent ils pouvoient s'instruire ; ils en
avoient le temps et les moyens : un intérêt
direct et senti les lioit au maintien de l'ordre, au respect des loix.

La France ne s'est pas trouvée dans des
circonstances aussi favorables. Les rapports
de la population au territoire, et du nombre
des non-propriétaires aux propriétaires,
étoient bien différens. La population de la
France, sans être portée à son dernier terme,
étoit proportionnellement très-considérable ; ce qui donnoit plus de prix aux propriétés foncières, et beaucoup moins aux

différens moyens industrièls, surtout à ceùx
de la classe indigente. D'autre part, les priviléges de toute espèce avoient amené de
grandes inégalités dans la répartition du territoire; c'est-à-dire, qu'il y avoit beaucoup
d'habitans et peu de vrais propriétaires. De
là, l'invincible nécessité d'un changement
dans l'état des choses : car, les droits convenus se trouvant en opposition avec les
forces réelles; ou, pour mieux dire, les
forces ne voyant, dans les droits convenus,
que des ennemis cruels, bien loin de s'exercer pour les maintenir, elles devoient, par
une suite inévitable de toutes les passions
humaines, s'irriter profondément contre ces
iniquités légales, et se réunir enfin pour opérer leur anéantissement. De là, résultoient
aussi des dangers particuliers qui n'avoient
point existé pour l'Amérique. Les premiers,
et les plus respectables partisans de la révolution, n'en ont pas assez tenu compte. Il
est trop tard maintenant pour énoncer les
considérations politiques que ces circonstances dèvoient faire naître dans leur esprit,
et les mesures préservatrices qu'elles eussent
dû suggérer.

Les erreurs de la révolution ont aggravé

passagèrement quelques-uns des maux produits par l'ineptie et les excès du despotisme :
de ce nombre est la mendicité, mais ce mal
peut s'effacer rapidement ; et l'on ne sauroit
nier que l'aisance du peuple manouvrier ne
soit déjà plus grande. Je dis plus : si les besoins
se sont accrus instantanément à différentes
époques, c'est autant, peut-être, par la mauvaise application des secours, que par les
malheurs et les pertes véritables. Mais la
nécessité d'organiser un bon système d'aumône nationale, n'en est pas moins pressante : le législateur doit se hâter de remplir
un si grand devoir.

Je termine, en revenant encore sur une
réflexion que j'ai déjà indiquée ci-dessus.

Les pauvres de la république appartiennent à la république entière ; les secours que
les loix leur assurent sont votés en son nom :
ils doivent être fournis par l'universalité de
ses contribuables. Il y auroit, je pense, de
grands inconvéniens pour la liberté individuelle, à charger chaque canton de ses pauvres respectifs : ce seroit enchaîner un grand
nombre de manouvriers dans des lieux qui,
souvent, ne leur promettroient aucune ressource ; ce seroit étouffer plusieurs genres

d'industrie, qui ne peuvent se développer que dans certains endroits particuliers, et dont les travaux plus ou moins productifs et faciles, appellent souvent de très-loin, les bras qui s'y livrent; ce seroit, enfin, rétablir *la taxe des pauvres*, dont les vices ne peuvent plus maintenant être méconnus; puisque les loix qui chargent exclusivement les communes de l'entretien de leurs indigens, amènent inévitablement cet impôt désastreux.

Le système des secours publics doit être un, les règles de leur distribution doivent être uniformes dans tous les départemens. Il faut donc une administration centrale dont l'autorité se fasse sentir partout, ou plutôt qui dirige et surveille, sous l'inspection du Ministre de l'Intérieur, toutes les administrations inférieures chargées de cet objet important.

F I N.

www.ingramcontent.com/pod-product-compliance
Lightning Source LLC
LaVergne TN
LVHW021933170726
843501LV00001BA/180